哈洛新知
Hello Knowledge

知识就是力量

牛 津 科 普 系 列

食物与营养

[美]P.K.纽比/著

李斌/译

华中科技大学出版社
http://press.hust.edu.cn
中国·武汉

湖北省版权局著作权合同登记 图字：17-2023-056 号

图书在版编目（CIP）数据

食物与营养 /（美）P.K. 纽比（P. K. Newby）著；李斌译 . —武汉：华中科技大学出版社，2023.8

（牛津科普系列）

ISBN 978-7-5680-9828-1

Ⅰ.①食… Ⅱ.①P… ②李… Ⅲ.①食品营养－普及读物 Ⅳ.①R151.3-49

中国国家版本馆 CIP 数据核字（2023）第 140979 号

食物与营养   ［美］P.K. 纽比　著
Shiwu yu Yingyang   李斌　译

策划编辑：杨玉斌
责任编辑：张瑞芳　严心彤　　　　　装帧设计：陈　露
责任校对：刘小雨　　　　　　　　　责任监印：朱　玢

出版发行：华中科技大学出版社（中国·武汉）　　电话：（027）81321913
　　　　　武汉市东湖新技术开发区华工科技园　　邮编：430223

录　　排：华中科技大学惠友文印中心
印　　刷：湖北金港彩印有限公司
开　　本：880 mm×1230 mm　1/32
印　　张：12.5
字　　数：279 千字
版　　次：2023 年 8 月第 1 版第 1 次印刷
定　　价：108.00 元

探本溯源,食物是永恒的主题。

——库尔特·冯内古特
《加拉帕戈斯群岛》

总序

　　欲厦之高，必牢其基础。一个国家，如果全民科学素质不高，不可能成为一个科技强国。提高我国全民科学素质，是实现中华民族伟大复兴的中国梦的客观需要。长期以来，我一直倡导培养年轻人的科学人文精神，就是提倡既要注重年轻人正确的价值观和思想的塑造，又要培养年轻人对自然的探索精神，使他们成为既懂人文、富于人文精神，又懂科技、具有科技能力和科学精神的人，从而做到"物格而后知至，知至而后意诚，意诚而后心正，心正而后身修，身修而后家齐，家齐而后国治，国治而后天下平"。

　　科学普及是提高全民科学素质的一个重要方式。习近平总书记提出："科技创新、科学普及是实现创新发展的两翼，要把科学普及放在与科技创新同等重要的位置。"这一讲话历史性地将科学普及提高到了国家科技强国战略的高度，充分地显示了科普工作的重要地位和意义。华中科技大学出版社组织翻译出版"牛津科普系列"，引进国外优秀的科普作品，这是一件非常有意义的工作。所以，当他们邀请我为这套书作序时，我欣然同意。

人类社会目前正面临许多的困难和危机，这其中许多问题和危机的解决，有赖于人类的共同努力，尤其是科学技术的发展。而科学技术的发展不仅仅是科研人员的事情，也与公众密切相关。大量的事实表明，如果公众对科学探索、技术创新了解不深入，甚至有误解，最终会影响科学自身的发展。科普是连接科学和公众的桥梁。"牛津科普系列"着眼于全球现实问题，多方位、多角度地聚焦全人类的生存与发展，探讨现代社会公众普遍关注的社会公共议题、前沿问题、切身问题，选题新颖，时代感强，内容先进，相信读者一定会喜欢。

科普是一种创造性的活动，也是一门艺术。科技发展日新月异，科技名词不断涌现，新一轮科技革命和产业变革方兴未艾，如何用通俗易懂的语言、生动形象的比喻，引人入胜地向公众讲述枯燥抽象的原理和专业深奥的知识，从而激发读者对科学的兴趣和探索，理解科技知识，掌握科学方法，领会科学思想，培养科学精神，需要创造性的思维、艺术性的表达。"牛津科普系列"主要采用"一问一答"的编写方式，分专题先介绍有关的基本概念、基本知识，然后解答公众所关心的问题，内容通俗易懂、简明扼要。正所谓"善学者必善问"，"一问一答"可以较好地触动读者的好奇心，引起他们求知的兴趣，产生共鸣，我以为这套书很好地抓住了科普的本质，令人称道。

王国维曾就诗词创作写道："诗人对宇宙人生，须入乎其内，又须出乎其外。入乎其内，故能写之。出乎其外，故能观之。入乎其内，故有生气。出乎其外，故有高致。"科普的创作也是如此。科学分工越来越细，必定"隔行如隔山"，要将深奥的专业知识转化为通俗易懂的内容，专家最有资格，而且能保证作品的质量。"牛津科普系列"的作者都是该领域的一流专家，包括诺贝尔奖获得者、一些发达国家的国家科学院院士等，译者也都是我国各领域的专家、大学教授，这套书可谓是名副其实的"大家小书"。这也从另一个方面反映出出版社的编辑们对"牛津科普系列"进行了尽心组织、精心策划、匠心打造。

我期待这套书能够成为科普图书百花园中一道亮丽的风景线。

是为序。

（总序作者系中国科学院院士、华中科技大学原校长）

序言

你是否对如何才能做到健康饮食感到困惑？你是否急需科普知识，却又不知该相信什么？你是否觉得营养学家的观点也在变来变去？如果是这样，别担心，你并不是唯一有这些疑虑的人，这也正是我写本书的原因。

我有些许迷茫，甚至不安，一本书怎么能涵盖海量的内容呢？用美国作家库尔特·冯内古特的话来说："探本溯源，食物是永恒的主题。"事实上，没有任何一本书能对这个内容广泛的主题抽丝剥茧，亦没有任何一本书能深入探讨食物对健康、环境、经济和社会造成的影响。不过，我一定会尽力使用通俗易懂的语言，带你跨越时间、空间和地域，博览营养学、农业科学、生物学和人类学相关文献，让你可以更好地了解食物及其重要性。

在当今信息爆炸的时代，我们的注意力已趋向碎片化。此外，在当代社会中，食物和营养的话语权确实容易被反科学力量主导。无论是专家、明星、博主，还是销售人员或医生，甚至是你的母亲，每个人都有自己的一套"营养宝典"。现在的人们比以往任何时候都更加渴望获得循证医学的答案，但是不可靠的科学饮食建议却大行其道,这就使得人们无奈叹息:"为什么营养学如此混乱?"

营养学源于生物化学,如同其他科学一样,正随时间的进程而缓慢发展。即便如此,现已明确的营养与健康常识远比你想象的要多,比如饮食问题是当今慢性病大流行的最大原因之一,约80%的慢性病可通过改变生活方式来预防。现代食品生产不仅污染了我们的土地、水和空气,也在一定程度上成为全球变暖的主要原因之一,我们正在经历着一场食物革命。也正是因为如此,越来越多的人正在审慎研究盘中食物,思考它们是如何而来的,并希望食物系统有所改变。我希望,在未来的几十年里,慢性病浪潮渐渐消退,且食品和农业生产能采用可持续发展的模式,以保护消费者、农场工人和我们美丽的地球。

如果你觉得书中内容和你的理念相悖,我希望你能够拓宽思路,勇敢质疑你的信息来源和基础;或者听从《星球大战》(Star Wars)中绝地武士尤达大师(Master Yoda)的建议:"你必须忘记过去所学的。"尤达大师的建议充满智慧,伟大的未来主义者阿尔文·托夫勒(Alvin Toffler)也说过类似的话语:"21世纪的文盲不再是那些不会读写的人,而是那些不会学习、不会抛弃旧知识和不会重新学习的人。"当今社会,事实与观点被媒体混为一谈,这种情况比以往更加真实。科学不是建立在信念及未知事实之上的理论体系,而是一种系统化的探索方法,随着时间的推移,它会创造出更加丰富的信息体系,用于阐明世界运转的方式。无论你是否相信,科学都是真实的。就营养科学而言,相关知识确实可以拯救生命,甚至可以拯救地球,并让世界变得更美好、更安全。

　　因此，我的终极目标是本书不仅可以激发你的思考，而且可以促使你采取行动，从而回答当今那些最紧迫的问题。如果本书激起了你的探索欲，你不妨自行查阅相关科学和历史文献。虽然本书植根于关乎人类健康与疾病的传统营养学领域，但我也希望它能够让读者更了解食物的历史，以及当今尤为重要的一些议题。食物并不只是与人类健康相关，我希望能够鼓励读者，用更具全球视野的眼光去看待食物的影响。本书结尾部分基于当前的科技趋势，来探讨明天的晚餐该如何选择。本书这样结尾的目的是希望人们知道，正是我们自己做出的每一个选择、吃的每一口食物，塑造了食物的未来。我们拥有改变世界的力量，就让本书推动我们为拯救自己和地球所必需的食物革命吧！

致谢

学习"营养生态学"是我最幸运的经历,否则本书可能也不会面世。20世纪90年代初,教育学博士琼·古索(Joan Gussow)在美国哥伦比亚大学教育学院开设了这门课。彼时,我刚成为一名研究生,对食物和营养的所有知识都无比渴望。这门课带来的灵感改变了我的生活和职业生涯,我迅速加入其中,开始为营养学发声:"从农场到餐桌,我们吃的食物非常重要!"我鼓励哈佛大学和其他学校增设环境营养课的努力,也取得了不同程度的成功。正是因为古索博士,"从农场到餐桌",或者说营养生态学,成了我多年来研发和教授的多门课程的教学理念,我也得以帮助学生将他们的饮食选择与对环境、经济和社会的影响联系在一起,而不仅仅是个人健康。这些概念并不新颖,但仍令人大开眼界、受益匪浅。如今,不断升级的全球变暖危机再次引起了人们对传统农业如何破坏地球的关注,越来越多的人正在更加谨慎地对待食物以及关注食物成为盘中餐的过程。对于来过我课堂的学生以及社会公众,我深表感谢,感谢你们愿意来听我慷慨陈词,感谢你们带给我灵感并提出各种关于营养生态学的问题,感谢你们的热烈支持。我还要感谢本书编辑安杰拉·奇纳普科(Angela Chnapko)在整个过程中给予的耐心指导。我的哥哥格雷戈里·纽比(Gregory Newby)博士一直特别支持我的学术追求,他担任本书的顾问和编辑。我的父亲内维尔·纽比(Neville Newby)是我珍贵的终身向导和朋友,向您致敬! 还有我的母亲琳达·纽比(Linda Newby),是您激发了我对食物(包括园艺、烹饪、烘焙等)的热情。感谢我的丈夫维拉斯·斯里达兰(Vilas Sridharan)博士给予我精神和经济上的支持。还有我值得信赖的伙伴们,不仅为我的写作营造了安静的环境,更敦促我走出办公室,亲近大自然。

目录

第一部分 "吃什么"为何很重要：
从农场到餐桌

第二部分　饮食贯穿整个人类历史进程：科学、技术、食客、环境

第三部分　食物和营养基础：
区分科学与垃圾科学

6　营养学简史：科学发现与应用　129

7　微量却强大：维生素、矿物质和植物
营养素　139

8　营养学基础：碳水化合物、脂肪 和蛋白质 　　149

第四部分　食物：令人愉快的食物

14 水、咖啡和茶对人类健康与环境的影响 255

15 酒精与健康：来干杯吗？ 275

第五部分　追求健康、长寿、可持续的饮食模式：今时与明天

第一部分

"吃什么"为何很重要：
从农场到餐桌

　　尽管如今我们的食物供应比以往任何时候都丰富，但饥荒、营养缺乏等这些曾经的挑战，依然困扰着我们。随着人类寿命的延长和生活方式的改变，一系列新的健康问题，如一些新的慢性病已然出现。与此同时，不当的食品生产导致的环境破坏，正威胁着地球以及人类的健康。谁该为此负责？我们人类又将走向何方？

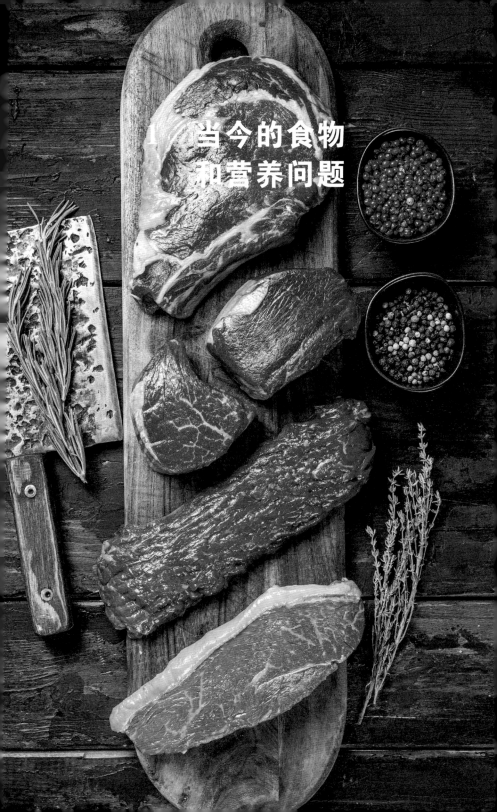

1 当今的食物和营养问题

本书讲了些什么？

《牛津生活词典》(*Oxford Living Dictionary*)将"食物"描述为供人类或动物食用或饮用、供植物吸收以维持其生命和生长的营养物质。它也引出了我们经常使用的一个短语——"food for thought"，即"引人深思"，表示是"值得认真考虑的事情"。而这两者恰好都是本书开篇的完美素材。

正是基于此，从字面意义上来看，本书的主要内容着眼于食物，包括进食者、进食时间、进食方式、进食原因，以及其他与进食有关的方方面面。正如标题所言，本书的目标之一是提供有关食物和营养的必要信息，并重点讨论我们的饮食对健康、寿命和疾病的影响。另一个目标则是阐明如何以科学的眼光看待当代饮食趋势，无论是无麸质饮食还是原始饮食，如此读者便可了解这些时尚流行是否对健康有利。如何选择食物以及我们的饮食环境，如何塑造我们的饮食模式，这些都是本书的一部分，这些信息也有助于引领健康的生活。

然而，与身体营养同样重要的是本书提供的关于食物的延伸性思考。正如作家库尔特·冯内古特在他的小说《加拉帕戈斯群岛》中所写："探本溯源，食物是永恒的主题。"因此，本书还有一个目标是拓宽视野，让读者能从更加宏观的角度审视每一顿饭。食物不仅是人类生活所必需营养素的重要载体，更是健康的基础。食物是快乐的源泉，是对文化的颂扬，也是人类文明发展的基石。我们的饮食不仅影响我们个体的生活，从全球视野来看，我们吃的每一口食物都会影响更为庞大的食物系统和全球环境。谁种植了粮食作物？农民是否得到了应有的补偿？种植中使用了哪些天然及合成的资源？食物生产如何影响我们星球的土地、空气和水等资源？联合国粮食及农业组织（Food and Agriculture Organization of the United Nations, FAO）主张每个人都拥有获得足够食物的权利。1948 年，联合国在《世界人权宣言》（*Universal Declaration of Human Rights*）中提出"人人有权享受为维持他本人和家属的健康和福利所需的生活水准，包括食物、衣着、住房、医疗和必要的社会服务"。（联合国粮食及农业组织直接与政府和非营利组织合作，来推动实施食物权的准则。）也许你在进餐时并没有考虑到这些问题，但无论如何，饮食并非只影响我们的健康或环境，事实上，我们的饮食方式也反映了我们个人的价值观和道德观，是我们对目标食物系统的判断。在一个社会体系中，食物从生产到加工再到端上餐桌，每一步都至关重要。

希望本书能够给你提供一个契机，让你好好考虑自身与食物之间的关系，让你能通过参考可靠数据来武装自己，从而为自己创造一个健康的今天，也为地球创造一个可持续的明天。在饮食方面，并非要有"一刀切"的标准，上述目标都可以在适合你的口味、偏好和生活方式的基础上得以实现。

本书适合哪些人阅读？　他们需要有科学背景吗？

本书适合几乎所有人阅读，包括阅至此处的你。本书的主要目的是概述你需要掌握的营养知识，以此来预防疾病、促进健康和延长寿命。本书不仅包含当前流行的营养学（包括食物和营养）主题，同时也包含相关速成教程，以期为人们提供独特的视角来重新审视当前相关的争议,并帮助人们理解当代的食物议题。你需要具备一些基础知识,尤其是关于脂肪、碳水化合物和蛋白质是如何对人体产生影响的知识,以便透过现象看本质。不过,本书并不需要你拥有高难度的背景知识,因为这些你可尝试从本书中获得。纷繁的信息永无止境,且往往充斥着反科学,有时繁杂的信息会阻碍人们做出正确的决定,因此,本书的主要目标是使你对营养学有所了解,并有底气对"垃圾科学"说不。

为此,本书里所有的信息都是有证可循的,换而言之,书里的信息主要来自同行评审期刊上发表的科学研究成果。同时,本书还大量引用了来自世界卫生组织和联合国粮食及农业组织等国际非政府组织的共识报告,以及美国和欧洲部分国家

掌握营养知识有利于预防疾病

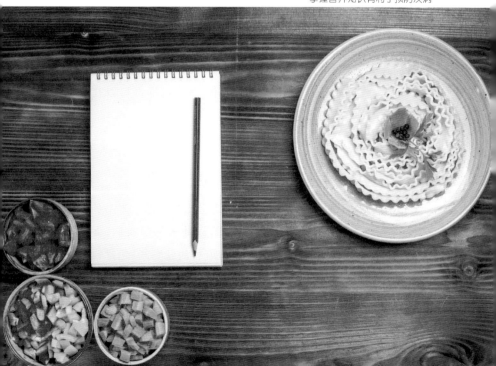

(尤其是英国)的科研机构的一些报告。此外,本书还引用了来自大众媒体的高质量文章。毕竟,大众媒体是大多数食客获得信息的工具。本书结尾已列出部分参考文献的清单,当然,由于篇幅限制,这只是所有参考文献中的一小部分。

　　虽然本书也会涉及小众研究领域或者特别令人兴奋的研究结果,但我大部分的论述通常都基于相关科学研究的完整文献资料。这些研究可能会采用科克伦(Cochrane)综述或者荟萃分析等分析方法,并且所有这些分析方法均采用了特定的统计分析方法和标准,以评估研究证据的整体强度,例如,高蛋白饮食在减肥效果上是否比高碳水化合物饮食更好? 这些研究通常涉及成千上万甚至数以百万计的研究对象,因为样本量足够大的研究更具说服力。一项研究无论多么有趣,其结果必须

高蛋白饮食

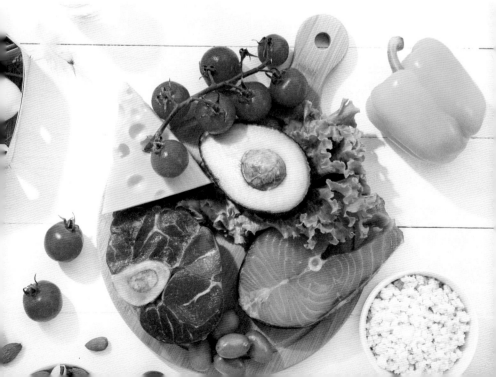

能够复制,且必须得到在不同环境下的多次实验的证实,然后人们才能将该研究结果确定为事实。这是一个缓慢的过程,而科学研究就是这样运作的。尽管一些研究结果可能会成为有趣的新闻,但这些被媒体吹捧为"真理"的结果往往会因为缺乏背景信息而导致人们对应该吃什么感到困惑。比如媒体往往会使用夸张的新闻标题(这些"标题党"式的新闻往往只是基于单个实验的研究结果),我把这种现象称为"哗众取宠"。我希望本书能帮助你正确处理生活中接触到的各种琐碎信息,防止你成为"标题党"文化的牺牲品。

与仅基于趣闻轶事的名人营养学类图书不同,本书的内容是基于营养流行病学等学科的,这些学科的研究内容是饮食如何影响不同人群的健康和疾病风险。营养流行病学使用统计数据来衡量给定的膳食(例如核桃、羽衣甘蓝、牛肉)"摄入"与特定健康"后果"或疾病(例如心脏病、肥胖、癌症)之间的关系。营养流行病学研究是"观察性的",这意味着研究数据来自大众群体,包括其饮食方式、体重的增减等数据。进行长期追踪分析的前瞻性研究是比较好的研究方法,这种方法可以确保存在上述关系是因为膳食摄入发生在疾病出现之前,而不是两者简单相关。你可能熟悉"相关性不等于因果性"这句话,这也正是我们思考饮食和疾病关系的基础。

随机对照试验(randomized controlled trial,RCT)是营养学研究的关键,因为设置安慰剂组和空白组(即指定部分人吃某些食物,而其他人不吃)事关我们如何认定存疑的饮食成分是关键的影响因素。综上所述,没有哪一项研究设计是完美的,这就是为什么我们要依靠大量的研究来论证相关结果。除此之外,我们经常从动物研究和其他研究中获得数据。我们不仅要了解发生了什么,还要了解某种疾病的"机制",只有当各方面的证据契合时,我们才能达成共识,即某件事"导致"了另一件事的发生。

在营养流行病学中,统计数据通常被用来衡量饮食与疾病之间的关联,并提供风险或患病概率的估计值,然后以百分比表示。例如,与每周食用少于 1 份坚果的人相比,每周食用 5 份坚果的人患心脏病的风险低 x%。风险总是"相对"而言的。为使行文流畅,本书仅涉及风险的幅度。

最后,尽管本书旨在提供"人人都需要知道的知识",以建立预防疾病、促进健康和滋养生命的饮食习惯,但仅凭一本书是不可能提供"你需要知道的一切"的。本书中的信息几乎适用于所有人,但某些具有特定的健康状况或疾病的人应根据自身的情况改变其营养需求,否则家族遗传史或一些生活方式因素可能会带来特定的风险。了解这些风险后,他们便可以结合本书中的内容来对饮食加以调整,从而达到最佳的健康状态,但切不可一叶障目。要知道,通过调整饮食等生活方式可以预防约 80% 的慢性病,并且你需要的大部分基本知识已囊括于本书中。

世界各地的传统饮食与现代饮食有何不同?

联合国粮食及农业组织经常将传统饮食描述为主食,即经常食用的、占饮食主要部分的,并且满足大部分能量和营养需求的食物。传统的饮食习惯起源于农耕初期阶段,是气候随季节变化的结果,是气温、湿度、土壤质量以及与水(尤其是海岸线)的距离等因素综合作用的结果。庆典、季节、文化和宗教信仰等也影响着传统的饮食习惯。

谷类作物是农业革命期间种植的第一批作物,其中包括高粱(非洲)、水稻(中国)、玉米(中美洲/南美洲)和小麦(中东/近东)。这4种谷物是传统饮食的典型代表,也是世界各地现代饮食中的主食。燕麦、黑麦、大麦和小米也对传统饮食有所贡献,它们在全球范围内的影响因生长环境的差异而有所不同。稻田在热带低地环境中占主导地位,在南亚和东南亚普遍存在。玉米生长于热带地区或温带地区,在南非、东非以及中美洲很常见。非洲广阔的半干旱地区萨赫勒地区(包括非洲西部和中北部地区)偏爱种植小米和高粱。温带环境适合种植小麦,其在欧洲和中亚的某些地区很普遍,但撒哈拉以南非洲却不适合种植小麦。环境多样的地方可以出产多种谷物,例如北美洲和南美洲出产小麦和玉米。时至今日,谷物所提供的能量仍占世界总能量摄入的一半以上。仅水稻、小麦和玉米就提供了人类能量摄入的约60%,并且它们是肉类消费受限地区重要的蛋白质来源。

蔬菜进一步体现了传统饮食的特点,人们主要食用块根、块茎以及绿叶,并且各地区的蔬菜种类因气候而异。尽管种类有所不同,但豆类和坚果都是世界各地(包括中美洲、北美洲和非洲)传统饮食的一部分。例如,花生在非洲传统美食中占有重要地位,而大豆在亚洲饮食中占主导地位。无论是非洲的咖啡、秋葵和棕榈油,中国的竹笋、茶和桃子,南亚的茄子、鹰嘴豆和杞果,还是中美洲和南美洲的南瓜和红薯,抑或近东的无花果、开心果和杏仁,世界各地的饮食当前仍以传统农作物为主。由于生长季节较短(或者是因为其热量含量相对较低),水果在全球饮食中的占比相对较小,而且水果的价格相对于其他很多食物也更高。草药和香料能赋予传统饮食独特的风味,而这又与草药和香料被种植前的最初生长环境有关。有趣的是,地球上估计有40万种植物,其中可能有超过一半的植物可供人类食用,但其中仅有极少部分是过去或当今人们长期食用的食物。尽管难以量化,但根据2007年联合国粮食及农业组织的数据估算(基于食物的重量、热量、蛋白质和脂肪等)可知,以下20多种作物或食物种类足足贡献了全球90%的食物:苹果、香蕉和大蕉、菜豆、大麦、木薯、椰子、葡萄、花生、玉米、小米、橄榄油、洋葱、橙子和橘子、棕榈油、土豆、油菜籽油和芥菜籽油、大米、高粱、黄豆、甘蔗、葵花籽油、红薯、番茄、小麦,以及酒精饮料和发酵饮料。

与植物性食物类似,动物性食物及其制品在传统饮食中的占比也由其地理位置所决定。海鲜等水产品是沿海地区居民的特色饮食,是传统地中海饮食(希腊、西班牙和意大利等地中海地区的居民所特有的饮食风格)和北欧饮食(丹麦、芬兰、冰岛、挪威和瑞典等北欧国家特有的饮食风格)的一部分。两种饮食风格都包括一系列的谷物和蔬菜,但北欧饮食以燕麦、黑麦、十字花科蔬菜、原生浆果和菜籽油为特色,而地中海饮食则更多地以蔬菜、水果、橄榄油和小麦为主。两种饮食风格都涉及海鲜,例如鲑鱼,不过不同地区的鲑鱼品种并不相同。

居住于北极的因纽特人数量相对较少,但其饮食文化却明显不同于世界上多数以植物性食物为基础的传统饮食文化。

寒冷的气候不适合种植农作物。因此,基于狩猎、捕鱼和采集的饮食文化应运而生,因纽特人的食物来源包括海洋哺乳动物(如鲸鱼和海豹)、陆地哺乳动物(如北美驯鹿)和鸟类。动物性食物(如肉、奶、蛋)在一定程度上逐渐成为其他许多地区传统饮食的一部分,尤其是山羊(山羊仍然是全球最常见的食用动物之一)及羊乳。动物性食物为家庭农场提供了必要的营养,对居住在发展中国家的自给自足的农民而言尤为重要。

世界上许多地区的传统饮食仍未改变,特别是在中低收入国家的农村和偏远地区。这些地区受限于当地的基础设施、经济收入和相关政策,其膳食选择仅限于当地出售、自己也负担得起的食物种类。各地膳食选择的一个比较大的区别在于对动物性食物的不同需求。例如,在西欧,平均 33% 的能量摄入

典型的地中海饮食

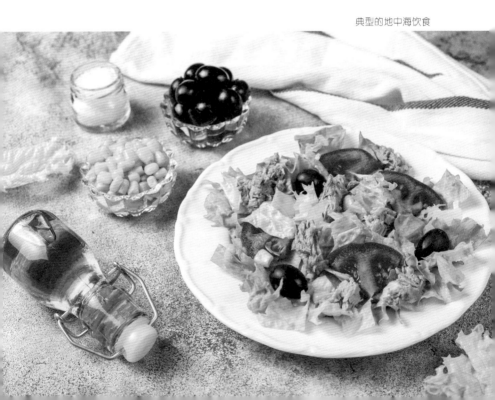

来自动物性食物,26％的能量摄入来自谷物,块根和块茎类食物则平均提供了4％的能量。与此相对的是,谷物是非洲居民能量需求的主要来源,平均提供了46％的能量,而块根和块茎类食物提供了20％的能量,动物性食物则仅提供了7％的能量。肉类和乳制品是现代饮食的标志之一,也是人们生活逐渐富裕的一种标志。人们收入越高,通常对肉类和乳制品的需求也越高。

渐渐地,人类学会了从各种各样的作物(如棕榈、大豆和橄榄)中榨油,其中一部分逐渐被纳入传统饮食(从这些作物中榨油的成本大于直接消费这些作物本身)。尽管制糖需要一定的技术,但随着制糖工艺的逐步成熟,人们已在全球范围内广泛种植产糖作物,并且已将糖用于制作各种甜品。用当地农作物酿造的酒在许多地区的传统饮食中也有一席之地,例如亚洲的大米(可制成清酒)、小米(可制成白兰地)和地中海地区的葡萄(可制成葡萄酒)。

全球化使得各个国家或地区将自己本土的动植物带到了新的土地上,让全球各地的饮食习惯得以广泛传播,传统的饮食习惯随着时间的流逝也受到了各种影响。例如,茶叶是经英国传到印度的,在这之前,茶叶则是通过丝绸之路从中国传播到英国的。类似这样的、持续了几个世纪的影响足以塑造人们对"传统"饮食模式的构想。例如,传统的拉丁美洲饮食不仅具有当地阿兹特克人、印加人和玛雅人的土著饮食特征,而且还受到西班牙人、葡萄牙人和非洲人的饮食习惯的影响。

在近代历史中,随着食品加工和运输方式的改进,一个全新的全球食物系统应运而生,这使得人们的饮食习惯不再过多地受季节或传统文化的限制。因此,在20世纪下半叶,所谓的西方饮食模式日益流行,其特征是食用精加工食品,饮用高糖、高钠和高热量的饮料,以及大量摄入肉制品、乳制品和快餐,尤其是快餐和碳酸饮料已成为西方饮食的标志之一。可口可乐的生产始于 1886 年,如今每天有来自 200 多个国家或地区的 19 亿人在喝可口可乐。麦当劳是全球大型跨国食品连锁餐厅,在 100 多个国家或地区设有约 36000 个分店。因此,曾经定义世界各地传统饮食的独特的地方习俗和行为习惯已被全球化、文化交流和城市化所影响,这使得西方化的饮食文化无处不在。这类饮食变化对人类和环境的健康构成威胁,并动摇了古老的、充满活力的饮食文化的根基。

谁在推动粮食系统转型?

联合国粮食及农业组织将粮食系统解释为包含所有涉及粮食生产、加工、分配、销售、制备和消费的活动,以及这些活动的产出的系统。它进一步将可持续粮食系统解释为一种能够保证所有人的粮食安全和营养,且不牺牲子孙后代赖以生存的经济、社会和环境基础的系统。

我们通常用生命周期评价(life cycle assessment,LCA)来对整个粮食系统中,与特定食物生命周期内的各个阶段相关的环境影响进行评估,如生产,收获,收获后的加工、零售、消费和废物处置。生命周期评价量化了每个阶段所用资源的成本和处置排放出的温室气体所消耗的成本,包括与机械和运输相关的燃料成本以及化肥、农药和水等原材料的成本,因此它具有可比性,从而能够为可持续性生产提供参考。粮食选择对社会和经济的影响始于生产,即谁在种植粮食作物? 在什么条件下种植粮食作物？

近几个世纪以来,农业是社会发展中至关重要的一环,更是全世界人们主要的谋生手段。但由于农业领域工作机会的减少以及其他领域财富和工作机会的增多,服务业就业人员占比在 2000 年超过了农业。全世界有三分之一的人在以某种方式从事着农业生产(通常是基于生存需要而不是主动选择),但其中的约三分之二是在中低收入国家,而其中仅 4% 在高收入国家。撒哈拉以南非洲约有 60% 的劳动力从事农业生产,马达加斯加的劳动力中约有 75% 从事农业生产,而英国和美国从事农业生产的劳动力只占约 1%。部分发展中国家的农业人口仍在增长,特别是位于南亚和撒哈拉以南非洲的国家。世界上几乎 80% 的耕地都位于中低收入国家。

据 2014 年联合国粮食及农业组织发布的一份关于粮食和农业状况的研究报告估计,全球 5.7 亿个农场中有 90% 以上属于个人或家庭经营模式,家庭农场占世界农业用地的一大部分,生产了世界上约 80% 的粮食。大多数(约 84%)农场的面积不足 2 公顷。面积超过 50 公顷的农场占比仅约 1%(其中不少是家庭经营的),但是这些为数不多的农场却占有全球 65% 的农业用地。大部分大型农场位于中高收入国家,其中许多农场专门用于饲养牲畜。

与英美两国和其他高收入国家一样,农业在东亚、拉丁美洲和加勒比海等富裕地区的地位大不如前。在美国,全国1.4% 的人口经营着 210 万个农场,生产燃料、纤维制品和食品。尽管农场平均面积比过去大得多,但 99% 的农场仍然属于家庭所有。大约 75% 的农产品销售额低于 5 万美元,其中 57% 的农产品销售额低于 1 万美元(这部分农产品的产量仅占农产品总产量的 1%)。农民的平均年龄越来越大,农业生产正经历着老龄化危机,并且新增的从事农业生产的人口在逐年减少:从 2007 年到 2012 年,新增农民的数量下降了大约 20%。此外,对于许多美国农民来说,耕种并不是一项全职工作。

农业曾是一个独立的产业,但在整个 20 世纪,生产链的各个环节之间的联系越来越紧密,导致 1957 年出现了一个新的术语——农业综合企业(agribusiness)。虽然这个术语仅指一系列的食品生产活动,但它通常被贬义地与"大食品公司"(Big Food,具有巨大且集中的市场力量的跨国食品公司)联系在一起,以突显其涵盖粮食系统众多方面的广泛影响力。"大食品公司"包括雀巢、百威英博和可口可乐等全球巨头,它们在售的产品远不止其名所示,它们不仅仅只出售巧克力、啤酒和碳酸饮料。例如,雀巢(建于 1867 年)拥有 2000 多个涉及烹饪领域的产品品牌,包括巧克力、糖果、乳制品、婴儿食品、咖啡、宠物食品、冷冻食品、饮料等,这也反映了它悠久的并购史。2013年,六大跨国公司(2017 年变为"四大")掌握了 75% 的农用化学品市场和 63% 的商业种子市场的份额,引发了垄断控制相关的问题,从而进一步提高了农民用于食品生产的农用化学品的价格。

单一的粮食系统目前还没出现。为解决传统的农业生产方式给社会、环境、经济的可持续发展带来的问题,替代的粮食系统(例如有机农业生产系统)应运而生,近年来也越来越受欢迎,这对于那些大食品公司来说也不例外。地方和区域系统在为发展中国家的人们提供食物方面继续发挥着至关重要的作用,在这些国家,人们采用历史悠久或新颖的农业生产方式来满足粮食需求。许多人从事自给农业,只为家庭(不为贸易或销售)生产粮食,也有许多人成了小股东。实际上,在发展中国家,只有12%的农田生产经济作物(例如糖、咖啡、可可、棕榈油、茶),其中许多被出口到较富裕的国家。

无论大小,也无论是在全球还是在部分地区,所有粮食系统都必须变得更具可持续性,才能确保子孙后代的粮食和营养安全。这是一个动态的过程,因人、因地而异。

谁在为我们生产及提供食物?

在世界范围内,参加农业生产的女性(约38%)比男性(约33%)多,其中,南亚务农人员中女性约占70%,而撒哈拉以南非洲的务农人员中女性约占60%。巨大的性别鸿沟仍然存在:为女性务农人员提供的资产、服务、技术、教育、推广和金融服务相对更少,提供给她们的土地、牲畜和劳动力也相对更少,所有这些势必会降低她们的生产力。事实上,许多女性的工作没有得到任何报酬,她们甚至都无法掌控自己的时间。平均而言,女性仅拥有全球约30%的土地。大量研究表明,在农业上增加对女性的支持,很大程度上可以促进家庭和地方经济的发展。当务之急是提高女性在家庭中的地位和权力,并且确保她们拥有掌控收入和时间的权利,这两点至关重要。渔业也类似:女性往往是关键一环,例如,在内陆渔业中,约一半劳动力为女性,但她们却常常不被重视,缺乏与男性渔民相同的权利或没有得到应得的认可。

在世界上一些国家，儿童也是农业的参与者，农业雇佣的童工比全世界任何其他行业都要多。2017年，约有1.52亿儿童从事农业、畜牧业、林业、渔业或水产养殖业，其中一半居住在非洲；其中的1.08亿儿童年龄介于5～17岁。在这些儿童中，许多儿童都是由于家庭贫困、农业劳动力不足等因素，被迫辍学并参与危险的农业活动。

童工大都集中于蔗糖和咖啡生产领域，可可产业也是雇佣童工重灾区。据估计，约70％的可可粉产自西非的两个国家——科特迪瓦和加纳。由于行业内的集中控制，可可豆种植者通常没有议价权，这催生了对童工的需求。大多数儿童作为劳动力为家庭工作，其他部分儿童则因被贩卖和奴役而进入劳动力市场。媒体关注度的提高在一定程度上缓解了某些产业雇佣童工的现象，但据估计，2016年仍有210万儿童参与西非的巧克力生产，且该地区农业劳动力的工资仍远低于国际贫困线标准。实际上近年来童工数量不减反增，这可能是因为某些地区可支配收入的增加刺激了人们对巧克力的需求，印度即是如此。

总体而言，人口贩卖是农业面临的另一个挑战。2016年，估计有2490万人被迫低薪或无薪工作，其中约11％的人从事农业和渔业生产（准确的受害者人数难以估计，这一数据远不能反映真实情况）。人贩子用各种各样的手段来控制工人，包括实施暴力和虐待、以驱逐出境相威胁、诓骗、催债和非法拘禁等。很多国家都存在强迫劳动的现象，其中大部分是针对移民，且这些移民中约70％为合法移民。

在美国农业中，最令人震惊的现代奴隶制的例子之一发生在佛罗里达州伊莫卡利的番茄农场。针对残酷的工作条件,该农场于 1993 年成立了一个工人小组,后来该小组发展成为伊莫卡利工人联盟(Coalition of Immokalee Workers,CIW)。在最初的 20 年中,伊莫卡利工人联盟帮助发现并起诉了许多奴隶制案件,最终解放了 1200 多名工人。2015 年,该联盟将注意力转向佐治亚州、南卡罗来纳州、北卡罗来纳州、马里兰州、弗吉尼亚州和新泽西州的番茄农场;它还鼓励佛罗里达州的工人种植草莓和辣椒,鼓励佛蒙特州的工人生产乳制品。尽管伊莫卡利工人联盟的例子很极端,但一般来说,农业从业者(通常是移民或季节性工人)被认为是美国经济上最弱势的劳动力群体。

此后,伊莫卡利工人联盟将其影响范围进一步扩展至食品行业和零售业,希望能够推动工资水平的提高,并为消费者降低物价。伊莫卡利工人联盟采用抵制和其他方式,通过与番茄供应链中的企业达成公平食品协议来提高工人工资,其中包括沃尔玛、全食超市(Whole Foods Market)和乔氏超市(Trader Joe's)等超市,以及塔可钟(Taco Bell)和麦当劳等连锁快餐店。伊莫卡利工人联盟这个例子表明,不仅思考"谁"生产食物很重要,思考"如何生产食物"同样也很重要,从农场工人开始的整个供应链中的每个环节都很重要。

影响人类和环境健康的主要食物和营养挑战是什么?

营养学是一门研究机体代谢与食物营养素之间的关系的学科,致力于了解食物营养素对人类健康和疾病的影响。营养问题通常涉及食物的数量和质量,包括从热量摄入不足(营养不足)到热量摄入与消耗不平衡(营养过剩)等问题。人体健康和生长发育所需营养素的摄入不足主要是由食物摄入量有限或限制食物摄入量所致。如果饮食严重失调,营养过剩的人也可能出现营养不良。

在历史长河中,人类最容易因食物短缺而遭受营养不良的困扰,这类问题仍然是当今全球范围内尤其是中低收入国家面临的主要的公共卫生挑战。联合国粮食及农业组织将营养不良解释为本质上是指"营养状况差",包括营养过剩和营养不足;饥饿会造成慢性营养不良。饥饿并不是由于缺乏食物:世界范围内生产的粮食总量足以满足地球上所有人的需求,贫穷以及其他社会因素才是导致饥饿的元凶,如自然灾害、战争冲突、影响粮食价格和贸易的金融危机、有限的基础设施等,这些因素对获取和分配粮食都有影响。

在 20 世纪下半叶,一些科学家逐渐意识到食物不仅会影响独立的个体,还会影响我们共同生活的区域和全球环境,由此,一门被称为"营养生态学"(又称"环境营养学")的学科应运而生。营养生态学的四象限模型包括健康、环境、经济和社会,它也是本书撰写时参考的模型。该模型尤其强调食物选择对健康和环境的影响。

当然,我们种植、生产和分配食物的方式也会影响我们自身健康以外的系统,这一想法并不新鲜。1906 年,厄普顿·辛克莱(Upton Sinclair)所著的《屠场》(*The Jungle*)面世,该书着重论述了美国肉类加工业的暴行,它在很大程度上影响了美国贫穷的新移民。这部开创性的著作推动了 1906 年美国《纯净食品和药品法》(Pure Food and Drug Act)和《肉类检验法》

(Meat Inspection Act)的出台,既改善了工人的工作条件,又保护了工人权益。约半个世纪后,蕾切尔·卡森(Rachel Carson)的《寂静的春天》(*Silent Spring*)问世,这本书详细介绍了农药对生态系统和人类健康的影响,引发了现代环境保护运动,因此享有盛誉。弗朗西斯·穆尔·拉佩(Frances Moore Lappé)的《一座小行星的饮食》(*Diet for a Small Planet*,1971)的主题是寻求更加可持续的食物系统。哲学家彼得·辛格(Peter Singer)所著《动物解放:我们对待动物的新伦理》(*Animal Liberation:A New Ethics for Our Treatment of Animals*,1975)则通过谴责"物种歧视"来阻碍人类对动物制品的消费,挑战了任何一种物种可以"占有"另一种物种的观念。这本书还认为,指导我们对待动物、食用动物的方式方法

环境污染

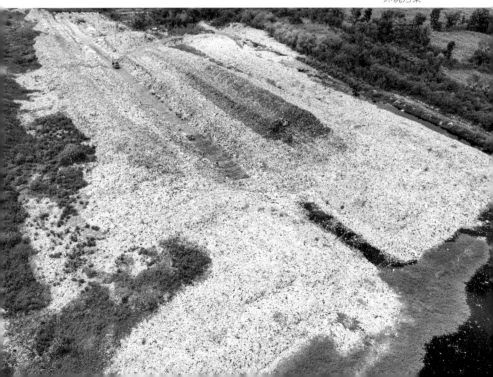

的应该是我们忍受痛苦的能力,而不是智力。近年,彼得·辛格和吉姆·梅森(Jim Mason)在《食物的道德规范》(*The Ethics of What We Eat*,2006)中,对饲养动物以用于食物生产的不人道方式发出了警报。

上述图书所提到的环境营养问题仍是人类当前面临的难题,并且有些环境问题仍在加剧(比如水土污染问题愈演愈烈)。还有一些问题,如抗生素抗性和气候变化等问题,被认为对当地社区乃至全球环境构成了日益严重的威胁。

我们如何解决食物和营养问题? 是革命还是进化?

如今,许多以科学技术和循证为基础的方法日益成熟,这些方法能够应对、改善甚至消除当今全球大部分的食物和营养挑战。一些可行的方案从哲学角度出发,反映了政府、社会和个人在保障健康和预防疾病方面的作用和责任。在面对基因工程等新技术时,科学家提出问题和对症下药的过程往往与人们固有的科学观和自然观息息相关。公共卫生领域则采用社会生态模型,该模型将个体置于由公共政策和社会影响力塑造的个体关系(例如家庭关系、朋友关系等)和组织(例如学校、工作单位等)网络中。因此,虽然个体仅负责最终将食物吃到嘴里,但每个个体都是影响食物选择、饮食行为,进而影响健康和疾病的宏观系统的一部分。故而,改善营养状况有千万层关卡要闯,并且每一层关卡的影响各不相同。对于部分人而言,想要改善其营养状况,就必须进行干预,但这类干预措施往往在范围和功效上受到限制。此外,在大多数情况下,仅有科普知识并不足以帮助人们改变行为(例如,许多烟民都知道吸烟可能会导致肺癌,但他们不会因此戒烟)。食物环境和健康政策领域的干预措施会影响人们,并且几乎不需要个体的努力,这类干预措施往往能取得较好的效果,比如制订食品强化计划和制定食品安全法规等。社会经济问题也会对人们的饮食选择产生负面影响,如果解决了低收入或无健康保险等问题,人均健康状况也将得到大幅改善。

在众多学科的科学家和专业人员致力于应对全球食物和营养挑战的同时,公众对食物和营养问题的认知和相关投资行为等在推动变革方面也发挥着重要作用。历史总是惊人的相似,当代食物系统使环境恶化、气候变暖、虐待农场动物、剥削农业工人、人类健康受损等问题不断加剧,因此引起了新生代记者和社会活动家的广泛关注。营养状况对人们罹患肥胖和其他慢性病的影响,及粮食生产和农业实践对环境的影响也受到了媒体前所未有的关注。有一些书,诸如迈克尔·波伦(Michael Pollan) 的《杂食者的两难》(*The Omnivore's Dilemma* ,2007)、埃里克·施洛瑟(Eric Schlosser) 的《快餐国家》(*Fast Food Nation* ,2001)和安娜·拉佩(Anna Lappé) 的《一座发烧小行星的未来饮食法》(*Diet for a Hot Planet* ,2011),启发了无数社区团体、非营利组织和个人以批判性的方式重新思考饮食模式。许多厨师也参与了各种行动,如"不让一个孩子挨饿"(No Child Hungry) 运动。2010 年,英格兰的名厨杰米·特雷弗·奥利弗(Jamie Trevor Oliver)甚至呼吁设立"食物革命日",以重点关注儿童肥胖和学校营养问题。后来,美国消费者健康维护组织公共利益科学中心(Center for Science in the Public Interest,CSPI)于 2011 年发起了食品日活动。而在此前,联合国粮食及农业组织于 1979 年设立了世界粮食日,这正是为了提高人们对世界性饥饿问题的认识。

这些只是有关食物和营养的一些范例,它们推动了食物革命,促进了革命力量的壮大。毫无疑问,所有的这些都表明了人们对如何生产食物以及食物如何影响我们的健康、寿命和地球环境越来越感兴趣。但是,"食物革命"真的存在吗?如果从社会学角度出发将革命解释为发展迅猛的根本变化,那所谓的食物革命也许不复存在。在整个现代历史中,人们都在呼吁变革食物系统及保护公众健康和环境,类似的警钟仍在不时长鸣。

值得注意的是,许多呼吁"食物革命"的人来自特权阶层,他们有足够的时间、精力和资源来从事此类活动。人们通常将注意力集中在所谓的"第一世界的粮食问题"上,例如,这是"天然的"还是转基因的?这会使我发胖吗?而实际上,数十亿人在持续遭受着疾病的困扰,这些疾病在很大程度上影响着社会经济地位较低的人们以及生活在中低收入国家的人们,饥饿、营养不良和寿命较短等问题对女性、儿童等群体的影响尤其严重。这些人更有可能暴露于土地、水和空气污染程度更严重的环境中。

这些问题并不是无意义的,它们恰恰推动了人们关于为什么我们的饮食和食物来源至关重要的热烈讨论。然而,令人惊讶的是,公众对正在发生的食物和营养悲剧的认识或媒体对此的关注很少,尽管这种悲剧影响了相当大比例的人群。那些每天面对此类问题的人无法为自己发声,他们可能只能集中精力满足自身对食物、水和安全的基本需求。

饥饿与健康差异之类的复杂问题是否会引起公众的关注和愤怒，抑或是会成为"食物革命"的焦点，目前还很难说。例如，只有约15％的美国人知道2017年在南苏丹、索马里、尼日利亚和也门至少有2000万人面临了饥荒。而国际救援委员会将此称为"我们这个时代报道最少但最重要的问题之一"。也有另一种可能，那就是随着时间（几百年或上千年）的推移，当今主要面临的食物和营养问题将通过科学发现和技术创新的方式得以解决，而这类科学发现和技术创新是人类进化的标志。

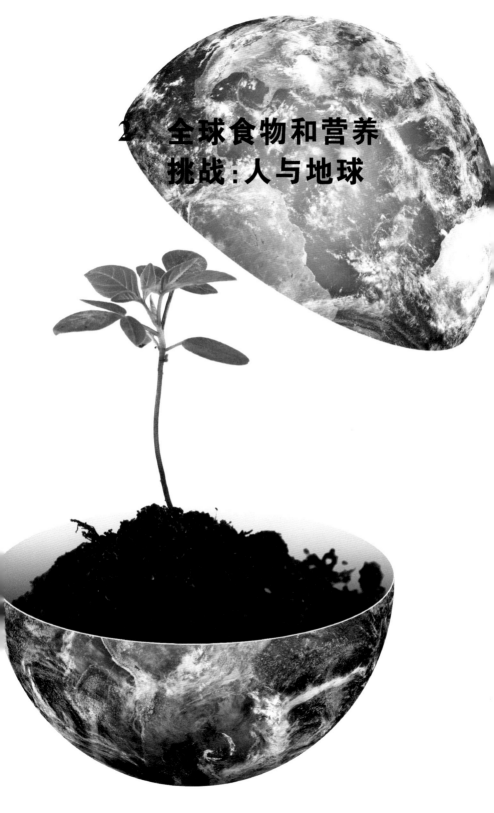

2 全球食物和营养挑战:人与地球

饥饿、食物危机与营养不良在全球范围内造成了什么影响？

近年来，全球饥饿人口呈现稳步减少的趋势。据统计，全球饥饿人口从 2000 年的约 9 亿下降到了 2015 年的 7.77 亿（相当于每 9 个人中有 1 人处于饥饿状态）。在发展中国家，尽管人口总数在增长，但饥饿人口比例依然从 1990 年至 1992 年的 23.3％下降到了 2015 年的 12.9％；而在 2016 年，全球饥饿人口数量有所回升，达到 8.16 亿。由于地区暴力冲突和干旱、洪水等自然灾害的影响，生活在撒哈拉以南非洲、东南亚和西亚地区的人们遭受着最严重的饥荒。2017 年 2 月，联合国宣布南苏丹发生饥荒，这是自 2011 年以来首次由官方通报的饥荒，也是第二次世界大战以来最严重的一次饥荒。引发此次南苏丹饥荒的主要原因是持续的内战，这场内战摧毁了农作物和农贸市场，还阻断了外来的粮食援助。2017 年，除了南苏丹（目前世界上最年轻的国家），也门、尼日利亚和索马里也因战争而面临饥荒；在这几个国家，总共有约 2000 万人因粮食和水资源短缺而面临饥饿危机。因此，联合国粮食及农业组织在 2017 年的《世界粮食安全和营养状况》（*The State of Food Security and Nutrition in the World*）报告中称，冲突、粮食安全和营养是影响可持续和平的关键因素。

全球饥饿发生率最高的区域是撒哈拉以南非洲和南亚。这些地区的女性饱受歧视，几乎无"权利"可言，与男性相比，营养不良的情况在她们当中更为多见。根据隶属美国农业部的经济研究局的解释，家庭食物危机指的是所有家庭成员都没有足够的食物，这是导致急性而非慢性营养不良的元凶之一。食物危机不仅仅发生在中低收入国家，在美国，2015 年有 12.7％ 的家庭（即约 4220 万美国人）面临食物危机。低收入家庭（或 个人）以及单身女性等，最有可能面临食物危机。

　　饥饿对健康的损害表现在多个方面。2015 年，国际食物 政策研究所（International Food Policy Research Institute， IFPRI）对饥饿导致的三种健康状态进行了重新说明：儿童体 形消瘦（正常身高但体重偏低），由急性营养不良导致；儿童发 育迟缓（身高偏低），由慢性营养不良导致；儿童死亡，由关键营 养素的缺乏以及其他环境因素的影响（如缺乏安全饮用水）导 致。世界粮食计划署（World Food Programme，WFP）的数据 显示，近一半 5 岁以下儿童的死亡是营养不良导致的。

干旱

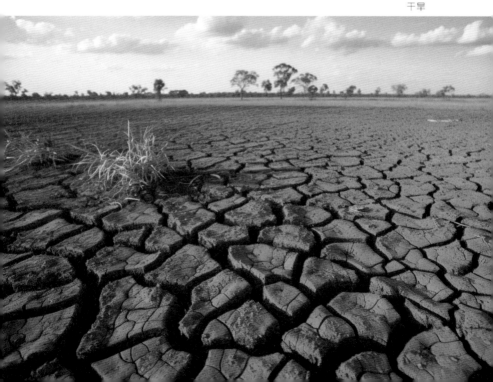

当前营养不良影响着全球数十亿人,其中以女性和儿童为主。营养不良有时被称为"隐匿饥饿",也就是微量营养素缺乏。微量营养素缺乏症一般是铁、维生素 A、碘、锌和叶酸的缺乏造成的。缺铁性贫血是最常见的微量营养素缺乏症(在发展中国家尤其常见),全球约 20 亿人(其中育龄女性中高达 33%)患有此症。贫血会影响成人的健康状况和生育能力,这也导致约 20% 的产妇死亡。叶酸缺乏引起的贫血也很常见。全世界约 2.5 亿儿童饱受缺乏维生素 A 的折磨,约 50 万儿童因此失明,其中一半儿童因得不到治疗而面临死亡。饮食中缺碘是造成可预防的脑损伤的主要因素之一,尽管过去几十年来全球碘缺乏病的发病率已降低一半,但仍有数十个国家的人面临缺碘问题。全球约有三分之一的人锌摄入不足,缺锌会增加感染疟疾和腹泻等疾病的风险,这一问题在撒哈拉以南非洲、南亚等地区最为常见。除了维生素或矿物质摄入不足,饮食中缺乏蛋白质也是导致营养不良的重要原因(比如导致水肿型营养不良)。

据统计,全球有约 10 亿人无法获得安全的饮用水,平均每15 秒就有 1 名儿童死于与水有关的疾病。人口增长和气候变化导致地下水位严重下降,地下水日益稀缺影响全球约 40 亿人。世界资源研究所(World Resources Institute, WRI)2018年 1 月的报告显示,预计到 2040 年,全球将有 33 个国家面临极端的水资源短缺压力。水资源短缺和粮食短缺一样,是导致内乱、威胁地区和平与健康的主要原因,2017 年的伊朗就是活生生的例子。

什么是肥胖? 肥胖会导致哪些健康问题?

饥饿和营养不良是人类自古以来就面临的挑战,而营养过剩则是一个新的营养问题。营养过剩是指因热量摄入和消耗之间的不平衡(摄入的热量超过了消耗的热量)而导致体内脂肪堆积的一种状态。目前,体重指数(body mass index, BMI)是衡量一个人肥胖与否的标准之一。体重指数是脂肪质量与体重的间接比值[体重(千克)除以身高(米)的平方得出的数值],体重指数在 25 至 30 之间为超重,体重指数在 30 以上为肥胖。腰围过大,或脂肪堆积在身体中央区域的现象一般称为腹部肥胖,这种形式的肥胖对心血管健康的危害特别大,但往往不能通过体重指数反映。20 世纪 80 年代,在食物丰富的高收入国家的成人中逐渐出现营养过剩的现象,由于体重指数与过高的发病率和死亡率有关,科学家据此确定了上述体重指数的分界点(体重指数分界点在国际上统一使用,是衡量大多数人超重或肥胖与否的有效标准,只有少数人例外)。根据 2011年至 2014 年的统计数据,美国约 35% 的成年男性、约 40% 的成年女性以及约 17% 的 2 岁至 19 岁儿童与青少年是肥胖者,而在短短几年后的今天,已有超过三分之二的成人和三分之一的儿童与青少年属于超重或肥胖范畴。

如今,肥胖不再仅仅是高收入国家的问题。随着工业化和城市化的不断发展,以及发展中国家饮食习惯的改变和人们体育活动的减少,肥胖在全球范围内的发病率自 1980 年以来增加了一倍多。营养过剩现象是中低收入国家肥胖大流行的重要原因。世界卫生组织表示,2016 年,全球有 19 亿成人(占比

39％)超重,其中肥胖者超过 6 亿人(占比 13％),5 岁以下的儿童患有超重或肥胖问题的有 4200 万人。如今,在亚洲,肥胖造成了沉重的疾病负担,亚洲生活着全球大约一半的 5 岁以下超重儿童。即使是在非洲,肥胖儿童人数也从 1990 年的 540 万上升到了 2014 年的 1030 万。

由于文化、种族、社会阶层和性别的差异,世界各地对体重、体形的认识并不相同。体形在很多方面还与女权主义息息相关,这是苏西·奥巴赫(Susie Orbach)在 1978 年的作品中提到的观点。当然,这些并不是本书要讨论的内容,我们更关注肥胖与健康的关系。肥胖会增加许多慢性病的风险,比如人们熟知的 2 型糖尿病和心脏病。除此之外,肥胖到何种程度会影响人体器官和系统并未得到正确评估。研究表明,高血压、中风、肺部疾病、非酒精性脂肪性肝病、抑郁症、不孕症、多囊卵巢综合征、骨关节炎、痛风和几种癌症都与肥胖有关。另外,在很多地区,超重或肥胖的成人和儿童遭受歧视和偏见是很普遍的现象,儿童会因肥胖而被同龄人霸凌,而成人则会因肥胖而遭受负面的社会评价和承担额外的经济负担。

谁患有慢性病? 慢性病为什么会导致死亡?

2014 年,美国人均寿命达到 79.1 岁,相比 1980 年增加了 5 岁。表面上看来,寿命好像是增加了,但是患病的概率也在同步增加。据统计,平均每 2 个成人中就有 1 人患有至少一种慢性病,其中 25％的人因此在日常活动中受限。每年平均每 10 个人中就有超过 7 人死于慢性病,其中死于心脏病、癌症和中风的人数占全部死亡人数的 50％以上。然而,不同的慢性病造成的负担并不相同，在美国南部的黑人男性中，因本可避免的心脏病、中风和高血压而死亡的人数比例最高。人与人之间的健康差异不是天生的，这反映了人们之间的收入差异、获得医疗保健的机会差异，以及行为（如饮食、体育活动和吸烟等）差异。因此，在美国，人口寿命的增加并不是均匀分布的，这也印证了美国不同族裔、不同社会经济地位的人和不同地区之间巨大的收入差距。2017 年的一项研究表明，出生在美国密西西比河三角洲和达科他的印第安人的寿命在 70 岁左右，而在加利福尼亚海岸，人们的平均寿命达到了 85 岁。

在全球范围内，慢性病不再局限于高收入国家。在从农业社会转向工业社会和技术社会的发展过程中，很多欠发达地区的人口和经济也发生了变化，进而导致了心脏病、2 型糖尿病、中风和癌症等非传染性慢性疾病（non-communicable chronic disease，NCD）发病率的增加。据统计，2016 年全球人口的主要死亡原因是心脏病，而 1990 年则是腹泻（主要是由传染病和母婴营养不良所致）。当下正在进行的"全球疾病负担研究"显示，在不同社会经济地位人群中，传染病的发病率均大幅下降，而全球老年人（包括 90 岁以上的老年人）的发病率却在增加。世界卫生组织预计，2015 年约有 1770 万人（全球总死亡人数的 31%）死于心血管疾病。虽然 2016 年中低收入国家非传染性慢性疾病的发病率为 37%，而高收入国家为 88%，但超过四分之三的非传染性慢性疾病死亡发生在中低收入国家。

尽管在中低收入国家，非传染性慢性疾病的发病率正在急剧增加，但 52% 的死亡仍然是由传染病造成的，造成这些传染病发生的主要原因是孕产妇和儿童的营养不良。而在高收入国家,传染病造成的死亡仅占 7％。印度人口众多,从 1990 年到 2016 年,印度的非传染性慢性疾病发病率大幅增加,这 26 年间,心脏病的发病率超过了腹泻的发病率。不仅如此,印度各地的发病情况出现了巨大的差异性,低收入邦在慢性病不断增加的同时还面临着传染病、孕产妇和儿童死亡、营养不良造成的相关缺陷或疾病的持续高发等情况。在印度和非洲大陆,营养不足和营养过剩同时存在,这就是世界卫生组织所说的"营养不良的双重负担"。在这些国家和地区,维生素 A 缺乏症和发育不良以及肥胖和心脏病等疾病可能同时存在于一些家庭中。这些棘手的公共卫生挑战不仅给个人和家庭带来了极重的负担,也给政府带来了巨大的医疗负担。与大多数由单一传染源引起的传染病不同的是,非传染性慢性疾病是由多种因素相互作用造成的。遗传因素固然不可忽略,但据世界卫生组织估计,80％的心脏病、中风和 2 型糖尿病病例以及 40％以上的癌症病例都可以通过改善不良饮食习惯和生活方式等来预防。此外,世界卫生组织最近得出结论,不良的饮食习惯是造成全球疾病负担的主要危险因素。

食物中毒的原因是什么？ 如何避免食物中毒？

食源性疾病是由细菌、病毒和寄生虫等病原微生物(以及天然和合成的化学物质和毒素)引起的。食物中毒症状的严重程度受污染物剂量、个体健康状况和发育情况的影响,儿童、孕妇、老年人,以及患病或免疫力低下的人更容易受到伤害,也更容易出现严重的不良反应。数据显示,大约三分之一的食源性疾病发生在 5 岁以下的儿童身上，这些儿童通常会遭受营养不良和腹泻的恶性循环，甚至有可能死亡。

细菌，尤其是沙门菌、弯曲杆菌和大肠杆菌，是引发大多数食源性疾病的"元凶"，它们会引发腹痛、呕吐和腹泻等一系列胃肠道疾病；李斯特菌和霍乱弧菌虽然少见，但其导致的后果往往更加严重。这些细菌的常见来源是未经处理或未煮熟的动物性食物（包括生的贝类和鸡蛋）、未消毒的牛奶以及被动物粪便污染的蔬菜和水果等。虽说这些细菌导致的疾病几乎都可以用抗生素来治疗，但是由于一些地方抗生素耐药性情况日益普遍，治疗效果会受到影响。

甲型肝炎病毒和诺如病毒是常见的引发食源性疾病的病毒，常见于未经安全处理的食物中，在美国暴发的食物中毒事件多与邮轮自助餐中的诺如病毒有关。蓝氏贾第鞭毛虫和隐孢子虫等寄生虫可通过土壤或水污染蔬菜和水果，导致食物中毒。此外，变异的朊病毒会导致多种神经系统变性疾病，这些疾病往往具有致命性且无法治愈。最典型的就是牛海绵状脑病（bovine spongiform encephalopathy，BSE），它于 20 世纪 80 年代首次在牛身上发现，后被称为"疯牛病"。1996 年，在英国首先发现因食用患"疯牛病"的牛和其他动物而导致的变异型克-雅病。该病极为罕见，1994 年至 2016 年间，仅有 12 个国家的 231 例病例被记录在案，其中 222 例发生在牛海绵状脑病最流行的英国和其他欧洲国家。环境中很多化学物质都会污染食物，这其中既包括天然的化学物质（如氰化物），又包括合成的化学物质（如二噁英），它们都会引起急性或慢性病。

世界卫生组织的一份统计报告显示，2005 年至 2015 年全球食源性疾病以腹泻病最为常见,主要由诺如病毒、弯曲杆菌、大肠杆菌或沙门菌引起,全球平均每年有约5.5亿人患腹泻病,约23万人因腹泻死亡。从地区来看,非洲、东南亚和地中海东部地区食源性疾病的发病率最高;从经济发达程度来看,低收入地区发病率最高。根据美国疾病预防控制中心的估计,美国每年约有4800万例食源性疾病患者,其中的128000人住院治疗,3000人死亡。

在美国,食物中毒事件大多发生在同一社区内(因社区内宴请活动、食堂用餐等而起)。跨州暴发的案例虽少,但其比例却在不断增加,这与食品供应链整合和食品安全检测水平提高等因素有关。在2001年至2010年间,跨州暴发的病例仅占14%,但却造成了很高的发病率、住院率和死亡率。

在美国,生的(或未煮熟的)动物性食物,比如肉类、贝类和鸡蛋最有可能被食源性致病菌感染。生吃新鲜农产品是引起食源性疾病的主要原因,比如芽菜,因其在粪便中生长或用不安全的水清洗,如果生吃,很有可能导致食源性疾病的发生。未经巴氏消毒的饮料,如果汁、苹果酒和牛奶也存在食品安全风险。有机耕作的方法并不能消除食源性疾病发生的可能性,越来越多的食源性疾病的暴发反而被追踪到与有机食品相关,这并不是因为有机食品的安全风险增大,而是与有机食品产量的提高有关。在1992年至2014年间美国发生的18起食物中毒事件中,有4起与未消毒的乳制品有关,2起与鸡蛋有关,2起与坚果和种子产品有关,2起与多成分食品有关。

许多食源性疾病都是食用家庭以外的食物引起的,这些食物既包括街头小吃,也包括餐馆饭菜。要保证食品的安全,适当的卫生和安全的食品处理是关键。美国疾病预防控制中心建议，家庭烹饪时可以采取四个步骤来降低食源性疾病在家庭中的传播风险：(1)在准备食物前和准备食物的过程中，用温热的肥皂水清洗双手，以及桌子、砧板、餐具等用品；(2)将未经加工的肉类、海鲜等生食与其他食物分开，以防止交叉污染；(3)用专用温度计测温，用高温杀死动物性食物中的病原体；(4)烹调好的食物室温下存放不宜超过 2 小时，未食用完的食物应及时冷藏，以减少或防止细菌生长(因为 4～60 摄氏度的温度范围更适合细菌生长)。

　　为了减少食源性疾病的发生，除了要在国家内部和国家之间建立强有力的食品安全监管体系，也需要政府、非政府组织、食品生产者和行业之间开展贯穿于整个食品供应链的合作。

生食容易引起食源性疾病

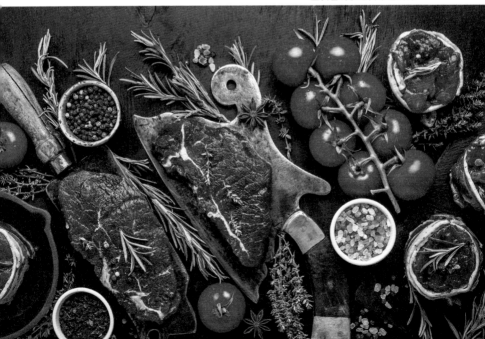

虽然近年来美国的食品安全监管体系有所改善,但仍需要更严密的预防和更及时的检测工作。随着食品供应日益全球化,联合国粮食及农业组织和世界卫生组织于 1963 年共同建立了国际食品法典委员会(Codex Alimentarius Commission, CAC),旨在为包括食品卫生和食品安全(以及食品加工、添加剂、杀虫剂、抗生素、标签和进出口贸易问题)在内的一系列问题提供标准、准则和行为规范。

农业和粮食生产如何影响气候变化?

目前的气候变化危机是高浓度的温室气体被困在低层大气中,产生温室效应而导致的。来自世界各地的 1300 名独立科学家组成了一个研究小组,2014 年,他们在向联合国提交的一份关于气候变化的报告中称:过去 50 年中人类(人为)活动产生的温室气体造成全球气温上升的可能性超过 95%。据统计,2015 年全球温室气体排放主要由二氧化碳(76%)、甲烷(16%)、氧化亚氮(6%)和其他气体(2%)构成,其中二氧化碳主要来自化石燃料的消耗。与其他行业的平均水平(86%)相比,食品行业的二氧化碳排放量占比尤其高(93%)。

能源和热力生产以及交通运输过程中的化石燃料燃烧一般被认为是温室气体排放的主要来源。而事实上,农业相关的生产加工活动也是产生温室气体的重要原因之一。根据美国环境保护署的估计,2007 年美国有 14% 的温室气体排放来自农业;如果将农业、林业和其他土地用途结合起来,2014 年该比例估计可上升到 24%,其中农作物种植、牲畜饲养以及森林砍伐(主要用于肉类生产)是温室气体排放的主要来源。在

2001 年至 2010 年间，畜牧业相关的温室气体排放占整个农业温室气体排放的三分之二，其中部分排放来自反刍动物的肠道发酵（40％）、牧场上残留的肥料（16％）和肥料管理（7％），其余排放来自合成肥料（13％）、稻田（10％）和热带草原的燃烧（5％）等。值得注意的是，农业也可以通过固存土壤、死亡的有机物和生物质中的碳来帮助清除大气中的二氧化碳。

全球平均气温急剧上升，天气模式随之变得难以预测，一系列环境问题接踵而至。温度变化和降水的波动影响农业生产力，但研究显示，其具体影响程度与作物对温度、水和二氧化碳的敏感性差异，以及作物类型、地区和生产实践等可预期变量有关。例如，2014 年来自中国的一份统计报告显示，1980 年到 2008 年的温度变化使小麦和水稻的总产量分别增加了1.3％和 0.4％，但却使玉米的总产量下降了 12％。越来越多的证据表明，大气中二氧化碳的增加可能对农作物的营养状况产生有害影响，比如导致许多植物的碳水化合物成分增加，以及另一些植物中钙、钾、锌、铁以及蛋白质含量的下降等。除此之外，气候变化对植物营养成分的影响还可能与土壤变化对微生物活动和养分供应的影响息息相关。

减缓气候变化的办法还是有的，那就是挑选更适合温暖气候的作物进行种植，以调整全球农业生产。但天气模式的不可预测性让农民难以为极端天气做准备，这也许会使一年的收成毁于一旦，乃至危及粮食安全。在中低收入地区，特别是那些依赖自给农业、农业支持和安全网有限的地区，以及那些不适合作物生长、依赖畜牧业的地区，农业生产更容易受到天气影响。此外，还有报告显示，气候变化与儿童发育不良之间可能存在关联。气候变化对农业生产的影响程度尚存争议,农艺和技术的进步也许能让全球粮食产量保持基本不变,植物生理学、遗传学和育种学的发展也许会使作物最大化保留营养成分。目前,科学家正在利用作物模拟模型来更好地了解气候变化的潜在影响,并为之做好准备。

2015 年,《联合国气候变化框架公约》(United Nations Framework Convention on Climate Change)缔约方在巴黎举行的第 21 届联合国气候变化大会上一致同意通过《巴黎协定》(Paris Agreement),这是第一份有关气候变化的全球性协议,由近 200 个缔约方通过。《巴黎协定》的总体目标是在全球范围内应对气候变化问题,将全球平均气温较工业化前水平的上升幅度控制在 2 摄氏度以内。为此,缔约方的目标是到 2050 年将二氧化碳排放量减少 50%,到 2100 年减少 100%。2007 年的一份报告显示,符合《美国居民膳食指南》中最低热量和营养素要求的"能量限制餐"可以将食物系统内的能源使用量减少 74%。因此,减少食物生产各环节对化石燃料的依赖,对二氧化碳减排至关重要。

农业肥料是"敌"是"友"?

肥料能为土壤提供氮、磷酸盐、钾等促进作物生长的关键养分。有机肥料包括鸟粪(海鸟等鸟类的排泄物)等动物粪便、污泥和堆肥,这类有机肥料在传统农业耕作中是用来保持土壤健康的,现在也依然在使用。除了有机肥料,有些作物本身也可作为肥料,比如豌豆、黄豆、扁豆和苜蓿等覆盖作物可作为绿肥滋养土壤和周围的植物,并减少作物对局部肥料的需求。同时,它们还通过减少地表径流来减少对土壤的侵蚀。20世纪初,无机氮肥开始施用到土壤中,这对农业发展产生了巨大的影响。据统计,世界上约有一半的肥料是氮肥,亚洲是迄今为止氮肥生产和消费规模最大的地区,非洲的生产和消费规模最小,因为在非洲(尤其是撒哈拉以南非洲),扩增土地面积是比施用肥料更经济的提高作物产量的手段。

施用肥料可以提高土地的生产力,在一定面积的土地上提高作物产量,比如在20世纪70到80年代(绿色革命发生之后),产自印度的半数谷类作物以及全世界范围内生产的三分之一的谷类作物,皆与施用肥料有关。氮肥主要施用于养殖牲畜所需的饲料作物和牧场,在包括美国、英国、加拿大、法国和德国在内的主要牛肉生产国,氮肥的施用量占肥料施用总量的50%到70%。

氮循环指氮在大气、土壤和生物体中迁移和转化的往返过程,各种不同化学形式的氮会在农业生产的不同阶段发挥作用。土壤中的氮被细菌分解成硝酸盐,硝酸盐不断积累并沉入地下水中,进而进入饮用水、溪流和海洋中,最终影响人类和环境的健康。如果氮元素在土壤中积累则会影响土壤中有益细菌的生长,导致土壤中矿物质和有机物的不平衡,这样的土壤特别容易受到侵蚀,而侵蚀土壤所含的水分和养分都会降低。可以想象,在这样的土壤上进行耕作不仅会增加灌溉成本和水位压力,土壤的生产力也不会达到理想状态[需要注意的是,土壤侵蚀是许多集约化农业实践的结果(这些实践与单一作物的种植和其他降低肥力的实践活动都有关),而不仅仅是施用肥料的结果]。大气中过量的氮所产生的氨和臭氧也会造成大气污染,进而可能会造成或加剧呼吸问题、降低大气能见度,并影响植物生长。

农业生产会导致氧化亚氮排放,值得注意的是,氧化亚氮是一种典型的温室气体,在 100 年时间尺度上,其全球增温潜能值约为二氧化碳的 310 倍。在美国,农业生产是氧化亚氮排放的主要来源,在 2015 年农业生产导致的氧化亚氮排放量占总排放量的 75%,而其中大部分氧化亚氮排放是施用肥料造成的。相较之下,牲畜粪尿的分解产生的氧化亚氮排放量仅占总排放量的 5%。

总的来说,农耕中过量施用氮肥引起的氮元素在土壤和水体中的积累会严重影响农业生产的可持续性。美国环境保护署将这一问题称为"营养盐污染",这不仅是"美国最普遍、代价最高昂、最具挑战性的环境问题之一",同时也是一个日益显著的全球性问题。

农药使用存在哪些问题?

在农作物生产中,农药在很大程度上取代了除草、设置动物陷阱等人工工作,既减少了人力劳动,又提高了作物产量。这些"保护作物的化学品"包括任何用于消灭、驱赶危害作物生长的动物或控制杂草生长的化合物,也包括用于促进作物生长的调节剂、脱叶剂及干燥剂等。"农药"是一种通俗的说法,根据其作用对象,主要包括杀虫剂(昆虫)、杀鼠剂(啮齿类)、杀菌剂(真菌)和除草剂(杂草)等;其中,除草剂是最大的一类(除此之外,还有许多其他在非农业活动中有特定用途的农药）。传统农业和有机农业系统都会使用农药，唯一的区别是后者使用的是生物来源的而非合成的农药，更准确地说是生物杀虫剂。

全球农药使用量从 20 世纪 50 年代的 20 万吨增加到 2000 年的 500 多万吨，以平均每年约 10% 的速度增长。2005 年至 2012 年，美国、英国和印度的农药使用量基本保持不变，但中国和巴西的农药使用量急剧上升。全球农药市场由少数跨国公司主导，市场规模约为 500 亿美元。农药本身具有毒性，且往往具有非特异性（即可伤害或杀死非预期目标），因此会对人类以及非目标动植物产生有害影响。个别国家以及世界卫生组织、联合国粮食及农业组织等国际机构对农药进行了安全评估，并根据毒性对它们进行了分类。其中高危害农药（highly hazardous pesticide，HHP）是一种对人类，特别是对儿童和农场工人有急性或慢性影响的农药。农药接触主要是经常性的职业接触，比如在混合、喷洒、储存与处置等过程中的接触，但也存在意外或故意中毒。此外，含有农药残留的食物或水造成的环境污染也有可能导致农药接触。

农场工人会长期接触大量农药，因此面临的农药中毒风险最大。许多研究表明，农场工人患神经系统、肝脏和呼吸系统疾病，以及 2 型糖尿病、癌症、心血管疾病和帕金森病的风险更高。高危害农药几乎可以影响所有器官和系统（包括血液系统、皮肤、眼睛、神经系统、肾脏、心血管系统、胃肠道、生殖系统、肝脏和内分泌系统等），长期接触尤其危险。接触农药是否会影响免疫系统目前尚无定论。回顾以往的儿童农药中毒事件，我们可以发现，它们多发于在农场工作的儿童当中，特别是在某些发展中国家更加常见。一些可明显导致儿童癌症的高危害农药已不再使用。

与高收入国家的农民相比,中低收入国家的农民可能面临着更大的健康风险,这与农药法规不够严格、农民缺乏适当的培训和教育、政府监管不力、使用过期和更危险的化学品等多种因素有关。高危害农药在中低收入国家构成的威胁更大,因为这些国家的农药往往生产技术比较老旧,没有专利保护,而且价格便宜,容易获得。相较之下,在高收入国家,这样的农药已不在市场销售。有数据显示,每年约有 20 万人死于与农药有关的急性病,其中 99% 发生在发展中国家。

有害生物综合治理(integrated pest management,IPM)是在人们认识到过度使用农药对农民的有害影响,以及农药耐药性对环境的危害日益严重的情况下产生的。联合国粮食及农业组织和世界卫生组织认为,有害生物综合治理是一种考虑所有现有有害生物防治技术并随后采取适当的综合措施,遏制有害生物种群的发展,将农药和其他干预行动限制在经济上合理的程度,减少或尽量减少对人体健康和环境的危害的有害生物管理系统。有害生物综合治理强调在尽可能不破坏农业生态系统的情况下保障作物健康生长,并鼓励采用自然虫害控制机制。

有害生物综合治理是联合国粮食及农业组织推广的农业方案的核心,天然农药和合成农药在必要时都可以使用。尽管有害生物综合治理复杂且耗时,并且需要根据具体的农业情况进行调整,但研究表明,有害生物综合治理对于人类健康、生态环境和农业盈利能力至关重要。

一般人可通过食品和水接触农药残留物，因此食品药品监督管理局等部门应当定期对食品进行安全评估，确保农药残留量不超过"最大残留限量"。在美国，环境保护署监测食品生产中使用的农药，以确保这些农药符合"公认安全"（generally recognized as safe, GRAS）标准。在有机产品和传统产品中其实都能检测到农药残留，而且传统产品中的农药残留量往往更高，但在美国和其他地方的综合研究表明，这些产品中的农药残留量仍然低于最大限值，不会对人体健康造成短期风险（分析其对人体长期的健康影响基本上行不通）。消费者可以通过对蔬菜和水果进行去皮或洗涤，来减少农药接触，不过对于有些根部吸收的农药，去皮或清洗表面是行不通的。儿童的身体尚未发育完全，更容易受到农药侵害的潜在威胁。不过，美国儿科学会（American Academy of Pediatrics, AAP）和其他机构指出，食用蔬菜和水果对健康的好处要远大于接触农药的潜在风险，因此儿童还是要多吃传统的和有机的农产品。

目前，专家对于农药残留的健康风险仍持有不同意见。例如，美国环境工作组（Environmental Working Group, EWG）对极低水平的农药接触（特别是对儿童和孕妇）表示关注。该组织会根据农药残留量的高低对农产品进行排名。尽管如此，美国环境工作组依然同意美国儿科学会的观点，即无论蔬菜和水果是如何种植的，多吃蔬菜和水果对个人健康来说都非常重要。

草甘膦是美国孟山都（Monsanto）公司开发的一种商品名为"农达"的除草剂的有效成分。农达在传统和转基因作物中被广泛使用，是世界上使用最广泛的除草剂之一，因此受到了相当多的研究关注。尽管针对人类的研究数据有限,但在该除草剂投入使用数十年后,世界卫生组织基于对动物肿瘤的研究在 2015 年将草甘膦列为"可能的人类致癌物"。而欧洲食品安全局、世界卫生组织和美国环境保护署一致认为,草甘膦在通常的接触水平下不会构成健康威胁。事实上,联合国粮食及农业组织和世界卫生组织在 2016 年更新了关于草甘膦致癌风险的结论,指出草甘膦不太可能因饮食接触而对人类构成致癌危害。

除了对个体健康有影响之外,农药还会影响土壤、水、空气和生物多样性。例如,除草剂在使用之初会减少杂草种类的数量,然而随着时间的推移,过度或长期使用会导致杂草产生耐药性,从而产生所谓的"超级杂草",进而引发新的问题。气雾剂农药的广泛使用会导致农药随着大气运动而扩散。在美国,2017 年,一种喷洒在抗除草剂转基因作物的"顶部"(即喷洒在生长中的作物上而不是种子上)的除草剂扩散到附近的非转基因作物田地,造成了 360 万英亩①的大豆的损失。除此之外,25 个使用该除草剂的州所耕种的其他作物(如哈密瓜、葡萄、番茄、西瓜、南瓜等)均受到影响。无论是应用于转基因作物还是非转基因作物,除草剂都催生了许多"超级杂草"的诞生。但请注意,"超级杂草"是过度使用除草剂的结果,而且早在基因工程应用之前就出现了。

农药在土壤中的降解速度各不相同,土壤中农药的长期积累会降低生产所需的养分,进而损害土壤健康。人们愈发认识

---

① 1 英亩≈0.4 公顷。——译者注

到，农药对土壤的危害巨大，并且随着时间的推移，农药积累还会破坏土壤结构，使土壤肥力退化，进而影响作物产量。除此之外，农药对海洋和河流也有非常大的影响。

有许多例子表明，农药残留或大规模喷洒后散布在空气中的农药会导致大量蜜蜂、鸟类、小型哺乳动物和两栖动物死亡。新烟碱类杀虫剂是一种会损害昆虫神经系统的化学物质，被认为与蜂群衰竭失调有关。自 20 世纪 90 年代初以来，美国和英国的蜜蜂数量减少了约 50%。蜜蜂（包括野生蜜蜂和养殖蜜蜂）是农作物最主要的授粉者之一，它们的不断减少对粮食安全构成了长期威胁（2013 年，新烟碱类杀虫剂在欧盟被禁止使用，但在美国仍被允许使用）。

毫无疑问，农药保护了全世界的农作物，保证农作物在绿色革命期间为不断增长的人口提供足够的食物。然而，农药的使用是不可持续的。包括联合国 2017 年的一份特别报告在内的许多研究显示，农药对确保未来的食物保障不是必要的。农药在短期和长期内的广泛影响和负外部性，促使人们更加努力地寻找能够保护环境和人类的替代方案，如有机农业。

农业生产在水污染和死区形成中扮演了什么样的角色？

用于农业生产的淡水约占全球淡水资源消耗的 92%，并且农业生产中的许多环节都会造成水体污染。自 20 世纪 60 年代以来，农药的使用量增加了 10 倍，而农药可通过径流灌溉进入水体，这一情况在北美、欧洲、南亚和东亚部分地区最为显著。氮肥的使用使得硝酸盐成为农业废水中最常见的污染物之一。杀虫剂的使用可能导致其最终进入城市的供水系统(这样的情况多发生在法规不严格的国家)。还有研究表明,粪便也可以渗入地下水,最终导致饮用水中可能检测到抗生素、疫苗和激素的残留物。

2017年一份关于农业污染对全球水供应影响的报告显示,全球38%的水体"面临重大压力"。在美国,农业生产是造成河流和溪流污染的主要原因。农业生产引起的污染物和营养物质(如盐、氮、磷)在水体中的积累会破坏途经的土壤,导致水土流失和盐碱化。水体的富营养化会刺激藻类大量繁殖,降低水体中的氧气含量,使水生动植物窒息,减少生物多样性,破坏生态系统,最终形成"死区"。联合国粮食及农业组织报告显示,全球有415个沿海地区受到富营养化的影响,在2007年有169个水体出现缺氧现象,而在1960年仅有10个。20世纪70年代,人们在美国的切萨皮克湾发现了一个死区,这是最早被发现的死区之一,这个死区的形成是工厂和农业污染的结果,如今由于相关法规的监管,该地区情况有所改善,死区面积减小了,但死区仍然存在。2017年8月,美国国家海洋大气局(National Oceanic and Atmospheric Administration,NOAA)的报告称,墨西哥湾附近密西西比河三角洲的死区面积达到了8776平方英里[①],这也是1985年以来发现的最大的死区。世界上大多数的死区都位于美国沿海、波罗的海、日本和朝鲜半岛附近。

---

① 1平方英里≈2.59平方千米。——译者注

什么导致了过度捕捞？　海产品现状如何？

捕鱼工具和捕鱼技术在过去的一个世纪里日益先进,单根鱼线被包含数千个鱼钩的所谓的延绳钓取代,单个诱捕器早已变成了数百个捕捞系统,现在的商业捕鱼者也能够在单次捕获活动中捕获更多的鱼。捕捞量的急剧上升以及宽松的捕捞限额最终导致了"过度捕捞",即捕捞量超过了自然繁殖所能补充的数量。过度捕捞将导致海洋资源消耗过度,从而威胁生物多样性,引发食物危机。在人类历史上,海洋捕捞曾导致许多物种面临灭绝,如大西洋鳕鱼和巨型蓝鳍金枪鱼。现在蓝鳍金枪鱼的捕捞甚至使用了先进的 GPS(全球定位系统),可远距离发现目标,用渔网将其捕获并射杀,这种方式几乎不属于人们传统认知中的"捕捞方式"了。

任何物种的过度捕捞都会导致另一个严重的问题,即对兼捕渔获物资源的破坏。兼捕渔获物是指与主要捕捞对象一起捕获的其他种类的渔获物(例如鱼、海龟、珊瑚、海洋哺乳动物、海绵、海鸟)。这些兼捕渔获物通常在捕获过程中或在船上死亡,然后被丢弃。兼捕渔获物被丢弃这一问题在捕虾业中尤为严重,有数据表明,每捕获 1 磅①虾,就有重达 6 磅的其他物种被丢弃。据估计,世界上多达 40％的渔获物(约 630 亿磅)是兼捕渔获物。美国已在着力解决这个问题,但 2014 年兼捕渔获量预计仍占到总渔获量的 17％至 22％。

---

① 　1磅≈0.45千克。——译者注

据世界自然基金会(World Wildlife Fund,WWF)估计,世界上 85％以上的渔业濒临崩溃或者已经崩溃。修复、保护海洋与河流不论是从社会还是从经济角度来说都非常重要。对生活在沿海地区的人来说,捕鱼是他们的生计;对食用者来说,海产品是数十亿人蛋白质摄入的主要来源。因此保护海洋意味着收获营养和健康利益。对海洋生态来说,维持自然生态系统稳定可以确保海洋生物的生长和繁殖,从而避免食物危机。目前,为了恢复渔业资源和野生动物种群,渔业法规的修改正在全球范围内进行,水产养殖可能是解决方案之一。但是,若想补充野生种群数量并维持野生种群健康发展,渔业管理不善、非法捕捞、缺乏对野生生物和海洋生态系统的保护、缺乏渔业补贴,以及对艰难为生的渔民和社区的支持不足等问题仍然是商业捕捞业进行必要变革所要面临的挑战。

控制过度捕捞和海洋污染是《巴黎协定》中应对气候变化的重要内容。然而,美国《国家地理》杂志的芬·蒙泰涅(Fen Montaigne)呼吁:"改变人们的思想比任何改革措施都更为重要⋯⋯只有当鱼类被视为值得保护的野生动物,只有当地中海蓝鳍金枪鱼被认为像阿拉斯加灰熊或非洲豹一样重要时,世界海洋资源才不会继续枯竭。"增加食物选择(让餐桌上的海产品种类从少数种类扩展到更广泛的种类,同时也可转向处于食物链低端的物种,如牡蛎等),以及增加植物蛋白摄入、减少对动物蛋白(包括海鲜)的依赖,都是非常重要的应对措施。

食物浪费的原因和影响是什么?

全球每年浪费的食物约 13 亿吨,占食物总量的 30％至

50％，价值约 1 万亿美元。据联合国粮食及农业组织估计，高达 45％的水果和蔬菜、35％的水产品、30％的谷物、20％的乳制品和 20％的肉类未被食用。这一比例因食物类别和地区而异。

联合国粮食及农业组织将"食物浪费"解释为在消费层面无论因何种原因使可供人类食用的食物被丢弃或任由产品变质。无论是植物性食物还是动物性食物，它们在整个生命周期的每一个阶段都有可能被浪费。生产、收获、处理和储存过程中被破坏的食物可能会被丢弃，没有出售价值的食物有时也会被丢弃在田地里腐烂。食物加工也会造成食物浪费，加工后往往只有部分食物被利用，比如用柑橘类水果来榨汁就是如此。无论最终是流向当地市场、批发商、超市

食物浪费

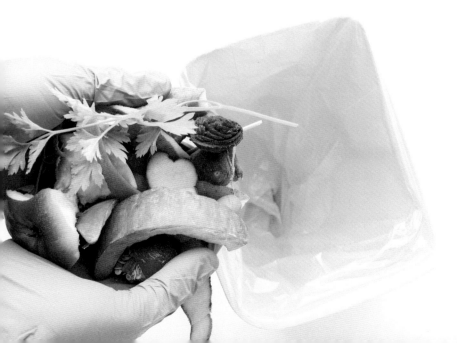

还是大卖场,许多食物在收获后的储存和运输过程中都会被损耗,特别是有些国家可能会由于冷链不足,不能将食物完好无损地从农场运送到市场和消费者手中而产生浪费。零售业也存在食物浪费现象,不能满足消费者需求的食物会被丢弃。从零售点运送到家庭的过程中,以及最后在家庭消费过程中,还会造成进一步的损失。

食物浪费现象随处可见,在发展中国家,约有 40% 的食物在生产、收获、加工和运输过程中被损耗,在中高收入国家,消费层面的损耗比例与此相当。欧盟数据显示,42% 的食物浪费发生在家庭层面,美国也有类似的情况。美国、加拿大、澳大利亚和新西兰的统计数据显示,消费者浪费量占食物总量比例最高的食物是海产品(33%),其次是水果和蔬菜(28%)、谷物制品(27%)、牛奶(17%)和肉类(12%)。美国人平均每人每年扔掉近 300 磅食物,以此计算,一个四口之家每年浪费的食物价值约为 1500 美元,全美加起来高达 2180 亿美元。一项针对纽约、丹佛和纳什维尔的城市居民食物浪费研究发现,居民每人每周浪费约 3.5 磅食物,其中三分之二是可以食用的;约 10% 的食物浪费缘于人们不想吃剩饭。

另外,因对"出售限期"和"最佳食用限期"这些与安全无关的术语的误解,消费者也丢弃了相当一部分无害而有营养的食物。在美国,虽然媒体对食物浪费严重性的报道越来越多,但 76% 的人仍认为他们浪费的食物比其他人少,这表明无论是在向民众普及相关科学知识方面还是在帮助民众做出行为改变方面都有很大提升空间。研究还发现,如果将被丢弃的食物提供给饥饿的人，也就是进行所谓的"食物救援"，可以创造出6800万份餐食，这足以养活美国丹佛市46%的人口，纳什维尔市48%的人口和纽约市26%的人口。因此，减少生产链上的食物损失（特别是改善部分国家的冷链基础设施）和推动高收入国家的消费者和零售业减少食物浪费，是未来几十年内大幅降低粮食产量需求的关键。

在一个有这么多人挨饿的世界上，食物浪费在道德问题之外还带来了其他严重影响。据联合国粮食及农业组织估计，每年有约 14 亿公顷的土地——占世界农业用地面积的28%——用于种植被浪费的粮食作物，由此产生的用水浪费量是 250 立方千米。被丢弃的食物在城市固体废物中占了很大一部分，这些食物（尤其是肉类垃圾）在填埋场中产生的甲烷排放量为 33 亿吨二氧化碳当量。食物浪费还会造成燃料、动物饲料、肥料、农药、人工以及其他无法回收的成本的损失。由于生产动物性食物的投入要高于生产植物性食物，因此，丢弃动物性食物也是对有限自然资源的极度浪费。

第二部分

饮食贯穿整个人类历史进程：科学、技术、食客、环境

　　世间万物，包括我们人类都从自然中吸取营养，滋养自身。数百万年来，人类探索科学，发明了一系列技术与工具来生产并消耗食物。当代食客为食物搭建了一个又一个新"家"，如超市、美食街、咖啡厅、饭店等，这些已经完全不同于从前简单的农场。面对海量信息，聪明的食客必须学会明辨真伪，这样才能做出健康又可持续的饮食选择。

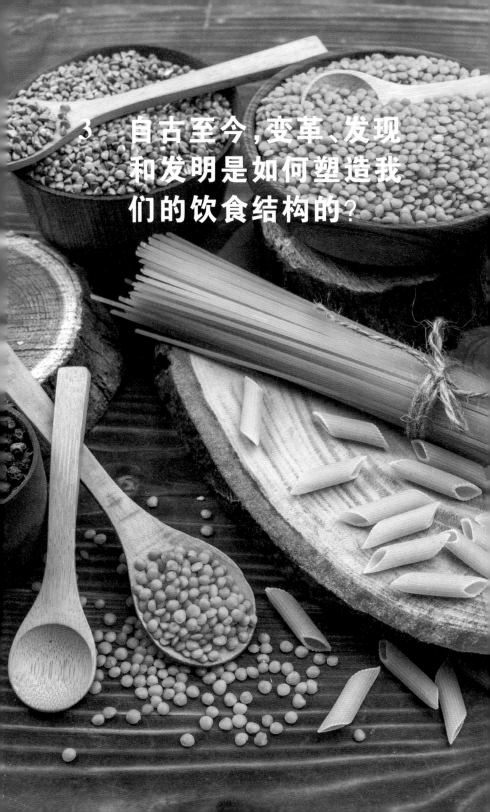

3 自古至今,变革、发现和发明是如何塑造我们的饮食结构的?

旧石器时代饮食是什么？ 狩猎采集者到底吃什么？

远古时代原始人的饮食似乎正在成为 21 世纪的饮食时尚，而且这一观念在进化生物学和人类学领域也具有扎实的科学基础。1985 年，首篇从营养学角度讨论早期人类饮食的文章发表于《新英格兰医学杂志》(*New England Journal of Medicine*)，此后的许多研究都认为旧石器时代饮食对我们这个时代的人来说是具有潜在好处的。

事实上，从 385 万至 295 万年前出现两足灵长类动物(原始人)——南方古猿开始，人类历史上 99％以上的时间都是在狩猎与采集过程中度过的。旧石器时代早期开始于大约 240 万年前，当时出现了"能人"(Homo habilis)。古人类学家估计，智人(Homo sapiens)——解剖学上的现代人类，在旧石器时代中期出现在非洲。化石记录表明，两足灵长类动物以及较晚出现的智人的饮食种类包括树叶、种子、根、坚果、水果和水等。同时，昆虫和小型无脊椎动物(如蜥蜴)都可能被食用。未成熟的野生谷物又小又硬，难以消化，因此很少被食用。再后来，原始人开始食用野生蛋类。在这一时期，蜂蜜仅存在于特定的地区和时节。不仅是蜂蜜，过度成熟的水果发酵而成的果酒也是早期的狩猎采集者的餐中物，不过这些酒应该是偶然被发现的。喝酒对于原始人而言也能带来愉悦感。最新的科学证据表明，猴子竟然也以同样的方式发现了酒精可以带来愉悦体验。

大量证据表明，狩猎采集者的饮食实际上主要是植物性食物，而不是动物性食物。狩猎采集者的饮食也类似于与我们亲缘关系最近的灵长类动物黑猩猩和猿类的饮食。虽然今天的旧石器时代饮食过于偏重肉类，但我们的祖先很可能主要食用植物性食物。此外，在早期饮食中，食腐扮演的角色比狩猎更重要，所以称呼他们为"采集狩猎者"更为准确。随着弓箭和投矛器等复杂工具的出现，人类的狩猎能力大大提高，在大约150万年前便开始捕食陆生和水生动物。

火的使用改变了原始人的饮食习惯。人们可以使用火对食物进行预处理，这样能让食物变得更容易消化和吸收。一些科学家推测，熟食能够减少原始人的胃肠道耗能，节省的能量可以用于维持他们的其他生理活动，尤其是对大脑发育非常有利。人类学记录表明，大约200万年前，拥有更大脑容量的直立人（Homo erectus），其进化史与人类对火的控制进程是一致的。

有趣的是，最近在欧洲出土的石器中有3万多年前加热过的野生谷物的残留物，包括燕麦、香蒲和蕨类植物。出土的石器类似于史前的研钵和杵，可以用来碾碎谷物。也有人猜测，原始人也许知道如何煮粥。我们唯一能够确认的是，谷物在旧石器时代中期可以作为人类的食物，因为原始人掌握了使用工具和火来改善饮食习惯的经验和技巧。

当人类开始定居生活时，受当地的地理环境、气候和季节变化的影响，人类的饮食越来越具有地方特色。人类逐渐开始了解哪些食物可以吃，哪些不能吃，哪种口味能带来味觉享受，哪种口味则不能，这些经验推动人类逐渐向杂食动物进化，也让人类有了更多的饮食选择。因此，和现代的狩猎采集者的饮食一样,单一的旧石器时代饮食并不存在——人类生存需要保证饮食的灵活性,而植物性食物和动物性食物的具体消费比例则因群体而异。不过有一点是明确的,那就是旧石器时代的饮食习惯与现代智人的饮食习惯几乎没有相似之处。现代智人的饮食中充满了糖、盐、脂肪和高热量、高度加工的食品,正因为如此,一些科学家提出了"进化不一致"假说。该假说认为,今天的饮食与我们基因组的进化不同步,想要达到最佳健康、体重和疾病预防效果,人类应该遵循狩猎采集饮食模式。旧石器时代饮食因此再次流行起来。

什么是新石器时代革命? 农业诞生后,人们的饮食发生了怎样的变化?

新石器时代始于公元前 10000 年左右。当时晚期智人迁徙到了现中东地区的新月沃土地带。人类学遗迹表明,这里是早期人类开始种植野生小麦的地方。在亚洲西南部,科学家发现了一个更古老的类似定居点,那里种植了大麦和小米。在这一时期,智人开始以前所未有的方式与大自然互动。他们学习通过调控空气、水和温度来种植作物,这个时期的革命因此被称为(第一次)农业革命。

随着时间的推移,人类逐渐学会了使用工具和技术来使谷物的种植、收割、收获和储存变得更加高效。人类最终掌握了豆类、坚果、蔬菜和水果等植物的耕种方法,并开始选择性种植。新石器时代也标志着畜牧业(特别是对牛、羊和鸡等的驯化养殖)的开始。早在 5000 年到 6000 年前,人类也许就已经开始为获取动物乳汁而饲养动物。大约在同一时间,人类发现某些植物性食物产生的油脂也有各式各样的用处（如润滑和其他用途）。

葡萄酒和啤酒在新石器时代也进入了人类的饮食。和葡萄酒一样，啤酒最初大概率是人类无意间发现的。人类直到公元前4000年才学会酿造啤酒，而葡萄酒的酿制可能早在7400年前就开始了。直到公元前1300年至公元前800年，近东、中国和欧洲的人类才学会蒸馏酿酒技术。大约在公元前6000年中国人开始使用盐作为调味品，大约在公元前500年印度人首次使用糖作为甜味剂。

这一时期，正是因为有了越来越多样的食物供应，人口数量急剧增长，但人类学证据表明，人类对于谷物的过度依赖导致营养摄入缺乏多样性，人类健康因此受损。当然，如果遇到饥荒，人们还要挨饿。新石器时代的人类的脑容量比采集狩猎时代的人类大，但健康状况却差得多，整体寿命也较短。新石器时代的人类在定居中与野生动物的接触也让他们更容易感染传染病。

正是这些结论促使不少专家进一步研究农业兴起的影响。事实上，新石器时代的"农业革命"已经发生了数千年，后期的许多狩猎采集者已经定居到遍是野生植物、鱼类和陆生动物的富饶地区。劳动密集型农业导致了奴隶制的产生和社会分化，并且这种分化呈现出越来越复杂化、性别化和阶层化的趋势。所有这些都与狩猎采集的生活方式大不相同，狩猎采集的生活方式在许多情况下重视平等主义、食物分享和社会责任。许多历史学家因为种种原因，将第一次农业革命看作人类历史上最严重的错误之一。

目前,科学家还不清楚是什么导致人类最终选择农业而不是狩猎采集的生活方式。新石器时代的定居文明通常与狩猎采集文明和觅食文明共存,最终农业文明胜出,从此农业生产成为人类获取食物的主导方式。

工业革命是如何影响食品生产的? 它为什么会影响食品生产?

工业革命时期,许多国家开始大力投资农业(例如,美国农业部于 1862 年成立)。人工合成肥料逐渐取代了天然肥料,人们还发明了新的方法来养活农民以外的群体。人们首先学会了如何利用水力,然后是蒸汽。拖拉机和耕犁等农具的发明大大提高了耕作效率,可谓高能高效。渔业也发生了类似的变化,人力船和风力船最终被蒸汽船以及内燃机船所取代。和农具一样,捕鱼工具也变得更加强大。不仅如此,蒸汽船和后来的火车还能更快地把食物从农场运到城市。

虽然人类用盐腌制鱼或肉已经有几千年的历史了,但直到工业革命开始,人类才大规模地进行食品加工,以此制造出大量的可长期储存的安全食品。罐头便是加工食品的典型例子。在 1795 年至 1870 年间,罐头食品大量生产,以供士兵和城市居民食用。尽管如此,城市人口的大量增加还是使得人们很难持续获得安全的食物。彼时,家庭冰箱还不存在,而由于供不应求,不法商贩会将茶和"泔水牛奶"等掺在食物中,而这些物质中往往含有铅等有毒物质。随着公共卫生立法的不断完善,新兴食品工业逐步得到有效规范,比如从 1861 年起,受污染的牛奶被禁止流入市场。巴氏杀菌工艺也使得牛奶变得更加安全了(有趣的是,当时许多人反对使用巴氏杀菌,与当今一些人对新食品技术的抵制如出一辙)。

另一个例子是 1850 年左右的肉类加工业,这也是美国食品系统和公共卫生之间关系紧张的佐证。当时的仓库既不安全又不卫生,以致 1906 年美国联邦政府出台了《纯净食品和药品法》和《肉类检验法》,在公共卫生领域开始承担更多的责任。通过食物和水传播的疾病在当时也很常见,孕妇和儿童是此类疾病的重灾人群。然而在整个 19 世纪和 20 世纪早期,由于人们对传染病的有效控制和其他种种原因,人类的寿命开始延长。

在此期间,食品工业不断寻找新的方法来适应不断变化的

罐头食品

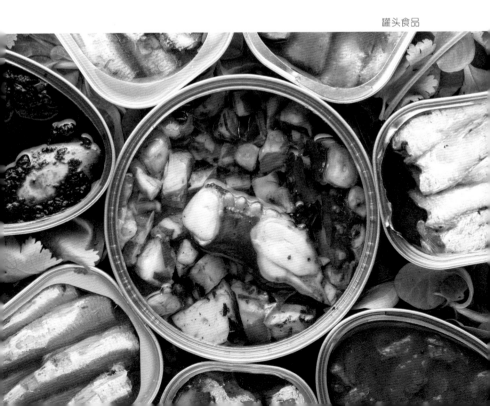

生活方式。与附近摆满加工食品的超市相比,食品直接来自农场的可能性较小,从而减少了烹饪时处理食物的工作量。1916年,第一家自助服务超市小猪扭扭(Piggly Wiggly)在美国田纳西州孟菲斯开张,顾客可以自行选择想要的商品。美国最早的快餐连锁店,即开设于1919年的艾德熊(A&W),进一步使得民众能够在家以外的地方吃到现成的食物,这种趋势一直持续到今天。

什么是绿色革命? 它是如何影响人类健康和环境的?

20世纪初期,两次世界大战和经济危机导致出现了严重的粮食短缺和饥饿问题。随后,农业的重大进步掀起了"绿色革命"(人们于1968年创造的新词)狂潮。"绿色革命"的核心是通过作物育种提高产量,比如诺曼·博洛格(Norman Borlaug)博士在1944年培育出的对疾病具有更强抗性的高产半矮秆小麦,然后是水稻。由于肉类和乳制品行业逐渐使用谷物作为饲料,玉米和大豆的产量也增加了。从这些谷物中提炼油和糖的技术也开始在西方食品供应中发挥重要作用。为了提高生产效率,人们开始使用合成肥料和机械化灌溉系统,这也促使食品产量呈现爆炸式增长。另一个值得注意的变化是农场规模的扩大,其中许多农场专用于栽培一种特定的农作物(即"单一栽培")。同样,人们在种子、肥料、食品加工、运输、零售和废物管理方面投入了越来越多的精力。因此,人们在1957年创造了术语"农业综合企业"以反映传统农业是更大的食物系统的一部分这一观点,从农场到餐桌,无数参与者都参与负责食物供应。

　　尽管生产能力和食物供应能力有所提高,但绿色革命时期的许多做法对动物和人类健康都是有害的,这推动了公共卫生体系建设,并促使政府加强对化学工业的监管及制定更严格的法规。滴滴涕(DDT),20世纪40年代引入的一种合成杀虫剂,便是一个耐人寻味的例子。当时还有许多其他违规行为,它们导致人们呼吁减少破坏,并提高农业生产的可持续性。这些呼吁至今仍在回响。

什么是基因革命？　它是如何影响粮食生产的？

　　毫无疑问,从农业发展的早期开始,就已经存在根据需求选择作物的行为。尽管就像历史上的许多例子一样,出现这种现象的原因(用科学术语解释,即机制)尚不清楚。1953年,詹姆斯·沃森(James Watson)和弗朗西斯·克里克(Francis Crick)发现了DNA(脱氧核糖核酸)的双螺旋结构,这一发现彻底改变了科学范式。食品生产商很快就赶上了这一潮流。1994年,第一种转基因食品——转基因番茄进入市场,通过添加延缓腐烂的基因,这种番茄的保质期得以延长,口感也变得更佳。尽管早期的努力是为了创造使消费者受益的转基因食品,但主要为农民和食品生产商设计的所谓第一代转基因作物在接下来的几十年中占据着主导地位。1996年,第一批抗除草剂或抗杀虫剂(或两者兼具)的转基因种子开始商业化种植。1996年,全球转基因种子种植面积仅为400多万英亩,但到2015年便增至4亿多英亩。2012年,全球有28个国家种植转基因作物,其中美国、巴西、阿根廷、印度和加拿大是主要的转基因作物生产国。2016年,美国绝大多数大豆(94%)、玉米和棉花(各约 75％)都是生物技术的产物。总体而言,抗病的转基因种子减少了杀虫剂和除草剂的使用,但一些转基因抗除草剂作物已经导致了"超级杂草"的产生,这些"超级杂草"对除草剂中的有效成分产生了抗性,因此变得更加难以清除。不过,这种现象在使用除草剂时以及在非转基因作物种植中同样也会发生。

当代饮食中的许多食物都是由大豆油、玉米糖浆等制成的,具体的食物种类取决于食物所在国家及其有关生物技术的法规的具体规定。自 20 世纪 90 年代末起,人类可能一直在食用由转基因成分制成的食品,但由于公众实际并不买账,基于消费需求而培育的第二代转基因作物进入市场的步伐格外缓慢。尽管围绕转基因食品的社会热潮和伪科学泛滥,世界各地主要的卫生和科学组织,包括世界卫生组织、联合国粮食及农业组织、欧洲食品安全局、公共利益科学中心和自然资源保护协会均得出结论:基因工程生产的食品与使用传统育种方法生产的食品一样安全。虽然每一种新作物都需要单独的安全评估,但这种技术本身并不存在固有危害。近来出现了一种名为 CRISPR 的新型基因编辑技术,它可以在特定的位置剪断 DNA,以去除不需要的特征,从而可以在不添加外源基因的情况下更快、更容易、更精确地修改 DNA。

数字化革命和信息技术如何影响我们的饮食?

在 20 世纪 50 年代至 60 年代,计算机技术得到飞速发展,并且到了 20 世纪 80 年代计算机技术被越来越多地应用于商业领域。数字技术开始取代电子领域的机械和模拟技术是数字化革命的标志,数字化革命也被称为第三次工业革命。数字化革命被认为是人类最伟大的成就之一,其影响堪比登月之旅。它在整个社会引起了广泛的变化,包括粮食生产和农业的变化。

信息技术也改变了消费者获取食物的方式。虽然大多数美国人仍然在传统商店购物——2017年的盖洛普(Gallup)民意调查显示,83%的人每周都会去超市购物,而只有4%的人在网上购物,但越来越多的人开始依赖互联网生活,尤其是千禧一代和Z世代。"点击取货"模式越来越受欢迎,人们不一定需要步行穿过超市购物过道购物。在线购物业务量预计将在未来几年大幅增长,例如亚马逊(Amazon)从2018年初开始在部分城市提供两小时内的超市送货服务,其他地区的在线食品购物规模甚至更大。数据分析公司尼尔森(Nielsen)在2015年对60个国家的3万名互联网用户进行了调查,调查发现,25%的用户在网上购买食品杂货;网购用户比例最高的是亚太地区(特别是中国)、非洲/中东和拉丁美洲,最低的是欧洲和北美。2011年,乐购(Tesco)在韩国推出了第一个虚拟超市,随后其他公司也纷纷效仿。根据数据分析公司尼尔森的说法,这是一个商业互联的时代,虚拟世界和现实世界融合在一起,以满足人们对个性化和便利的需求。

现如今,外出就餐情况也与过往不同。在快餐服务中,智能手机等电子设备可以让顾客自由做出选择,菜单很可能是电子的而不是纸质的。无论是最新的网红餐厅还是特色主题餐厅(比如农家乐或素食餐厅),人们都能在网上检索出符合自己需求的餐厅。

与此同时,在互联网的影响下,现在人们对食物在健康和可持续发展方面的作用越来越感兴趣。社交媒体和智能手机应用软件为用户和特定食品主题的网络论坛搭建了桥梁。无论是相互激励的减肥小组还是致力于道德饮食的组织，各式各样的论坛应有尽有。然而，可惜的是，获得丰富的信息并非总是能让我们做出更好的食物选择。伪科学遍布食物和营养领域，新闻推送中也可能充斥着大量错误的信息，这一切都让人感到困惑和迷茫。

厨房的变化也在反映着时代变化。2013 年，美国国家航空航天局（National Aeronautics and Space Administration, NASA）首次设想使用 3D 食物打印机制作食物，以便为长途太空旅行的宇航员提供安全和美味的食物。2016 年，第一份打印比萨出炉，3D 食物打印机成为现实。尽管目前在家庭厨房中还很少见到它们的身影，但在 2017 年，3D 食物打印机首次在一些体育场馆、主题公园等场合使用。数字技术还在以其他方式继续改变厨房环境，比如允许厨房设备通过"物联网"进行交流。

纵观人类历史，哪些顶尖的食品发明和技术改变了我们的饮食习惯？

从旧石器时代直到现在，人类基于对食物和水的本能需求及好奇心的驱动，展开了一场科学满足人类基本需求的最优化之旅，这场旅程由一个个震撼的故事串联起来。许多发明现已成为人类生活中不可或缺的一部分，一些食品技术类的发明至今仍对人类、环境和健康之间的关系产生不可磨灭的影响。以下是来自英国皇家学会的部分示例：冷藏、巴氏杀菌/灭菌处理、罐头食品、烤箱、灌溉、脱粒机/联合收割机、选择育种/菌株、研磨/铣削、犁、发酵、渔网、轮作、陶罐、刀、软木塞、桶、微波炉、油炸。

一些发明,如冰箱早已成为必备家用电器,但家用大型冷却装置最近才发展起来。冷藏能够延长食品的安全食用期限,既减轻了家庭的经济负担,又省下了人们的食品采购时间。冷藏技术在 19 世纪中期起步,于 1913 年获得改进并开始应用于家庭,直到 20 世纪 30 年代真正开始流行,这是经济危机和第一次世界大战之后社会进步和中产阶级崛起的标志。

今天,几乎所有的美国家庭都配有至少一台冰箱,大约 25% 的家庭有两台。制冷技术仍在改善人们的生活,尤其是女性的生活。1994 年,全球冰箱拥有率为 24%;而在 2014 年,全球冰箱拥有率已飙升至 88%。但冰箱的普及并不均衡,秘鲁的冰箱拥有率只有 45%,印度只有 27%。《经济学人》(*The Economist*)指出,"正如几十年前改变了发达国家的女性的生活那样,冰箱正在改变印度和其他新兴市场的女性的生活。"

即使是罐头食品、微波炉等曾经的"顶级发明",对当代人而言也早已不再新鲜,更不用说像锅这样已经存在了数百万年的烹饪工具了。其他领域的技术也被应用于食品安全领域,例如挽救了无数生命、被公认为 20 世纪最伟大的公共卫生成就之一的巴氏杀菌技术。还有许多诞生于新石器时代革命时期的技术与食物生产有关,这些技术至今仍在为不断增长的人口提供食物,比如选择育种。人们也在讨论转基因技术在未来是否会成为司空见惯的技术。博洛格培育出的高产半矮秆小麦曾从饥饿和慢性病之中挽救了数十亿生命,基因工程是否终有一天会有与半矮秆小麦平起平坐的地位呢?

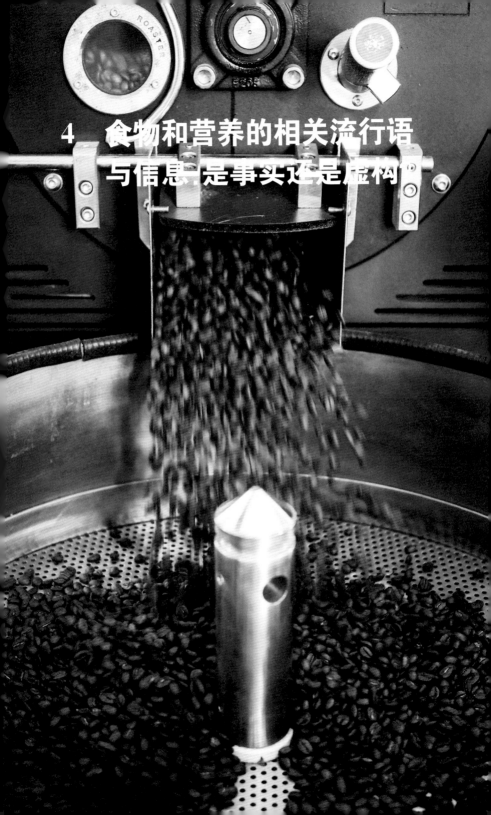

4 食物和营养的相关流行语
与信息: 是事实还是虚构?

什么是"加工食品"？ 它们如何融入健康的饮食？

食品加工是指针对食品原料进行的一系列加工活动。对于许多人来说，"加工食品"带有贬义的色彩，它让人联想到一系列旨在刺激消费者味蕾的垃圾食品，比如薯片。将生土豆洗净，切片，油炸，再和保持食物新鲜、安全、美味的防腐剂包装在一起，每一步都是食品加工活动。

无论是日常厨房活动（例如切菜、煮菜、研磨、烘烤、冷藏、装罐、腌制）还是实验室技术（例如发酵、巴氏杀菌、辐照、均质、脱水），各式各样的食品加工方法改变了食物的模样。食品加工不仅仅是为了制作人们喜欢的美味、方便的食品（通过添加香料和其他配料，例如盐、脂肪、糖）。美国食品营销研究所（Food Marketing Institute）的数据表明，在 2015 年美国各超市平均有 39500 种商品，远高于 1975 年的 8948 种。2016 年零售业涌现出 2 万多种新产品，其中绝大多数是超加工食品。尽管如此，依然有许多食品加工操作只是为了保证食品安全，延长保质期，保留或增加营养成分以及预防食源性疾病。

事实上，在当今 21 世纪的全球食物供应中，未经处理的食物少之又少，像即食谷物、花生酱、面包、罐装番茄和咖啡这些既方便又让人愉悦的食物都进行过加工处理。就算是超市里的新鲜水果也都是经过处理的，比如洗涤、分选，有些还可能进行打蜡（可食用、无味）处理以延长保质期。2012 年，一项由四个科学组织[美国营养与饮食学会（Academy of Nutrition and Dietetics）、美国营养学会（American Society for Nutrition）、美

国食品科学技术学会(Institute of Food Technologists)、国际
食品信息理事会(International Food Information Council)]进
行的研究,选取了25351名美国国民作为研究对象,发现其平
均健康状况差异并没有因为各式各样的加工食品而加剧,这可
能是传统食品类别有相当大的差异所致。也有其他报告显示,
加工食品有助于人们摄入足够的营养。

　　这些研究表明,结论的不确定性并非源自研究本身,而是
源自"加工食品"的定义,加工食品的类别因国家和组织(以及
研究人员)而异。对此,科学家评估了各种分类方案,并得出结
论:四种最为通用的加工食品类别是微加工食品、烹饪原料加
工食品、加工食品、超加工食品(参见表4.1)。

表4.1　加工食品连续体

加工食品类别	定义和方法示例	食品示例	营养说明
微加工食品	收获或屠宰不久的动物性或植物性食品,加工方法包括清洗、磨碎、去皮、切片、干燥、去骨、巴氏杀菌、发酵(除酒精外)、脱水、冷冻、罐装,产品的包装(例如袋子、保鲜膜)相对最简单	新鲜的或腌制过程中没有任何添加的水果和蔬菜,包括袋装沙拉;新鲜的、冷冻或干燥的豆类、蔬菜和谷物;新鲜榨制或经过巴氏杀菌处理的果汁、蔬菜汁或乳制品;生的和未腌制的坚果和种子;可辨识的动物性食品,例如红肉、禽肉、蛋和鱼肉;茶、咖啡和不加糖的水	通常被称为"天然食品"

加工食品类别	定义和方法示例	食品示例	营养说明
烹饪原料加工食品	产品为原始形式，不添加配料（除用于延长保质期的添加剂外）；加工方法包括压制、碾压、研磨和纯化等	糖（例如白糖、枫糖浆），动物脂肪和植物油（例如黄油和菜籽油），玉米淀粉，面粉和盐	可以增加营养的烹饪或烘焙必备原料（例如盐和面粉）
加工食品	改良的天然食品，通常需要额外的加工配料；加工方法包括罐装、脱水、卤制、腌制、烟熏等	含糖或其他配料的罐装、干燥、腌制和冷冻的水果和蔬菜；罐装或熏制的鱼（例如金枪鱼）；奶酪；熟食，例如火鸡、火腿和培根；坚果（非纯天然）	通常比新鲜的天然食品更方便食用，并且作为餐食或零食的一部分食用
超加工食品	含有添加剂、防腐剂、填充剂（以延长保质期）等的食品，加工方法包括氢化、水解、重塑等	面包，早餐谷物，甜味或咸味零食，罐头汤，即食或速冻汉堡，薯条，比萨；包装的焙烤食品和甜点；肉类替代品（大豆、面筋等）；含糖饮料（例如苏打水、茶、果汁饮料和牛乳饮料），含糖乳制品	方便食品，通常不能从天然食品中直接获得，往往富含糖、盐、精制谷物、热量或不健康的脂肪，并且膳食纤维等营养素含量低；强化食品，例如减肥餐、奶昔和能量棒

　　该分类方法强调了将加工食品视为一个连续体而不是二元体（加工抑或未加工）的重要性。这也表明，无论是从定义还是从实例的角度出发，微加工食品通常是最健康的。然而，澳大利亚、巴西、加拿大、新西兰、挪威、瑞典和美国的研究表明，超加工食品主导着食品供应链。一项调查显示，美国人57.9％的能量摄入来自超加工食品。超加工食品在中低收入国家也起着越来越重要的作用，影响着粮食生产和贸易，扰乱了地方和区域食品系统，甚至取代了传统的或更有营养的食物。此外，与微加工食品相比，超加工食品对环境造成的破坏通常更大，超加工食品在包装等加工活动中产生的有毒化学物质会污染土地、空气和水等资源。某研究小组甚至认为，超加工食品带来了一场"世界危机"。

　　这一观点可能有些夸张，但也不无道理，绝大多数超加工食品确实不怎么健康，含糖饮料和早餐谷物就是典型例子。超加工食品贡献了美国人饮食中21.2％的添加糖，几乎是加工食品（2.4％）的9倍。尽管如此，在每类加工食品中都有一些例子，无论营养价值如何，它们或多或少都会对环境造成一定程度的影响。但不管是出于味道、方便性、成本等原因还是其他原因，我们中的许多人（包括我本人）都喜欢超加工食品。在饮食中加入更多的天然食品是合理的建议，但对营养知识的科学了解才是建立受益终身的良好饮食习惯的关键，诽谤和完全否认都无济于事。

红肉和加工肉制品会致癌吗？

世界卫生组织认为红肉是所有哺乳动物的肌肉，包括牛肉、猪肉、羊肉和马肉等。（猪肉可不是美国生产商所吹捧的"另一种白肉"。）加工肉制品通常是指经过加工的猪肉或牛肉等肉类，它们已经盐渍、烟熏、发酵或腌制等加工方法处理以增强风味或延长保存时间。常见的例子包括熟食肉制品（例如火腿、火鸡、五香烟熏牛肉、腊肠）、快餐食品（例如鸡块、热狗、意大利辣香肠）、早餐食品（例如培根、香肠、糯米肠）和肉类零食（例如肉干）。畅销全球的斯帕姆（SPAM）午餐肉罐头有几种主要成分，分别是火腿、猪肉、盐、水、马铃薯淀粉、糖和亚硝酸钠，这是典型的加工肉制品。斯帕姆午餐肉罐头于 1937 年投放市场，在第二次世界大战期间成为夏威夷士兵最喜欢的午餐。直至今日，它在夏威夷美食中仍然占有不可替代的位置，并且逐渐被美国其他州乃至全球所广泛接受。现在，生产商向 43 个国家或地区投放了 15 种斯帕姆午餐肉罐头产品，人们平均每秒钟便能消耗 12.8 罐。

虽然加工肉制品中的盐、糖和防腐剂含量通常比未加工肉类高，但两者都是人体所需的饱和脂肪酸和血红素铁的来源。一些加工方法会用到亚硝酸盐，其在人体内会合成 N-亚硝基化合物，这类化合物也会在人们食用红肉后在其肠道中产生。烟熏肉会导致多环芳烃的形成，高温烹饪红肉（例如烧烤）也会产生这种物质，且可能产生杂环胺类化合物。大量的实验室研究证明，多环芳烃和杂环胺类化合物都是促癌剂，这推动了人们对红肉和加工肉制品的研究。人们发现，主要存在于肉类中的血红素铁可以通过新陈代谢促进杂环胺类化合物的产生，这可能会破坏结肠细胞的 DNA，导致基因突变。

2014 年，国际癌症研究机构（International Agency for Research on Cancer，IARC）召集了来自 10 个国家的 22 名专家，查阅了 800 多项有关红肉、加工肉制品和癌症的观察性研究资料。该机构的结论是，加工肉制品和烟草一样，也是 1 类致癌物。具体来说，每天食用 50 克的加工肉制品会增加 18% 的结直肠癌患病风险。有关红肉的证据没有那么肯定，国际癌症研究机构的结论是，红肉对人类可能有致癌作用，每天食用 100 克红肉会增加 17% 的结直肠癌患病风险。国际癌症研究机构的报告促使世界卫生组织再次强调其在 2002 年给出的建议，即由于红肉和加工肉制品可致人类患结直肠癌的风险增加，人们应该限制它们的摄入量。许多针对特定国家的指南，也建议限制红肉和加工肉制品的摄入量。美国癌症研究所（American Institute for Cancer Research）建议避免食用加工肉制品，并将红肉的摄入量限制在每周 18 盎司①以下。目前，科学家正在从摄入时间、烹饪方法和遗传学方面，探究红肉、加工肉制品与结直肠癌之间的联系，也有许多研究人员正在探究红肉、加工肉制品与前列腺癌、胃癌和乳腺癌等癌症之间的联系。

罐装食品和冷冻食品不如新鲜食品有营养吗？

新鲜食品比罐装食品和冷冻食品价格更贵、烹饪方式更复

---

① 在美国，对于固体，1 盎司≈28.35 克；对于液体，1 盎司≈23.66 毫升。——译者注

杂、保质期更短,不可否认,它确实对人体更好。事实上,只要不添加其他成分(参见表 4.1),罐装食品和冷冻食品也可算作天然食品或微加工食品。罐装食品中使用的主要防腐剂是盐,而大多数人在日常饮食中都摄入了过量的盐,因此无盐或低盐食品是最好的选择。同时,许多罐装水果浸泡在糖浆中,无形之中增加了额外的糖分摄入。微加工的冷冻蔬菜、水果和豆类虽然仍可能含有过量的盐、糖和酱料,但它们相对更常见。其实,我们自己判断手中的食品究竟属于哪一类并不难,看一看配料表及营养成分表即可。

人们通常在农产品的收获高峰期进行采摘,然后直接在采摘地点速冻农产品,这能最大限度地保留农产品中的营养素。因此,与经过长时间运输(特别是在条件不佳状况下)或贮藏了很久的"新鲜"农产品相比,这些农产品中含有更多的维生素和矿物质。罐装食品中的维生素溶解在液体里,会导致营养流失,这一过程可与水煮蔬菜类比。但是农产品一旦被采摘就开始流失营养了(毕竟对于蔬菜而言,一旦被采摘,它们就已经死了),因此罐装食品损失的维生素与没有立即食用的新鲜农产品并无太大区别。某些罐装食品甚至比新鲜食品含有的营养成分更多,因为加热和烹饪食物可以提高食物中某些营养成分的生物利用率,即人体吸收食物中有价值的营养素的能力。例如番茄罐头,这是美国人最常食用的蔬菜罐头之一,其中的番茄红素含量比新鲜番茄更高。许多研究表明,番茄红素这种抗氧化剂可以降低人们患前列腺癌的风险。

除此之外,罐装食品和冷冻食品对环境也有一定的影响。制造包装需要化学原料之类的资源,很多不可回收的包装最终会被扔进垃圾填埋场。虽然材料科学领域一直在为解决食品包装安全问题做不懈努力，但罗马并非一天能够建成的。例如，在美国，铅最初被用于罐装食品包装中（正如它被用于油漆和其他家庭用品一样），直到1995年才被美国食品药品管理局禁止。此后，人们的注意力转移到了双酚A（bisphenol A，BPA）上。在工业上，双酚A被用来合成环氧树脂和聚碳酸酯（一种用于饮料瓶、塑料储藏容器和其他产品的塑料）。早在20世纪60年代，美国就批准使用双酚A，但是研究表明，双酚A存在渗透到食物中的可能性，特别是在加热的时候渗透更明显（比如装着热水的婴儿奶瓶或在炎热的天气里放在车里的水瓶）。动物实验研究表明，双酚A是一种内分泌干扰物，在高暴露水平下会导致多种不良健康后果。但人类的双酚A暴露水平基本低于致病水平，因此该研究的证据并不充分。

世界卫生组织、欧洲食品安全局、加拿大卫生部、美国食品药品管理局以及其他机构一直致力于研究双酚A对人体健康的影响。2016年10月美国食品药品管理局发表的一份报告总结道，双酚A可能会影响动物的免疫系统，但证据有限，我们无法得出任何有关人类健康的结论。同时，神经系统和生殖系统方面的报告也显示出了同样的结论。2014年，美国食品药品管理局的一项报告得出了类似的结论，该报告以2009年至2013年间的300多项研究报告为基础，权威性较高。尽管欧洲食品安全局和美国食品药品管理局承认双酚A的安全性，但相关机构还是降低了消费者每日可耐受的双酚A摄入量标准。由于婴儿更容易受到毒性的影响，美国食品药品管理局和其他机构已经禁止在婴儿奶瓶、吸管杯和其他用品中使用双酚A。

总之,科学家一直在积极研究各种食品中特定营养物质的生物利用率,并比较新鲜食品、罐装食品和冷冻食品之间的差异。由于食品种类、加工技术和储存条件各不相同,科学家需要研究的样本实在很多。虽然为了防止营养流失,食品加工技术一直在进步,并且在科学允许的情况下,可对相关食品进行审查,以确保食品安全,但归根结底,大多数人可能都无法食用足够的新鲜蔬菜和水果。为了达到理想的健康状态和疾病预防效果,他们适量食用微加工食品反而会更加有益于身体健康。研究还表明,大型商店的冷冻食品更加便宜,这无疑是贫困家庭的福音。此外,将对环境的影响最小化的产品市场正在增长,这使得注重环保的消费者能够做出更绿色的选择。许多公司自愿更新技术以响应消费者的关注,例如双酚 A 已经引起媒体的广泛关注,所以一些商店逐渐开始提供"无双酚 A"的包装。

"天然饮食""生食""清洁饮食"的概念有科学依据,还是无稽之谈?

谈到饮食,"天然饮食"这一概念根本就是无稽之谈。举个最简单的例子,天然氰化物是天然的,但它能轻而易举就夺去人类的生命。

氰化物不仅仅是一种为用于生化战争等邪恶目的而合成的物质,杏仁(尤其是苦杏仁)、杏核和桃核等水果核中也存在天然氰化物。天然饮食中含有的氰化物含量一般都很低,因此并不需要担心。氰化物的例子证明了一个很重要的科学原理:抛开剂量谈毒性,只能是危言耸听。营养学方面也有很多例证，比如饮食中的许多矿物质和维生素是有毒的，如果摄入过多可能会致命。此外，饮食中的毒素含量往往可以通过食品加工方法来控制。还是氰化物的例子，未经过特定处理（如烘烤、蒸煮、辐照）的生杏仁含有较高浓度的氰化氢，并且容易产生沙门菌等食源性致病菌。事实上，在美国，2001 年和 2004 年分别发生的几起沙门菌相关食品安全事件，其源头就是生杏仁。2014 年，由于氰化物含量过高，美国全食超市召回了一整批有机杏仁。

　　巴氏杀菌是一种重要的食品安全技术，许多导致食源性疾病的病原体可以通过巴氏杀菌杀死，但许多消费者更偏爱天然的或生的食物。例如，有些人认为生牛奶更有益健康，但有大量的科学证据（包括 2014 年一篇涉及 81 篇文章成果的综述）

巴氏杀菌设备

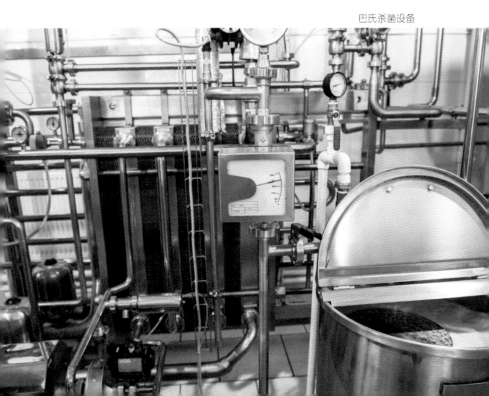

表明,生牛奶固然有一些极细微的营养优势(例如,一些有益细菌在巴氏杀菌过程中会被杀死),但它也有更高的食品安全风险。事实证明,生牛奶及乳制品可携带 14 种不同类型或种类的细菌、3 种不同的病毒和 1 种寄生虫(蓝氏贾第鞭毛虫),这些都可以导致严重的疾病。有两项大型研究提供了丰富的相关信息,第一项研究收集了 1993 年到 2006 年间的数据,分析发现,在美国暴发的食品安全疫情中,有 73 起与生牛奶和奶酪有关,48 起与巴氏杀菌乳有关。这 73 起食品安全疫情导致 4413 例食源性疾病,239 例住院治疗和 3 例死亡。美国仅有少量在售牛奶未经巴氏消毒,研究人员通过计算得出,这些生牛奶导致疫情的风险是巴氏杀菌乳的 150 倍或更多。最近的一项研究回溯了 2006 年至 2012 年的疫情,发现每年因生牛奶引起的疫情数量越来越多,并且 59％的疫情涉及至少 1 名 5 岁以下儿童(美国越来越多的州开始允许销售未经高温消毒的牛奶,因此这种增长可能与法规的监管不力有关)。

还有越来越多的"生食"爱好者鼓吹"生的"更"天然",吃了更"健康"(我最近在进餐的时候看到一种"生的"千层面,但就目前我的认知来看,这就是一种沙拉)。事实上,烹饪通常能提高生物利用率。一些科学家认为,烹饪甚至可能是我们的大脑变大的关键环节,因为通过加热食物可以从中获得更多的营养素和能量。当然,烹饪也会在一定程度上破坏营养素,但这种影响微乎其微,甚至可以忽略。

健康的光环总是笼罩着"天然"这个词。一项消费者调查报告显示,60％的美国人为了健康而寻找"天然食品",美国食品药品管理局视"天然食品"为"不含有或添加食物一般状态下不存在的人工或合成成分(包括各种来源的色素类添加剂)的食品",大量加工食品都符合美国食品药品管理局的标准。但是法律上并没有对"天然食品"进行定义,相关的指南中也没有提及食品的营养成分或其他消费者可能感兴趣的因素。例如,"天然"的麦片棒可能含有大量的盐、饱和脂肪酸和糖。"天然山谷"(Nature Valley)因使用"天然"这个词而面临诉讼,桂格燕麦、通用磨坊(General Mills),以及七世代(Seventh Generation)和 Honest(来自美国的母婴用品品牌)等小众品牌也面临诉讼。导致诉讼的部分原因是食品标榜天然,给各公司留下了太多的解释空间,往往会让消费者对食品的营养价值感到困惑或产生误解。美国食品药品管理局在 2016 年就食品包装中使用"天然"这个词征求了公众意见,未来可能会有更明确的规定陆续出台。

至于早在几年前就开始兴起的"清洁饮食"这一概念,现在已成为一些美食博主、健康博主的最爱。另一些人则因为它的反面含义而反驳它:"脏"似乎不仅暗示了对食物的道德和价值判断,还暗示着对消费这些食物的人的判断。许多营养学家提醒我们,"清洁饮食"没有科学意义,似乎只是一个让人感觉良好的概念,至于什么叫"清洁",每个人都有不同的说法。对于那些寻求健康的人来说,它跟"天然"这个词一样,听起来很好,但并不在以生物化学为基础的营养学的范畴内使用。"清洁饮食"不过是另一个口号,是用来吸引消费者的眼球、注意力和提升销售额的,而这显然不利于人们对食物和营养有更全面、更细致的认识。

通常情况下,天然饮食、生食、清洁饮食的概念往往避重就轻,容易给消费者提供一种虚假的安全感,却不讲清楚食物从何而来、如何生产,更不用说它如何影响人体健康、社会或环境了。天然或合成,生或熟,清洁或不清洁,这些都是错误的二分法,模糊了健康和疾病预防中至关重要的营养原则,也混淆了科学概念,让普通大众对"健康饮食到底是什么样子的"有了更多困惑。更糟糕的是,如果这些饮食带有大量食源性致病菌,这样的饮食新风尚则是危险的,甚至是致命的。

当涉及你的健康时,请忽视这些似是而非的术语,相信科学。

有机农业和传统农业有什么区别?

有机农业和传统农业分别指的是不同的耕作方式。传统农业的基础是工业过程和技术,包括:合成肥料和杀虫剂、集约化耕作,以及用来管理土壤和作物的复杂灌溉系统;经常使用抗生素和激素(这些药物通常降低或忽视了动物福利)的集中型动物饲养场;在传统作物育种之外培育作物和动物的基因工程。传统农业的重点是最大限度地提高单一动物或作物的产量和生产效率,而这种做法导致了许多负面的外部效应的产生,这些效应贯穿从人类到地球的整个食物系统。

有机农业的兴起源于人们需要开发对农场工人更安全、对环境危害更小的替代耕作方式。联合国粮食及农业组织和世界卫生组织共同创建的国际食品法典委员会(Codex Alimentarius Commission, CAC)是制定国际食品标准的机构,该委员会在 1999 年解释了这种耕作方式:

有机农业是以促进和加强农业生态系统保护为出发点的整体生产管理体系，包括保护生物多样性、生物循环和土壤生物活动等内容。它强调使用管理实践优先于使用非农业投入，并考虑到区域条件需要适应当地的系统；在可能的情况下，通过使用农学、生物学和机械方法，而不是使用合成材料，来实现系统中的任何特定功能。

联合国粮食及农业组织不允许在有机农业中使用基因工程技术。一些有机农场在经营种植业的同时也饲养动物，希望借此创造一个能够替代化学物质控制害虫和保护土壤的生态系统。不过这些农场看起来与传统农场并无二致，都是一行一行地种植单一作物（即单一栽培）。许多国家都有认证项目，明确规定了有机农场可以或不可以实施的具体方案，以及有关动物福利和饲料的具体指导方针。在美国，农民能够通过申请获得美国农业部的有机认证标签，带有认证标签的产品往往比传统产品标价更高。

值得注意的是，传统农业和有机农业都使用杀虫剂，唯一的区分方法是看杀虫剂中的化学物质是天然的还是合成的。例如，鱼藤酮存在于某些植物的茎和种子中，在有机农业中通常被用作杀虫剂。但鱼藤酮是非选择性的，这意味着它会不加选择地攻击各种各样的动物；鱼藤酮已成功地被用于杀死入侵性鱼类，以恢复湖泊和水库的本地物种。也许因为鱼藤酮是"天然物质"，最初人们认为它对人类无毒。但此后有关动物和人类的大量研究表明，尽管鱼藤酮与许多合成杀虫剂相比是温和的，但接触鱼藤酮会增加人类罹患帕金森病的风险，举这个例子是为了强调某物是"天然"的并不意味着它本质上是安全的。

2009 年,欧洲食品安全局对来自 25 个国家的 3090 份有机农产品样本进行了研究,发现样本中存在 8 种不同的违禁合成农药,尽管样本中农药的最大残留水平平均仍低于传统农产品。世界各地的其他研究也同样报道了有机农产品中的农药残留问题。一些有机农场使用合成农药的原因尚不清楚,可能是人们在使用生物农药和其他有机方法都不成功的情况下,为了保证有好的收成才采取的无奈之举。

无论是合成的还是天然的,任何形式的化学品使用和接触都可能影响人体健康和发育(想想怀孕期间接触烟草的危害吧)。上述研究和其他类似的研究中的一项重要发现是,农药接触不会对人体健康造成短期风险。具体而言,科学家在有机农产品和传统农产品中都检测出了农药残留,尽管传统农产品中的农药浓度通常较高,但仍低于最大阈值,并且与健康风险的增加无关。由于免疫系统发育不全,儿童更容易因农药接触问题受到潜在健康风险的影响,研究考虑到了这一因素,但结论仍然保持不变:美国儿科学会和其他机构都推荐富含农产品的饮食(无论是传统农产品还是有机农产品皆可),因为食用蔬菜和水果的健康益处超过了任何潜在的未知农药接触风险。

但是,确实有一些人由于与农药接触而出现健康状况不佳的情况,比如农民。许多研究表明,除了帕金森病外,农民患神经系统、肝脏和呼吸系统疾病以及 2 型糖尿病、某些癌症和心血管疾病的风险更高。这是农民长期接触多种农药而导致的结果,他们通常是在施用农药的过程中通过皮肤吸附或呼吸道吸入而接触了农药。

有机食品爱好者经常声称有机食品比传统食品更有营养。而事实是用传统方法种植的胡萝卜和用有机方法种植的胡萝卜在营养成分上并无明显区别:胡萝卜就是胡萝卜。然而,化学品使用会影响生物体的发育,因此,许多研究对有机农产品和传统农产品的营养成分进行了比较。这些研究具有很大的差异性,例如使用的农药的种类、用量、频次、何时使用等均有所不同。可结果均表明,尽管有机农产品和传统农产品在一些营养成分上表现出微小的差异,但这些差异微乎其微,不会导致人体健康方面的明显差异。从世界卫生组织到美国环境工作组的所有组织都强调,不管植物以何种方式耕种(无论是传统的还是有机的方式),食用蔬菜或水果等植物性食物对于人体健康是非常重要的。

除生产条件不同(如有机农业生产中不使用化学合成的农药、化肥等物质)外,有机农业和传统农业对环境的影响也存在不同。例如,有机农业生产者更有可能采用保持土壤肥力的方法(例如轮作、低耕和使用豆类覆盖作物从而使碳回到土壤),减少肥料流失和对水体的后续污染,通过多种农作物和授粉媒介(而不仅仅是化学物质)控制害虫和杂草,促进生物多样性等。一项针对766项研究进行的荟萃分析发现,其中396项研究中有327项显示有机农场比传统农场具有更高的生物多样性,而生物多样性有助于实现长期可持续发展。因此,许多证据都表明,有机农业总体上对环境更加友好。

可持续发展除了可以保护地球外,还可以通过维持产量来保护生计,特别是对于那些自给自足的农民而言更是如此。有机农业对作物生产力的影响是粮食安全的一个关键因素,有关具体影响,相关研究得出了不同的结论。由于土壤状况与产量有关,并且各种耕作方式差异巨大,这个问题的答案相当复杂。一般来说,密集型农业耕作方式在土壤恢复肥力之前会造成产量降低;没有被大面积破坏的灌溉土壤的产量相对稳定;投入少、自然灌溉的耕作环境有助于提高产量。以上结论同联合国粮食及农业组织的意见一致,土壤需要一定的时间才能恢复肥力,因此有机农场的产量可能不同。[戴维·R. 蒙哥马利(David R. Montgomery)在《科学美国人》(*Scientific American*)中带有讽刺意味地提醒我们,"传统农业和有机农业之间的产量差距,要小于我们通常浪费的食物量。"]由于有机农业通常采用保护土壤和对自然生态系统破坏较小的做法,它往往比传统农业更具有可持续性。尽管如此,可持续性最终还是要依赖于整个农业系统中化石燃料的使用,除非可再生能源和替代能源在整个农业中得到使用,不然无论是有机农业还是传统农业,它们都不能做到完全意义上的可持续发展。

"食用本土食物"对人类健康和环境重要吗?

本土食物在许多国家都广受欢迎。然而,在美国和其他高收入国家,从高级餐厅到快餐店,从大学校园到工作场所的自助餐厅,"食用本土食物"已成为当地的流行语。那些坚持食用本土食物的人通常称自己为"本土膳食主义者",他们关注的是那些没有经过长途运输就进入市场的食物,从而减少了"食物里程"。尽管有些人使用"从产地到餐桌的 100 英里[①]半径"作

---

① 1 英里≈1.61 千米。——译者注

为一个指标，但相关农业组织并没有就此达成科学共识，即根据生产者和消费者之间的地理距离来定义是否为本土食物。而根据美国农业部的说法，"本土食物"的提法是用于食物营销的。

在西方的概念中，食用本土食物有很多好处，包括品尝周围最好的食物、支持当地农民的生意、支持区域食物系统、保护公共土地及其生物多样性，以及建立关心食物安全的社区等。这些都是食用本土食物的绝佳理由，更何况家附近的农贸市场的本土食物可能既物美价廉，还便捷易得。

然而，也存在着许多围绕着食用本土食物的民间谣言，并且它们常被很多农贸市场爱好者坚定而热情地吹捧。第一个谣言是关于营养成分的。虽然土壤可以显著影响植物中某些矿物质（例如硒）的浓度，而且物种的基因型也很重要，但是特定种类的某种食物，其营养成分差别并不大。例如，所有的苹果都能提供维生素 C、纤维素、水和大量的植物化学物。不过，食物的采摘、储存和运输方式对其营养素含量的影响往往要比生长地的影响更大。例如，在成熟高峰时采摘的胡萝卜，现场进行速冻并储存在冰箱中，之后尽快食用（快蒸至熟），其 β-胡萝卜素的含量显著高于那些几天（或数周或数月）前采摘后用卡车运输至高温下的当地市场里，并被带回家丢到冰箱里的被遗忘的胡萝卜。

第二个谣言是本土食物更可持续。尤其是海产品，由于过度捕捞，许多野生的本土物种已经濒临灭绝，而那些在附近溪流和湖泊中捕捞的物种则更容易受到汞和其他毒素的污染。海产品的捕捞方式很重要，因为某些捕捞方式会导致大量的兼捕渔获物被破坏，从而导致食物浪费。因此，捕捞野生非本土物种或者养殖海产品可能是更可持续的选择,不过这也取决于海产品的养殖方式。影响海产品可持续性的因素很复杂,而且这些因素随物种和地理位置的不同而不同。随着受保护物种数量的回升和渔业资源的补充,海产品种群逐渐发生变化。被推崇的可持续海产品列表也在不断发生变化,网上有许多应用软件和资源可以帮助消费者做出决策。与其他物种一样,海产品的可持续性主要取决于生产实践,而不是离家的远近。

第三个谣言是食用本土食物是最环保的饮食选择。的确,本土食物的"食物里程"要短得多,因为它们从农场到餐桌的距离比穿越全国甚至全球的食物都要短。但这并不一定意味着本土苹果的"碳足迹"比进口苹果小。规模经济和运输方式同样重要。对于通过船运而来的数以百万计的苹果而言,其每单位的碳足迹往往要小于用卡车运送的数千个苹果。此外,食品生产贡献了83%的温室气体排放,而食品运输仅贡献了11%。实际上,食品生产对气候的影响要比食品生产后各环节(运输、零售、废物处理等)产生的综合影响都要大,而动物性食物迄今为止产生的温室气体排放最多。科学给出了明确的答案:想要保护环境,最佳的饮食选择是合理食肉,而不是食用本土食物。这条不适用于纯素食主义者,即几乎只食用新鲜的植物性食物的人,对他们而言,最佳的饮食选择可能会因作物品种而异。

另一个谣言是本土食物更安全。在地方系统中,食物从农场到餐桌的生命周期链通常更短、更透明,这有助于快速确定食源性疾病的来源。然而,没有确凿的数据表明本土食物更安全,而且较小的系统可能缺乏大型系统的质量控制。如果储存不当,在高温下存放于农贸市场的本土食物可能成为细菌的温床。而且许多供应商青睐生牛奶和果汁，而实质上它们的安全性远低于巴氏杀菌处理过的产品。

最后一个谣言是本土食物更便宜。通常在农贸市场人们可以买到很多好东西，而且买得越多优惠力度越大。但是，农贸市场的农产品价格通常与普通超市的价格相当或比普通超市的高，而当地的有机农产品可能价格会更高。值得高兴的是，许多市场现在都参与了食物援助计划以提高低收入人群的负担能力。此外，越来越多的本土食物可以在主流超市买到。它们的价格也变得更具吸引力，可及性也更高，这使得无论收入高低，消费者都能更容易地支持本土食物系统及其所代表的所有美好事物。

虽然食用本土食物无疑将在未来的食物系统中发挥作用，但对于当前全球食物供应中复杂的食物和营养问题而言，显然它并非灵丹妙药。

为什么食品会是转基因的？

你认识需要注射胰岛素的糖尿病患者吗？和其他许多救命药一样，胰岛素很可能是通过基因工程合成的。你喜欢奶酪吗？皱胃酶是在传统奶酪制作中使用的一种酶，可以在反刍动物（通常是小牛）的皱胃内找到，但现在大多数皱胃酶是通过基因工程合成的，不包含动物成分。

利用分子生物学和重组 DNA 技术而非传统育种方法改变基因的植物或动物俗称转基因生物。基因工程是通过对植物或动物的 DNA、RNA（核糖核酸）或蛋白质进行直接和特定的改变,来创造、表达或抑制某种性状的,而不是通过传统的杂交育种来达到相同目的。科学家将一个物种的基因插入到另一个物种中,并因此培育出"转基因物种",这引发了媒体和消费者的广泛关注。但基因工程不仅包括不同物种间的基因编辑,还包括添加来自同一物种的基因(同源转基因)和修改同一物种内的基因(例如打开或关闭基因)等内容。2017 年,已有10 余种转基因物种的相关产品在美国上市,其中包括玉米、大豆、棉花、油菜、苜蓿和甜菜(抗虫或除草剂),番木瓜、西葫芦(抗病毒),苹果(抗褐变),土豆(抗枯萎病),鲑鱼(促生长)。

转基因作物自 20 世纪 90 年代初开始生产,如今已成为成千上万项科学研究的对象。一项针对 2002 年至 2012 年间1738 项研究的大型综述,审查了可追溯性、生物多样性、安全性和基因流动(例如进入野生物种)等因素的影响,发现转基因作物没有对人体健康或环境造成重大危害。2014 年针对 147项研究进行的综合分析显示,转基因作物减少了 37% 的化学农药使用量,使农作物产量提高了 22%,农民的利润增加了68%。2016 年,美国国家科学院、工程院和医学院的一份报告总结道,"转基因作物对人类健康或环境是否有微弱或长期影响,这很难检测,目前研究委员会没有任何实质性的证据可以证明当下商业化种植的转基因作物和传统作物在对人类健康造成的风险方面存在差异,也没有找到转基因作物造成环境问题的确凿证据。"世界各地政府和非政府机构的一些报告也赞同这一观点。

即便如此,许多食客还是反对食用转基因食品——尽管他们多年来一直食用转基因原料制成的食品,并且这些食品没有产生任何（可以观察到的）不良影响。与食品伦理等内容相关的对话至关重要，比如谁拥有转基因技术、如何使用它、谁从中受益、谁没有受益以及为什么没有受益，但相关对话与科学的结合限制了可能拯救生命和地球的技术使用。此外，反转基因科学将食客的注意力从关键的营养和环境问题转移到了饮食的总体构成和食品生产对地球的影响上，无论是为了减肥、预防疾病、长寿还是可持续发展，这都将对个人生活和我们的集体社会产生很大的影响。

草饲牛肉比谷饲牛肉更健康、更可持续吗？

关于草饲牛肉和谷饲牛肉之间的区别，既有错误的信息，也有过于简单化的说法。事实上，所有的牛最开始都是在牧场吃草，这就是为什么无论体制如何，肉类生产都是森林砍伐的主要驱动力。关键的区别在于，谷饲牛通常被转移到集中型动物饲养场，并饲喂以谷物为基础的饲粮，而草饲牛在被屠宰前一直生活在牧场上，因此草饲牛肉在技术上被称为"草制品"。在传统农业中常见的谷饲的养殖方式更"高效"，在高热高糖饮食且鲜少活动的情况下，谷饲牛能更快达到市场重量，因此不会占用很多的土地等资源。虽然草饲牛确实会产生更多的废物和甲烷，但由于生活条件更好，它们被投喂的抗生素更少。它们还可以在种养结合的农场中饲养，这对自然生态系统来说也是有利的。

例如，一项研究表明，在生产同等单位的牛肉的前提下，与草饲系统所需消耗的资源相比，谷饲系统仅需要 56％ 的动物、25％ 的水、55％ 的土地和 71％ 的化石燃料，因此单位牛肉产生的整体碳足迹更少。然而，这项研究并没有考虑抗生素抗性、动物福利、工人安全和健康等变量（这些变量都会增加社会开支），也没有评估真正的用水成本差异。相比之下，谷饲牛因寿命较短，消耗的水较少，但其他用水成本较高，比如给牧场和饲料作物浇水。例如，像玉米这样的作物需要灌溉，而草饲牛消耗的是草或草料，这些通常都是靠雨水滋养。最后，这项研究没有考虑两种养殖方式在碳固存方面的差异（碳通过呼吸作用从大气转移到土壤、作物和动物中，然后再返回大气中的过程）。在美国、英国和爱尔兰开展的几项研究已经发现，碳固存可以减少草饲牛的碳足迹。

草饲牛肉和谷饲牛肉在营养成分上也有差异，这也是"人如其食"的一个例子。二者最大的不同在于脂肪组成。玉米富含 ω-6 脂肪酸，如亚油酸；而草则提供一些植物性的 ω-3 脂肪酸。由于许多西方饮食中的 ω-3 脂肪酸含量特别低，相对于谷饲牛肉，草饲牛肉对满足人体 ω-3 脂肪酸需求的贡献要更大，这可在一定程度弥补上述不足。但是，草饲牛肉中的 ω-3 脂肪酸含量无法与海产品中的相比。草饲牛肉也含有较高的共轭亚油酸（CLA），以及 β-胡萝卜素和 α-生育酚（分别是维生素 A 和维生素 E 的前体）。其他微量元素的较小差异可能是由饲料和土壤中的养分差异造成的。

尽管如此，许多食客还是更喜欢食用谷饲牛肉（脂肪更多），而不是草饲牛肉（更精瘦）。幸运的是，社会对产自集中型动物饲养场的牛肉接受度有所下降。一项研究发现，消费者在了解了有关抗生素等促进生长的技术后，就不太愿意购买谷饲牛肉了。因此，提高人们的认知有助于饮食习惯朝着更可持续的方向发展。

野生鲑鱼与养殖鲑鱼相比如何？

　　无论是养殖鲑鱼还是野生鲑鱼，都能提供关键的 ω-3 脂肪酸［EPA（二十碳五烯酸）和 DHA（二十二碳六烯酸）］。野生鲑鱼是食肉动物，主要以磷虾等虾类为食，它们富含橙黄色的类胡萝卜素（虾青素）。而养殖鲑鱼的饲料中没有这类成分，因此它们的肉是灰色的，但出于消费者的偏好，在养殖中，人们通常会在饲料中添加人造虾青素来对鲑鱼进行人工着色。鱼类所含营养成分也因养殖方式而异，最初许多水产养殖系统使用较小的鱼、海洋鱼粉和鱼油来模仿天然饲料，而现在，饲料通常是植物性农副产品，例如油菜籽、玉米、大豆、大米和小麦（一些

鲑鱼

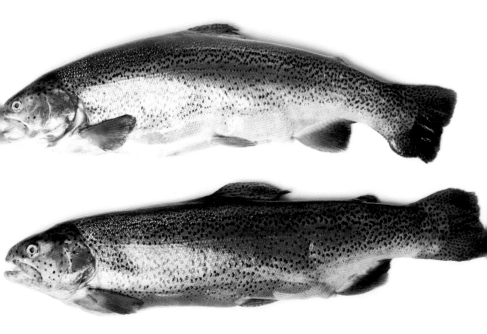

农场还在饲料中加入磨碎的羽毛、酵母和鸡肉脂肪）。以碳水化合物为基础的饮食中 ω-6 脂肪酸含量较高，因此能够改变鱼的脂肪组成。

野生鲑鱼的脂肪含量较低，且据称 ω-3 脂肪酸含量较高，因此人们认为野生鲑鱼比养殖鲑鱼更有营养。而事实并非如此。野生鲑鱼确实不受圈养条件的限制，游的距离更远，因此肉质比较精瘦。但除此之外，野生鱼类的 ω-3 脂肪酸含量因年龄、性别、物种、季节、繁殖状况和食物供应等因素而变化。例如，野生鲑鱼通常在产卵和洄游期间被捕获，与养殖鲑鱼相比，野生鲑鱼的脂肪和 ω-3 脂肪酸含量较低。举个例子，一项研究发现，挪威的养殖鲑鱼，其脂肪含量平均为 12％，几乎是野生鲑鱼的 2 倍，而美国的养殖鲑鱼，其脂肪含量也普遍高于野生鲑鱼。总的来说，目前的科学共识是养殖鲑鱼的 ω-3 脂肪酸含量通常比野生鲑鱼的要高，部分原因是其整体脂肪含量较高，而且脂肪率随饲料的不同而变化。与用植物或其他食物喂养的鲑鱼相比，用鱼油和鱼类副产物喂养的鲑鱼的 ω-3 脂肪酸含量更高。重要的是，与其他大多数鱼类以及包括草饲牛在内的任何陆生动物相比，任何来源的鲑鱼，无论是野生的还是人工养殖的，体内的 ω-3 脂肪酸含量都更高。

类似的调查比较了其他野生物种和养殖物种的营养状况，结果不一。在许多高收入国家，人工养殖的鲈鱼、鳕鱼和鳟鱼的 ω-3 脂肪酸含量与野生的这些物种不相上下，甚至更高。（虽然鲶鱼和小龙虾并不是 ω-3 脂肪酸的良好来源，但与野生的鲶鱼和小龙虾相比，人工养殖的鲶鱼和小龙虾的 ω-3 脂肪酸含量更低。）相反，孟加拉国的一项研究总结了超过 5000 户家庭的鱼类（涉及 63 个不同种类）摄入量，并比较了来自野生鱼类和养殖鱼类的营养摄入，结果发现，对于研究对象而言，野生鱼类对铁、锌、钙、维生素 A 和维生素 B_{12} 摄入的贡献较大。

对野生海产品和养殖海产品的比较研究发现，许多野生海产品都暴露在汞等持久性有机污染物中。2015 年，美国居民膳食指南咨询委员会研究了一个国际海产品成分数据库和四个国家（日本、法国、挪威和美国）特定的数据库。该委员会的结论是，野生海产品和养殖海产品中的汞和二噁英（以及多氯联苯）含量没有明显差异，但太平洋野生鲑鱼的二噁英含量明显较低。

野生物种和养殖物种之间的显著差异不在于营养成分或体内污染物含量，而在于它们的生产或捕获方法是否具有环境可持续性和社会意识。原产国的差异导致捕捞生产和水产养殖方法因农场和海洋的不同而呈现很大差异。正如鲑鱼养殖业所证明的，实践在不断发展，而野生种群会根据捕捞条例而变化。人们很难随时跟踪给定物种的野生变体或养殖变体是否具有可持续性，不过，致力于保护海洋和水道的机构提供了关于更可持续的海产品的最新准确信息。

糖会让人上瘾吗？

我们被美食环绕着，再加上我们天生对甜食的偏爱，导致许多人质疑糖是否会让人上瘾。糖激活大脑愉快中枢的方式与药物类似，一些动物实验表明，摄入糖后，动物大脑的神经生物学变化类似于摄入药物后的变化。举个例子，一项实验测试了小鼠在面对糖、糖精溶液和可卡因等奖励选择时的反应,发现 94％的小鼠更喜欢糖。这项研究引发了一连串类似"糖比可卡因更容易让人上瘾"的头条报道。这项研究和其他相关的动物研究通过研究动物对糖的耐受性和其戒断症状表明,吃糖是会上瘾的。

然而,针对人类的研究给出的答案并不像针对动物的研究那样绝对。糖当然会让人上瘾,吃太多糖会导致人类罹患肥胖、心脏病和 2 型糖尿病的风险增加。但 2016 年的一项综述显示,几乎没有证据表明糖与可卡因等药物具有相同的神经化学特性。此外,糖对动物的影响通常是由不适用于人类的实验条件引起的,例如糖缺乏或驱动消耗高浓度糖溶液。不同人的生理机能也不一样,因此作者得出的结论是"目前关于糖导致上瘾的科学研究还不令人信服"。同样,美国精神病学会(American Psychiatric Association)也不承认糖瘾这一说法。

糖是否会让人上瘾仍然是一个相当热门的研究话题,例如内科医生罗伯特·勒斯蒂格(Robert Lustig)认为,许多快餐含有大量的糖、盐和咖啡因,这些物质中的任何一种都可能导致暴饮暴食或食物成瘾。勒斯蒂格医生还指出,一些肥胖者常伴有抑制食欲和大脑奖励信号的能力下降。他进一步补充,压力和节食的循环可能使奖励中心变得敏感,周围持续的诱惑可能会引发暴饮暴食。因此,勒斯蒂格医生得出结论:快餐可能是一种潜在的成瘾物质,最有可能使弱势群体产生依赖性。

科学在进步,未来的饮食习惯可能会有所不同,但目前的科学共识是,糖似乎不会让人上瘾。然而,对于大多数人来说,糖是否会让人上瘾,这并不重要。糖是最基本的美味之一,它无处不在，我们对糖的爱好早已被刻在基因里，更何况戒糖也并没有想象中那么困难。

什么是"有益菌"？ 它们与"益生菌""益生元""微生物组"有什么关系？

人体内有几十万亿个人体细胞，其中大部分（84％）是红细胞，而人体内的细菌数量也有几十万亿（通常介于 30 万亿至 50 万亿之间）。细菌只是寄居在我们体内的微生物的一种，人体内还生存着许多其他微生物，例如真菌和病毒。2016 年的一项研究估计，人体内微生物的数量至少是人体细胞数量的 3 倍，甚至可以多达 10 倍。它们遍布人体，构成了所谓的人类微生物组。90％至 95％的微生物生活在肠道里，尤其是结肠中，其代谢活动会影响人体全身的系统和器官。

尽管某些微生物具有致病性，但大多数微生物会与人体细胞和谐共处。为什么有些微生物最终对一些人造成了严重损害，而对另一些人则不会，这是弄清微生物组如何影响人体健康的一个重要部分。为此，美国国立卫生研究院（National Institutes of Health，NIH）于 2007 年启动了人类微生物组计划，开始绘制人体内微生物的 DNA 图谱。科学家发现了 1 万多种不同的微生物，它们总共编码了大约 800 万个蛋白质，约是人体内蛋白质编码基因数量（2 万多个）的 360 倍。

许多因素都影响人类微生物组的组成，地理位置、饮食和整体健康状况等变量都可能使人类微生物组的组成发生巨大变化。疾病会影响人类微生物组，比如某些疾病需要患者服用抗生素,而这些抗生素杀死致病菌的同时也会危及健康菌,从而导致人类微生物组受到进一步破坏。研究表明,人类微生物组很强大,尽管其组成可能会有所不同(正因为如此,在没有明确原因的情况下服用抗生素是不明智的)。

一项有趣的研究发现,生活在坦桑尼亚的哈扎族狩猎采集者和生活在博洛尼亚的意大利人的肠道微生物组有着显著差异。哈扎人的饮食随着季节以及食物可获得性的变化而波动(与西方饮食的消费者相比,他们摄入的食物种类更多样),他们的肠道微生物组也会发生相应变化。相比之下,意大利人的肠道微生物组稳定且缺乏季节性变化,这反映了西方饮食的可获得性更强。与世界上其他群体(例如生活在美国城市或亚马孙雨林村庄的人)的进一步比较也得出了类似的结果:与遵循西方饮食模式的人相比,季节性饮食者的肠道微生物组更多样化,波动也更大,而且其中许多微生物是那些只在传统社会中出现的罕见微生物。

世界各地人类的微生物组存在较大差异,这并不令人惊讶,甚至邻近区域的人类,其微生物组也存在显著差异。一般来说,有两种食物成分会影响肠道微生物组。一种是益生菌,它们是人类从饮食中摄入的活的微生物,比如酸奶中常见的唾液链球菌和保加利亚乳杆菌。其他发酵食品也含有益生菌,包括泡菜(一种通常由乳酸菌发酵制成的传统蔬菜)和红茶(一种由细菌和酵母发酵制成的传统饮料)。另一种是益生元,包括一些可被肠道细菌发酵的纤维素和抗性淀粉,它们并不是活的微生物,但可用于喂养有益的微生物("合生元"是指同时含有益生菌和益生元的食物或膳食成分)。益生菌和益生元都能增加肠道中有益菌的比例，并产生积极的健康效应。当肠道微生物群失衡时（可能是因为健康状况变化而发生改变），它们的功用尤其重要。

科学家正致力于解开"最佳"微生物组的奥秘，包括它的具体构成以及在受到破坏后它如何恢复等，但这个过程可能要花费数十年。尽管如此，越来越多的营养学研究显示出益生菌和益生元对多种肠道疾病（如炎性肠病和肠易激综合征）的重要治疗作用。它们与免疫系统也有关，可能会影响过敏性和自身免疫性疾病。还有一些研究表明，微生物组与慢性病，如肥胖、2型糖尿病以及一系列神经系统疾病或精神疾病似乎也有关联。

为什么母乳喂养很重要？

联合国《儿童权利公约》(Covention on the Rights of the Child)主张，每个儿童都有获得良好营养的权利，而良好营养是从摄食母乳开始的。说到新生儿喂养，营养学家有一句格言，"母乳是最好的食物。"很多人都同意这句话。原因很简单，母乳包含了哺乳动物开始健康生活所需的所有营养。

每100克母乳中约含70卡路里[①]的热量，母乳中的营养成分会随时间的推移而变化，以满足快速成长的新生儿的不同需要。初乳是母亲产后第一周分泌的乳汁，它富含生长因子和抵抗感染的免疫因子（如免疫球蛋白）。随着时间的推移，在几天到几周内，母乳中的乳糖成分增加，矿物质成分构成转变为

---

① 卡路里简称卡，1卡≈4.19焦耳。——译者注

更多的钾和钙以及较少的钠、氯和镁。它还含有独特的低聚糖，即益生元，可用于喂养婴儿体内的双歧杆菌等健康的肠道细菌。最新的研究发现，母乳中包含 700 多种微生物，是益生菌的丰富来源，这些微生物进一步促进了肠道微生物组的发展。"完全成熟"的母乳在婴儿出生 4 周至 6 周后产生，并且在整个母乳喂养过程中，母乳基本成分保持稳定。

母亲的饮食会影响母乳的成分，尤其是母乳中脂肪和微量营养素（例如维生素 A、B_1、B_2、B_6、B_{12}、D，以及碘）的浓度。女性怀孕期间对 ω-3 脂肪酸 DHA 的需求变化特别大，因为这种必需脂肪酸必须从饮食中获得。DHA 对大脑和视觉发育至关重要，研究表明，食用较少海鲜（DHA 的主要来源）的女性，其体内的 DHA 含量较低，这就是为什么许多组织建议母乳喂养的女性每周食用 2 至 3 次海鲜。尽管几年前，汞和其他毒素对鱼类的污染导致一些孕妇和哺乳期女性不敢食用海鲜，但研究仍然清楚地表明，DHA 对胎儿和婴儿的益处超过了其带来的风险。DHA 也可以通过营养补剂和海藻制成的素食替代品获得。

母乳喂养对儿童健康的影响是如此之深，以至于联合国儿童基金会称其为一项奇迹般的投资。由于母乳提供了增强免疫力的化合物，经母乳喂养的儿童更不容易受到肺炎和腹泻等威胁生命的疾病的感染，而这些疾病在某些发展中国家的儿童中非常普遍。母乳中还含有多种生物活性成分（如生长因子、激素等），对构建健康的器官和系统至关重要。母乳成分还具有表观遗传学效应，可以调节婴儿的基因表达，并可能影响婴儿一生的健康。

事实上,有研究发现,纯母乳喂养的儿童,其存活率是非母乳喂养儿童的 14 倍,而且纯母乳喂养的儿童,其智商也更高。2016 年,一项涉及 28 项系统综述和荟萃分析的研究估计,如果普遍采用母乳喂养,5 岁以下儿童中有超过 82.3 万例死亡可以避免。重要的是,由于抗逆转录病毒药物研发的进步,感染人乳头瘤病毒的母亲现在也能够进行母乳喂养了。母体也可以从母乳喂养中受益:母乳喂养降低了产后出血的风险,并可导致闭经(月经中断),从而降低了怀孕风险,这对健康的生育间隔至关重要。

最近的研究调查了母乳喂养对儿童及其未来人生的长期健康影响,包括他们罹患哮喘、食物过敏、2 型糖尿病和肥胖等疾病的风险。其他的研究调查了母乳喂养与母亲生殖系统癌症、骨质疏松症、抑郁症、产后体重减轻等相关疾病的关系。尽管有充分的证据表明,纯母乳喂养的女性患乳腺癌的风险降低了 26%,但支持母乳喂养与其他相关疾病关系的大多数证据不是那么肯定。

母乳喂养除了能带来营养益处外,还有助于增进母子关系,为双方带来社会和情感方面的益处。同时,母乳喂养可减轻收入有限的母亲的经济负担。母乳通常是婴儿最安全的食物,因为大多数婴儿配方奶粉都需要干净充足的水源。出于所有这些原因,世界卫生组织建议至少对婴儿进行 6 个月的纯母乳喂养,并在出生后几小时内开始母乳喂养,以期对新生儿提供最大的保护。然而,全球只有 43% 的 0 至 6 个月婴儿是纯母乳喂养的,在中低收入国家这一比例更低(37%)。改变这一现状需要提高人们对母乳喂养重要性的认识,加强支持母乳喂养的政府政策和计划的实施力度,并在公共场所和工作场所为女性提供安全的母乳喂养空间。世界卫生组织的全球目标之一是,到 2025 年将纯母乳喂养的比例提高到至少 50％。

婴儿配方奶粉和母乳有什么不同？

母乳喂养给婴儿和母亲都带来了很多好处,但部分人无法进行母乳喂养。施行有关母乳喂养的法案远非想象中那么简单,通常需要大量支持才能成功,一些禁止性政策实则是在羞辱进行母乳喂养的女性,这也会极大地造成母乳喂养障碍。同时,母亲的健康状况影响着母乳的分泌和成分。社会和经济压力可能导致女性减少母乳喂养次数或完全放弃母乳喂养。此外,母乳喂养仍然受到与财富和阶级相关的社会习俗的限制,在某些国家,这些习俗仍然影响着女性的选择。除了这些,有影响力的食品销售人员在医院做广告宣传或提供免费婴儿配方奶粉的做法,也影响了母乳喂养的接受度。

种种原因叠加的结果就是,从史前到现在,女性世世代代都在寻求母乳替代品。在 19 世纪,科学和技术的进步与人们对母乳替代品的需求日益紧密结合,德国化学家尤斯图斯·冯·李比希(Justus von Leibig)在 1867 年发明了世界上第一款商业化婴儿配方奶粉。不过,这种混合物需要和牛奶混合在一起才可以饮用,直到 1874 年,才出现可以和水混合的淡奶。1845 年,一种玻璃婴儿奶瓶和橡胶奶嘴获得了专利,与以前使用的汤匙和用牛、羊角做的哺喂器具相比,它们更适用于喂养婴儿。到 1883 年,全球已有 27 种不同品牌的婴儿配方奶粉可供选择。

　　在接下来的一个世纪里，人们在发明合适的婴儿配方奶粉方面进行了大量的试验和试错，但由于人们对母乳的主要成分了解不充分，试验结果受到了限制。之后，科技的进步使人们对母乳和成长中婴儿的营养需求（如维生素和矿物质）有了更深入的了解。此外，人们还发明了更好的方法来合成人工替代品，从而生产出了安全、稳定的婴儿配方奶粉。如今的婴儿配方奶粉在营养成分上十分接近母乳，包含婴儿发育所必需的 ω-3 脂肪酸。奶粉配方也因婴儿年龄而异，反映了从初乳过渡到成熟母乳的变化。然而，科技始终在进步，当前公式般的配方也只是当前科技发展的产物，个性化的免疫保护和来自母乳的微生物是无可替代的。母乳是一种"精致的个性化良药"，它以我们至今仍未完全认识的方式使婴儿和母亲同时受益。

5 当今的饮食行为和食物环境：为什么人们会按照现有的方式进食？

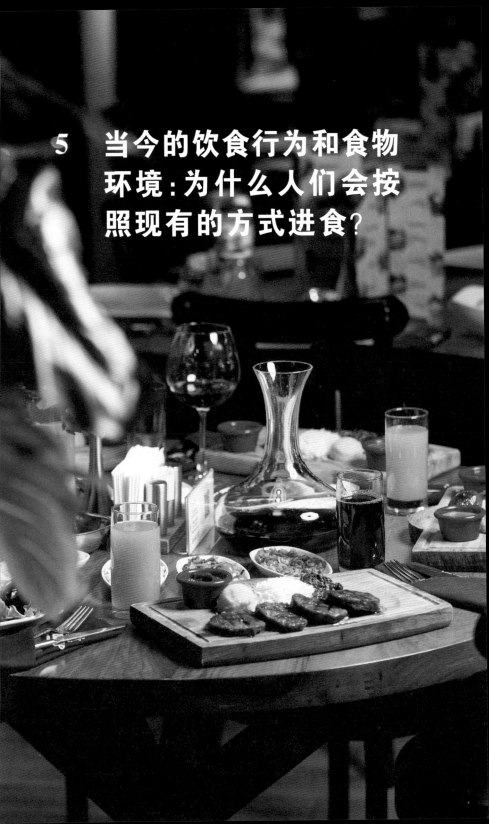

当今的饮食行为及食物选择的影响因素和主要动因是什么？

在数百万年的进化过程中，饥饿和食物的可获得性是驱动人类进食的最主要因素。随着文明的发展，经济因素也成了影响人们饮食行为的因素之一。时至今日，对于那些收入有限的人而言，饥饿和食物成本仍然是影响饮食行为的主要因素。平均而言，低收入国家在食品上的支出占比较高，而中高收入国家在食品上的支出占比较低。美国农业部收集了全球近 90 个国家的平均食品支出数据。结果显示，2014 年，美国在食品上的支出占比最小（6.6%），而尼日利亚在食品上的支出占比最大（56.6%）；以人均绝对食品支出（换算为美元）来比较，挪威最高（4413 美元，占收入的 12.3%），印度最低（302 美元，占收入的 30.2%）。

生活在食物丰富、经济发达地区的人可以根据生理（例如口味偏好）、社会（例如家庭、同伴、社区）、心理（例如压力、情绪）、认知（例如信仰、教育）和经济（例如成本、价格）等因素挑选食物。区域性农产品系统和整体食物环境也决定了什么食物更易于获得。对于许多人而言，文化传统起着至关重要的作用，例如虔诚的印度教徒是素食主义者，犹太教徒食用洁食，伊斯兰教则不允许饮酒。所有这些对饮食行为的影响通常都与地域和国情交织在一起，从而在世界范围内创造了丰富的饮食文化和习俗。

诸多研究表明，尽管影响饮食行为的因素众多，但口味是影响日常食物选择的最主要因素，其次是成本。例如，国际食品信息理事会调查了口味、成本、健康性、便利性和可持续性等因素对美国人食物选择的影响程度（1 级表示无影响，5 级表示影响很大）。2015 年，有 83％的受访者认为口味的影响程度为 4 级或 5 级，其次是成本（68％）、健康性（60％）和便利性（52％）。国际食品信息理事会从 2011 年才开始衡量可持续性对食物选择的影响，当时 52％的受访者将其影响程度评为 4 级或 5 级，但该比例在 2015 年下降为 35％。这些因素的影响程度也会受收入、性别和年龄等其他因素的影响。研究表明，年轻人更注重食物的便利性和价格，口味和健康性在高收入人群中的排名较高，而女性更重视食物的健康性、成本和可持续性。

了解食物选择的基本驱动因素对于改变饮食行为和取得积极的健康成果至关重要，例如减肥或控制 2 型糖尿病。对于成功的营养计划而言，了解清楚人们的进食偏好和频率至关重要。市场营销人员热衷于了解人们的饮食行为，因为这可以为新产品的开发提供信息，并可使产品从琳琅满目的货架上脱颖而出。实际上，大多数关于食物选择的研究不是来自社会科学家，而是来自食品工业。这是由于食品工业往往有更多的金钱和能力来影响消费者的食物选择，这是有利也有弊的。

何为味觉？ 它为何会因人群和地域的不同而不同？

品尝食物是人们的生活中最简单、最感性的乐趣之一。有时候我们仅闻到食品的香味就会垂涎三尺。更有甚者，某种味道竟能唤起人们记忆中那些尘封已久的往事。从生物学的角度解释，味觉是一种"化学检测系统"，既能识别营养成分，如糖类，又能识别毒素，如氰化物。人们曾经认为只有甜、酸、咸、苦四种基本味觉，且不同的味觉对应于舌头的不同部位。后来科学家才认识到还存在第五种味觉——鲜味，日本科学家在1908年发现了这种味觉。科研人员目前正在研究是否也存在脂肪味、碱味、金属味和水味的受体。有趣的是，印度阿育吠陀哲学认为存在六种味觉，分别是甜、酸、咸、苦、辣和涩。如同其他一切科学事物一样，我们对味觉的认识也会不断地衍变和发展。

味觉是多器官协同作用的结果，能够使人产生各种各样的感觉。舌头对味觉的感知最为敏感，其凹凸不平的表面上存在多种不同类型的舌乳头，舌乳头上面分布着味蕾，每个味蕾都含有10至100个味觉细胞。鼻子也很关键，因为气味会刺激鼻神经纤维，从而将信息传递到大脑（因此，嗅觉减退等嗅觉障碍会降低人们品尝食物味道的能力）。新的研究表明，口腔和胃肠道系统也以其特定的方式将味觉信息传递到大脑，从而参与了味觉感知。

人类舌头上平均有2000至4000个味蕾，能够感知五种味觉中的任一种。舌根部对苦味特别敏感，这是在摄入潜有有毒物质之前的最后一关。事实上科学家认为，人类能识别具有苦味食物的能力已成为一种生存机制，因为很多带有这种味道的植物是有毒的。带有甜味的食物产生的效果则刚好相反，我们的身体喜欢这种体验，并且还想要更多。大量研究表明，人类天生就喜欢甜食，连新生儿都有这种倾向（甜食中葡萄糖含量丰富，即这种食物营养丰富且能提供能量，因此人类在进化中形成了积极的反馈循环）。最近有研究推测，食物中甜味和苦味的比例可能会产生影响饮食行为的信号。

像其他所有事物一样，味觉也因人而异。有人可能还记得在生物学课上做过的一次测试：在舌头上放置一个苦味片，不同的人反应各不相同。总体上味觉强度呈钟形曲线分布，位于曲线末端的人被称为"超级味觉者"，他们反应剧烈甚至会吐出苦味片。基础研究表明，基因变异（例如苦味受体基因 $TASR38$ 的变异）是造成这种情况的原因之一。因此，超级味觉者通常会偏爱比较清淡的食物，因为从遗传学角度来看，他们感知味道的能力已经增强了。而味蕾不太敏感的人更喜欢重口味，因为他们的味蕾需要更强劲的刺激。

抛开基因变异不谈，相较成人，儿童往往具有更强的分辨苦味和甜味的能力，这再次表明了进化的优势，即留出时间来让人们了解哪些食物是有营养的，而哪些食物则是致命的。童

人类天生喜欢甜食

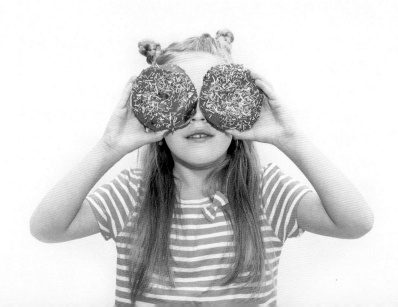

年时期在嘴唇和下颌等部位会长有额外味蕾,从而增强了味觉感知能力,这一时期味觉基因的表达也会增加。儿童大多讨厌吃蔬菜并喜欢含糖食物的确存在生物学基础。然而,人们在青春期会失去对苦味和甜味的高度敏感性,这可能是因为一旦获得了经验,人们就不再需要这种敏感性了。

味觉偏好并不是固定的,对某种味觉的偏好是基因与环境之间相互作用所导致的。子女的味觉偏好一定程度上取决于母亲在妊娠期间的饮食习惯(事实证明,母亲产前饮食营养会影响子女一生中大量的生理和代谢活动,包括味觉偏好、食物致敏性和脂肪储存情况等,这不仅取决于母亲所吃的食物种类,还取决于母亲所吃食物的多少)。婴幼儿时期的膳食暴露(营养学术语,即在婴幼儿时期的饮食)与所谓的胎儿编程机制相结合,从而塑造了早期的味觉。在此之后,文化和传统饮食行为也将产生影响:日本儿童开始喜欢白米饭、鱼和豆腐,墨西哥儿童开始喜欢玉米饼、豆类和大蕉,印度儿童则沉迷于辣咖喱。由于血统的原因,许多欧美儿童的口味较为清淡,长大后通过不断探索和积极学习,他们才会接触辣味。

尽管后天的饮食行为在儿童早期就已成形,并具有生物学差异,例如一个人是否是超级味觉者,但由于神经可塑性(即大脑随着年龄增长而持续变化的能力)的存在,人们的味觉偏好也会不断改变,这导致饮食行为的灵活性比大多数人想象的要强得多。对于想增加晚餐品种的人来说,这是一个很好的消息,这会呈现一个多么广阔而美味的世界啊!但是对于那些希望摆脱不良饮食习惯从而做到健康饮食的人来说,这却犹如晴天霹雳。就像儿童逐渐学会喜欢营养食品一样,成人也可以重新调整自己的味觉偏好,例如许多人从精制谷物食品(如白面包和白米)转向全谷物食品,又如有些人逐渐学会了享受坚果的风味和美味口感。反复接触以及拥有改变的意愿是调整味觉偏好的关键。

食物环境如何影响我们的饮食?

影响饮食行为的外部因素统称为"食物环境"或"食物景观"。食物环境可以进一步分为宏观环境和微观环境,包含地理位置、产品、价格,以及塑造农产品行业的法律、法规、税收政策和补贴政策等因素。

在过去的一个世纪里,有很多食物产地和食品可为我们提供给养。食物选择在便利店里也有所体现。现在的便利店通常有宽敞的购物过道,并且陈列了大量的零食,即使是有节制的顾客也很难只买一管牙膏,因为其路过零食的时候将受到来自食欲的巨大挑战(这里说的是我本人的亲身感受)。过度加工、高糖、高能量、营养贫乏、价格低廉的食品无处不在,并不断引诱人们去享用,于是创造出了一种"致肥胖"的食物环境。"致肥胖"这一术语是由科学家加里·埃格(Garry Egger)和博伊德·斯温伯恩(Boyd Swinburn)提出的,他们称肥胖是"病理环境中的一种正常现象"。

但是,仅关注食物环境就足够了吗? 如果某个地区缺少销售营养食物的超市,但却有很多便利店和快餐店,那这个地区就可以称为"食物荒漠"或"食物沼泽"。那么,生活在这种地区的人们,其肥胖和2型糖尿病的发病率会较高吗? 此外,"食物幻境"又有何影响呢？"食物幻境"指的是某地区有价格昂贵的特色超市和高端超市，但却缺乏价格实惠的杂货店。造成这种复杂关系的原因有很多，一方面是由于完整的食物系统研究起来很困难，另一方面还要考虑影响饮食行为的其他主要因素。研究表明，社会经济地位是一种主要的驱动因素：影响食物选择的是人们的收入和受教育程度，而不是食物环境。比如，尽管出行时间可能有所不同，大多数人还是选择去超市购物。91％的高收入者习惯去超市购物，而低收入者中这一比例也高达87％。事实上，一项很有趣的研究表明，当超市被开到食物荒漠地区，或者当一家人搬到拥有更多超市的地区时，社会经济地位较低的个体仍然会选择营养价值较低的食物。

然而，许多研究表明，低收入者也能负担健康的饮食，因此不合理的食物选择可能反映出一个人营养知识的匮乏。此外，不健康的饮食习惯和肥胖确实与食物沼泽地区充斥着快餐店有关。因此，缺乏营养知识可能会对不健康的食物选择起到一定作用，但更大的可能性是平价食物触及了影响食物选择的三大痛点：口味、成本和便利性。收入有限的高压力生活方式可能会增加不健康食物的吸引力，因为按所含热量计算，这种食物的价格通常会更加便宜。并且可以理解的是，社会经济地位较低的家庭可能会将人身安全、暴力和食物安全等问题放在优先考虑位置，而不是营养。

对饮食行为和肥胖的研究需要同时考虑到个体因素和环境因素，因为毋庸置疑，有些人更容易受到来自食物环境的外部因素的影响。鉴于遗传易感性会影响食物偏好和热量平衡，我们对不同类型的肥胖了解得越多，就越能更好地理解这种现象。

食品广告会影响饮食行为吗？

食品广告在唤醒我们的味蕾和刺激需求方面特别有效。根据美国心理学会（American Psychological Association, APA）的调查，年龄在 8 岁至 18 岁之间的美国儿童每周花费约 44 个小时浏览电子设备（计算机、电视、游戏机等），每年大约会因此接触 4 万个广告，其中许多是食品广告。将食品广告与体重等健康结果联系起来通常会遇到方法论上的困难，但科学家愈发清楚地认识到，食品广告正在助长美国的肥胖危机。美国心理学会在其报告中指出，儿童的认知和情感发育不完全，经销商针对儿童的营销行为本质上就是一种"剥削行为"。

面对大量证据，美国联邦贸易委员会调查了针对儿童的食品广告的强度和范围，发现在 2006 年，美国 44 家主要的食品经销商在向儿童推销食品上花费了约 21 亿美元。同年，北美商业改进局委员会发起了"儿童食品和饮料广告倡议"（Children's Food and Beverage Advertising Initiative, CFBAI），用以加入该倡议的经销商进行自我监管。美国联邦贸易委员会在 2009 年对这些经销商进行了跟进调查。调查发现，经销商用于向儿童推销食品的总支出下降至 17.9 亿美元（这主要是因为电视广告费减少了 19.5％），但花在（更为便宜的）数字化方法上的费用却增加了 50％。因此，调查得出的结论是"总体情况没有明显改善"。调查还指出，除少数例外，大多数媒体和娱乐公司并未削减自己的广告数量（如儿童节目和电影中的广告植入），例如迪士尼公布了一系列营养标准，并要求在其儿童节目中做广告的食品必须符合迪士尼的营养标准。

当然,如果出售给儿童的食品有益健康,那么广告就可以发挥积极作用。但是,广告贩卖的通常是儿童喜欢的食品,比如含糖食品(如谷物、酸奶、糖果、冷冻甜品)、超加工食品(如罐头汤)以及高热量快餐。2009 年的数据显示,虽然情况有所改善,尤其表现在减少向儿童(但不包括青少年)推销含糖饮料方面,但经销商能够增加营养素来补充营养,却很难做到减少营养素来限制营养。比如早餐谷物,其中虽然富含维生素和矿物质,但也包含大量的糖。

烹饪和用餐在 21 世纪发生了怎样的变化?

当前,世界上大多数人仍选择自己在家烹饪和用餐,但是在许多高收入国家,烹饪已成为一种失传的艺术。美国一家市场调研机构 NPD 集团发现,1984 年有 75％的美国人在家用餐,而如今,这一比例却下降到了 60％(这里所说的"在家"享用的餐食通常是指外卖食品或从超市购买的半成品,并非完全意义上自己烹饪的饭菜),用于烹饪的时间也急剧缩短。美国另一家市场调研机构哈里斯民意调查(Harris Poll)发现,美国成人中,有 41％的人每周至少烹饪 5 次,29％的人每周烹饪 3 至 4 次,19％的人每周烹饪 1 至 2 次,11％的人"很少"或"从不"自己烹饪。除其他原因外,女性外出务工是导致家庭烹饪次数减少的主要原因(烹饪这事儿,我本人也天天犯难)。

随着食品加工行业和超市里速食产品(如调味品、罐头汤、蛋糕粉)的兴起,如今的家庭烹饪已经与一个世纪前的情况大不相同,即使是很认真的家庭厨师也经常使用黄油、肉汤和罐装调味品等食材来缩减烹饪时间。前面提到的哈里斯民意调

查的调查对象中,有 75% 的人会使用预先准备好的或冷冻的
食物来协助烹饪。自人类进入 21 世纪以来,美国人用于烹饪
的时间通常很少,烹饪对于大多数美国人来说既不是一个优先
级较高的事情,也不是必需的事情。这类生活方式和价值观的
变化为新颖的食品和新的市场创造了空间。几十年来,速食米
饭、汉堡助手、通心粉和奶酪等产品的出现在一定程度上缓解
了忙碌的人们做饭的烦恼。21 世纪以来,超市货架上出现了
越来越多的高档产品,这进一步缩短了人们在餐桌上享用热腾
腾的饭菜所需的时间和步骤。

当然,超市出售不需要添加任何成分的食品是发展的必然
趋势。说到晚餐,很多读者可能会首先(可能是很喜欢)想到他
们最喜欢的烤鸡肉店。尽管这些美味的食品仍然在熟食中占
据着主导地位,但如今的超市提供了自助式(从字面意义上来
说)的即食食品。另一项研究表明,58% 的老年人和 78% 的千
禧一代每个月都会购买新鲜的预制食品。正如"超市大师"菲
尔·伦珀特(Phil Lempert)所言,预制食品为时间紧迫且追求
质量的消费者提供了多样的选择:他们既可以选择价格较高的
餐厅,也可以选择价格较低的预制食品。

半成品套餐是"家庭烹饪饭菜"的另一个新变体。套餐盒
里包含配料和食谱,可被直接送到家门口。这种套餐节省了大
量的用以准备饭菜的时间和精力,近年来在美国和英国的厨房
中开始流行。尽管半成品套餐看起来比家庭烹饪受欢迎得多,
但美国 NPD 集团在 2016 年的调查显示,这一细分市场仅包括
约 3%(800 万)的美国成人。虽然有 150 多家公司在争夺这个
价值 15 亿美元的市场,但其还不到食品总销售额的 1%。不

过,美国 NPD 集团还发现,约有 20％(5000 万)的消费者对尝试食用半成品套餐抱有兴趣,这表明半成品套餐市场将呈现多元化发展趋势。例如,在英国,体重管理公司慧俪轻体(Weight Watchers)于 2017 年也加入这场角逐,主要吸引超重消费者。

自 21 世纪以来,人们用餐的方式也发生了变化。如今,越来越多的美国成人选择独自用餐,这反映了家庭规模的缩小和优先事项的不同。美国人口普查局的数据显示,2012 年有27％的美国家庭只有一个人,而 1970 年的数据为 17％。大约同一时期的数据表明,无论是在餐厅、在汽车内、在办公桌上还是在家里,独自用餐的美国人的比例增加了 3 倍。美国 NPD集团发现,单独享用早餐的美国人占比最高,为 60％,其次是午餐(55％),然后是晚餐(32％)。

独自用餐是否有益健康取决于多种因素。比如在社交场合与他人一起用餐往往让人吃得更多并忽略对饱腹感的关注,但与注重健康的人一起用餐可以产生积极的影响。独自用餐似乎不太可能"真的杀死你",因为一项引起媒体轰动的研究发现,每天独自用餐 2 次以上才会导致罹患 2 型糖尿病和心血管疾病的风险变高,然而,这项研究未能考虑其他许多能起作用的因素,例如食物品种、用餐情况以及其他生活方式。

但是,与家人一起用餐对儿童来说非常重要,其在儿童健康中的作用已受到相当多的研究关注。一项针对 2 岁至 17 岁儿童进行的荟萃分析(收集了 17 项相关研究)发现,和每周与家人一起用餐次数少于 3 次的儿童相比,那些每周与家人一起用餐3 次或以上的儿童,食用营养食品的可能性要高 24％,超重率要低 12％，食用不健康食品的可能性要低 20％，而出现饮食失调症状的可能性要低 35％。此外，许多儿童研究显示，用餐时观看电视或其他电子设备的不良饮食习惯会导致肥胖。2017 年，一篇综合了 13 项研究的综述表明，看电视会导致含糖食物或饮料摄入量的增加，以及水果和蔬菜摄入量的减少，但在这 13 项研究中，很少有研究考虑了可能混淆上述关系的因素。

在过去的一个世纪中，人们与家人共餐的频率有所下降，这一变化与职业女性人数增多以及子女变得比以往更忙碌有关。真正意义上的"与家人共餐"的次数也越来越少，因为有很多人都是边看电视或智能手机等电子设备边用餐的。尽管如此，人们与家人共餐的频率还是比一般人想象的要高。盖洛普民意调查显示，2013 年美国家庭平均每周共餐次数为 5.1 次，比 1997 年的 5.4 次略有下降。2014 年美国 NPD 集团进行的相同调查发现，接受调查的家庭中约有一半每周与孩子共餐至少 5 次。

吃快餐或用餐时间有什么影响？

不论是否在家用餐，人们的饮食行为都已发生巨大改变，从以往的一日三顿正餐变为频繁吃快餐。自 20 世纪 70 年代以来，快餐消费量一直在增加，并且在各个年龄段美国人的每日热量摄入中所占比例越来越大，而且快餐的多样性使得膳食的定义更加模糊。例如，2015 年 45％ 的膳食包括快餐。对于自带快餐或者从免下车窗口购买的快餐，人们在驾驶座位上即可快速消费。2005 年，一项研究针对免下车餐厅的消费者进

行了随机抽样调查,发现其中 30% 的人每周至少在车里吃 2
次快餐食品。

目前,人们正在研究到底是全天少吃多餐对健康有益,还
是多吃少餐更好。对于那些血糖不稳定的人,少吃多餐会有所
帮助,而对于其他人来说,全天吃快餐只会增加多余的热量摄
入。相反,间歇性禁食可以使人体免受不断消耗和消化的伤
害,从而获得生理上的益处,而且有些快餐显然比其他快餐要
好,就像有些饭菜比其他饭菜好一样。

由于昼夜节律等因素,用餐时间最终可能会变得很重要。
最新研究表明,由于饥饿激素和饱腹感激素在白天和晚上的水
平差异,在一天的早些时候多摄入热量——早餐摄入较多,而
午餐和晚餐摄入较少,与较低的体重和拥有更好的生物标志有
关。以胰岛素为例,早晨的胰岛素更活跃,从而可以更快地促
进能量代谢,有利于在一天的早些时候摄入更多的热量。有研
究表明,在消耗的热量相近的情况下,早餐吃得更多的女性比
晚餐吃得更多的女性要更苗条。但这种理论还未成定论,仍需
要更多的研究和随机对照试验来确定相关因果关系。目前最
重要的是关注"吃什么"和"吃多少",而不是"何时吃"。保持营
养均衡是关键,一种食物不能满足所有需求,各种食物相结合
会更好。

餐厅和其他外出就餐地点选择如何影响饮食行为?

目前,越来越多具有价格竞争力的预制食品被广为接纳,
深得人们喜爱,因此超市通过销售预制食品,开始与餐厅争夺

人们在食物上的消费额。然而,外出就餐仍然是当今世界人们
饮食行为的重要组成部分,"餐厅仅仅只适合特殊场景"的日子
已经一去不复返了。在过去的几十年中,美国家庭每天摄入的
来自家庭以外的热量有所增加,目前美国低收入家庭的热量摄
入中有 28％来自家庭以外,而中等收入家庭和高收入家庭的
这一比例分别为 31％和 35％。换句话说,如今美国 43％的家
庭食物支出花费在家庭以外,而 1970 年的数据则为 26％。这
种来自家庭以外的饮食还包括在学校和公司食堂等地方摄入
的食物。餐厅的形式多样,从商务餐厅到快餐店等,可以满足
不同的饮食风格和预算需求。快餐消费的增长尤其显著,在美
国,1977 年快餐只占热量消耗的 6％,但到 2012 年却上升到了
16％。具体而言,2012 年儿童平均每天从快餐中摄入的热量
占总热量摄入的 14％,高于 1977 年的 4％。人们外出就餐的
倾向推动着餐饮业的发展,2017 年美国餐厅工作岗位的增长
速度超过了医疗保健、建筑和制造业,其中 50％的岗位来自传
统餐厅,而 37％来自快餐店。预计未来几年,餐饮业将超过制
造业,成为衡量经济总量不断扩张的另一个重要指标。

全世界并不是只有美国人把外出就餐当作一种简单的生
活方式。2016 年数据分析公司尼尔森对 63 个国家的互联网
用户进行了调查,发现 48％的受访者每周至少在餐厅用餐 1
次,9％的受访者每天在外用餐 1 次。外出就餐最频繁的当属
北美地区和亚太地区,分别有 31％和 28％的受访者表示他们
每周会外出就餐 1 到 2 次,其次是拉丁美洲(21％)、非洲/中东
(20％)和欧洲(14％)。外食选项通常分为快速服务类(如街头
食品、快餐、自助餐)及可入座享用类(如休闲餐饮、正式餐厅餐
饮、咖啡馆餐饮)。在这些选项中,快餐和休闲餐饮是迄今为止

最受欢迎的用餐选择，食物成本是决定就餐地点的最大驱动因素，其次是食物质量。有趣的是，只有极少数的受访者选择"没有足够的时间自己准备饭菜"作为外出就餐的动因（北美为 5％，其他四个地区为 7％）。

外食是否与家庭饮食一样健康，这取决于个人的烹饪技巧和营养知识。但是，通常由于餐厅提供的食物中缺乏供应食材和热量等饮食信息，从而无法帮助敏锐的消费者。同时，可能有许多餐厅都鼓励过度消费，赠送的面包和其他诱人的食物都让人无法拒绝。多项研究发现，与在家烹饪的饭菜相比，外食中总热量以及饱和脂肪酸、胆固醇、钠和精制碳水化合物含量往往更高，而纤维素和铁等营养成分含量较低。越来越多的研究还表明，外出就餐比例的上升可能是导致美国及至全球饮食

自助餐

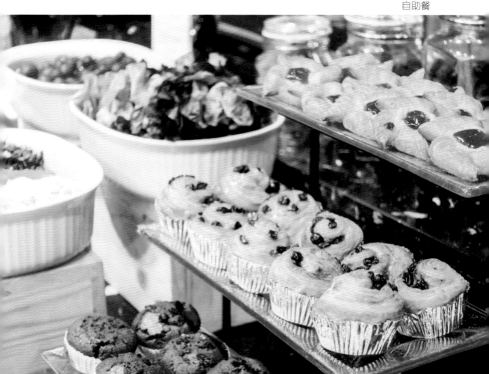

相关疾病发病率增长的原因之一。

工作场所、学校和一些机构（例如医院）中的自助餐厅为外出就餐提供了额外的空间。例如，如今的美国儿童每天在学校里摄入的热量高达总热量摄入的 50%，美国国家学校午餐计划（National School Lunch Program，NSLP，于 1946 年设立）每年为超过 3100 万公立学校的儿童提供食物。该计划经常处于舆论的风口浪尖之上，尤其是在与鼓励消费牛奶和肉类的明确目标相抵触的情况下，因为它和类似的计划并不总是能反映当前的营养科学。尽管如此，美国国家学校午餐计划（其中许多学校现在还提供早餐）提供的免费膳食，对于那些可能会挨饿的儿童还是至关重要的。另外，美国农业部设立的"农场到学校计划"（Farm to School Program）等新举措，旨在通过学校菜园、营养教育和烹饪课堂来提高美国社会整体的食物营养意识。

与学校一样，工作场所的自助餐厅也是食物环境的基本组成元素，其营养质量也会因环境的改变而有所不同。努力改善学校和工作场所食物环境的举措，既包括增加健康食物的供应和降低价格，还包括发布营养信息并提供烹饪示范。一项针对工作场所的研究发现，降低价格后，沙拉店的销售额增长了 2 倍多，但当价格恢复时销售额又回到了基准水平。又比如采用"交通信号灯"系统的颜色将食物标记为红色、黄色或绿色以提示食用，就像改变餐厅里食物的摆放位置一样，也可以有效地刺激健康消费。

随着生产力价值的不断提高，人们不仅关注食物营养，还进一步关注食物选择的可持续性（如选择可回收或可重复使用的餐具,不使用塑料瓶和饮水冷却器而选用饮水机等)。这种侧重点的转变,促使学校、工作场所、医院和其他每天为全球数亿人口提供服务的机构的食物环境发生了更加积极的变化。

街头食品和餐车扮演了什么角色?

联合国粮食及农业组织将"街头食品"表述为由销售者尤其是在街头或其他类似地方叫卖的小商贩制作的即食食品或饮料,在街头巷尾每天都有成千上万的人购买街头食品。街头食品是亚洲、拉丁美洲和非洲等地的中低收入城市居民热量的主要来源。街头食品易于获取,价格便宜,并且可为那些不太可能就业的人提供收入来源。2012 年联合国粮食及农业组织的一份报告估计,2005 年至 2011 年间,泰国曼谷 2 万多家街头食品商贩为城市居民提供了 40% 的热量摄入。

尽管街头食品带来了很多好处(包括美味口感),但由于缺乏基础设施和法规监督,它也带来了很多负面影响,包括街道上的垃圾、废水以及交通拥堵。某些地方还因为使用童工而侵害了人权。街头食品带来的负面影响中,最令人关注的是食源性疾病。因此,联合国粮食及农业组织和其他机构一直在与政府合作,帮助商贩改善食品安全问题。街头食品往往是美味小食,但并非总是最佳的营养选择,所以需要优先提高街头食品的健康度。但也有例外:印度加尔各答的一项研究发现,一顿大约花费 5 印度卢比的街头食品餐,包含 1000 卡的热量、30 克的蛋白质、15 克的脂肪和 180 克的碳水化合物,其营养成分可以与家庭饮食相媲美。

　　餐车已成为街头食品领域的新成员,这一趋势始于美国,但最近食品帐篷(餐车的另一种形式)在英国伦敦变得很受欢迎。这种现象在 21 世纪爆发,并蔓延到英国各地,市民们都非常渴望吃到新型食品。史密森尼(Smithsonian)杂志美食专栏作家乔纳森·戈尔德(Jonathan Gold)将餐车的兴起归功于罗伊·崔(Roy Choi)。2008 年,他售卖韩式玉米饼的餐车在美国洛杉矶大受欢迎,从而掀起了餐车风潮。如今,越来越多的厨师和企业家受到启发,开始从传统实体餐厅转向餐车,餐车经营方便将食品直接送到人们手中,同时又能保持较低的成本。戈尔德进一步表示,餐车不仅可以提供深刻的社会体验,而且是"跨越民族、阶级和种族界限的工具"。而它们确实如此。

第三部分

食物和营养基础:区分科学与垃圾科学

虽然营养学已经出现了许多分支,但这门学科的根是生物化学。营养学的基础是作用强大的微量营养素、植物营养素,以及构成我们日常饮食的主要能量来源——脂肪、碳水化合物和蛋白质。了解与食物和健康相关的知识可以用来促进个人和社区的健康,为制定疾病预防计划和指南提供信息,并被应用于直接提高食物供应的健康程度。

6 营养学简史:科学发现与应用

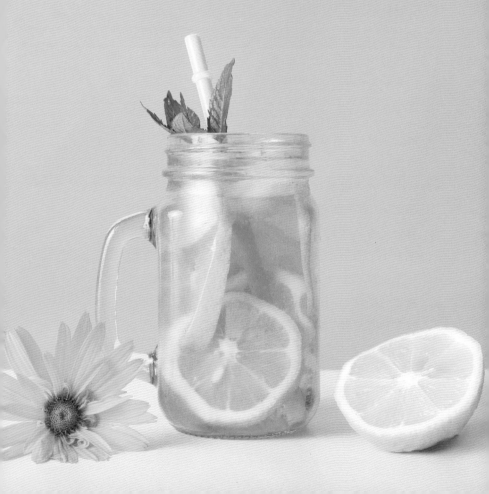

如何得知我们对食物和健康的了解程度？

我们每天都在进食，并感受食物所带来的愉悦感。也许正因为如此，很多人忽略了营养学。营养学是一门致力于了解饮食如何影响健康与疾病风险的学科，也是一门从分析化学发展而来的生命科学。"营养素"是指提供营养和生长所必需的化学物质。在营养学中，营养素有 6 大基本类别：脂肪、碳水化合物、蛋白质、维生素、矿物质、水。营养素可以被包装成食品、药片或粉剂等不同形式的产品。无论如何食用，它们都会被消化和代谢，并散布于全身。本章会讨论每种营养素（水除外）所具有的独特理化特性，以及其生物活性对人类健康、寿命和福祉的影响。

在人类进化过程中，人类一直在探究食物是如何影响健康的。例如，狩猎采集者发现，食物会让人们产生愉悦或痛苦的感觉，还可以决定人类是生存还是死亡。就这样，历史随着一代又一代人类故事的流传而发展。在古希腊时期，有"现代医学之父"称号的希波克拉底（Hippocrates，约前 460—前 337）有一句著名的格言："让食物成为你的药品"。在此之前，古印度诞生了阿育吠陀（Ayurveda，梵文，意为"生命科学"），这是一个系统的医学体系，与传统的西方临床医学相比，它更关注身体与心理之间的联系。而早在公元前 5000 年，吠陀（Veda，意为"知识"或"智慧"）已被提及，它是印度最古老的宗教文献和文学作品的总称，成书于公元前 2000 年到公元前 1000 年之间。随后，阿育吠陀逐渐发展为一门系统的科学，致力于研究食物和草药对于人类健康和寿命的影响。约同一时期，中国也在以类似的方式发展本国的理论，如今该理论被称为中医学。

尽管希波克拉底的话朗朗上口、恰如其分，但食物比药物重要得多。与传统的西医相比，阿育吠陀和其他哲学体系对食物的力量及其对人类健康的影响有更复杂的理解。这是因为西方的实践和哲学侧重于临床治疗（临床医学），并且曾忽视了预防的力量，尤其是营养素对于各种疾病的预防作用。但令人高兴的是，随着东方理论与实践获得了公共研究经费的支持，人们可以对各种古老的假设进行检测，东方和西方的哲学也因此靠近。并且，如今我们所知道的关于食物和健康的大部分知识都来自科学革命期间和此后诞生的西方方法论。

对食物的研究是如何发展为营养学的？

16世纪欧洲文艺复兴后期，人们对运用物理、生物、化学、数学等学科知识方法观察和测量自然界的兴趣再度高涨，这个时期发生了"科学革命"。"经验主义之父"弗朗西斯·培根（Francis Bacon）写道："有一种经验是单纯的经验，如果是自然发生的，那就是偶然，如果是有意去寻求的，那就是实验。真正的经验方法是首先点燃蜡烛（假设），然后用蜡烛照亮道路（安排和划定实验范围），从而正确地理解经验中所包含的科学道理，并从中推导出公理（理论），然后根据既定的公理开始新的实验。"培根的理论是现在进行科学探究时的理论基础：首先陈述一个宽泛的研究问题，接着阐明一个具体的研究问题，然后通过观察现象建立假设，并系统地收集数据，之后解释数据和提出结论来验证假设，最后进行重复实验，以进一步验证假设,最终通过实验现象得出相关理论。时至今日,科学方法仍然是区分科学与轶事、事实与猜想的唯一标准。

然而,直到 18 世纪末法国发生"化学革命",食物和健康才成为系统科学探究的主题。通过利用分析化学的工具,科学家开始可以回答"食物是如何被代谢的?"之类的基本问题。1770年,"化学之父"安托万·拉瓦锡(Antoine Lavoisier)证明了食物能与体内的氧气发生反应,释放热量和水。19 世纪,研究人员通过对食物的化学成分进行研究,发现所有食物都包含碳元素、氢元素和氧元素,一些食物还含有氮元素。其中氮元素在健康和长寿方面的独特作用,激发了研究人员对动物模型和植物作物的研究。"蛋白质"(于 1838 年被发现)是营养学领域的首批重大发现之一,也是众多科学研究的重点。

在这几十年里,许多科学家致力于探索基础化学中常量营养素(如脂肪、碳水化合物、蛋白质)的组成、代谢和消化过程。另一部分研究则基于对饮食习惯相同的人群的观察,重点研究了假设与营养素有关的疾病。与维生素和矿物质缺乏有关的疾病十分普遍,在 19 世纪的研究中,人们重点探究了维生素和矿物质,随后通过化学合成,研发了某些化学物质作为食品补充剂。例如,研究人员发现,富含碘的盐可以通过其对甲状腺的特殊作用来预防甲状腺肿这类疾病;精制白米缺乏维生素 B_1,导致长期食用精制白米的人群易患脚气病。

关于营养素缺乏的研究中有一个值得注意的例子。英国医生詹姆斯·林德(James Lind)发现,长时间在海上航行的英国水手容易死于坏血病,而该现象在 200 年前就已经出现。于是詹姆斯·林德首次在临床试验中进行了干预研究,他向一些

水手提供了柠檬和橙子，而未向其他水手提供，并因此了解到
食用了柠檬和橙子的水手并未患上这种疾病。后续研究表明，
一些绿叶蔬菜和其他柑橘类水果也可以预防坏血病。但是直
到 20 世纪 40 年代，距离第一次针对坏血病的研究 400 多年之
后，也是林德进行试验约 200 年后，人们才确定维生素 C（抗坏
血酸）的缺乏是导致坏血病的根本原因。

时至今日，虽然营养科学家明白食物与疾病之间存在着种
种联系，但却仍然不知道造成这种联系的是食物中的哪种生物
活性成分。林德的试验以及无数的其他试验案例，都强调了以
食物为基础的研究在营养科学中的重要性，我们并不通晓为什
么发生某种化学反应会导致疾病减少，但是总有一天我们会探
究清楚其中的机制。随着营养科学研究的进步，营养学也成了
以营养素而非食品为重点的由还原主义研究主导的学科。尽
管针对单一营养素的研究可以说明问题，但如果没有一致考虑
其他重要的膳食成分，或者没有考虑整体的膳食背景，这些研
究也会使科学家误入歧途。

什么是营养化？ 什么是营养强化？

虽然相关指南、建议、政策和计划都很重要，但最有效的改
善健康状况的方法就是直接在食品中添加营养成分。"营养
化"是指增加食品中的营养成分，以改善人群的膳食摄入状况
的过程。科学家保罗·鲍恩芬德（Paul Bauernfeind）称营养化
为应用最迅速、最灵活、最为社会所接受的公共卫生干预措施，
旨在无须施以教育或改变人们的行为，便能改善人们的健康
状况。

食品营养化的一种常见方法就是营养强化。联合国粮食及农业组织和世界卫生组织将营养强化解释为有意增加食品中必需微量营养素的含量，以改善食品的营养质量，并以最小的健康风险获取最大的公共健康效益。营养强化计划可以借助法律手段强制执行，也可以由业界自愿发起。食品的选择是根据人群定期食用营养素的程度（区域特定评估）来进行的（也有替代的方法，例如如果食品营养强化不可行，则可以将粉状或丸剂形式的维生素补充剂直接提供给个人或家庭）。全球实施的三大营养强化方案涉及了维生素 A、铁和碘，有效减轻了疼痛和痛苦，降低了死亡率和医疗保健成本，并减少了经济生产力和收入的损失。例如，碘是甲状腺正常运作所必需的，摄入不足会导致颈部肿大（甲状腺肿）。碘摄入不足会严重损害婴幼儿神经系统发育，导致严重的智力障碍。中国早期书籍（约公元前 3600 年）记录了人们食用海带后甲状腺肿的发病率降低的情况，并且 19 世纪初的研究也确定了碘为主要营养素。20 世纪初，世界各地（包括美国在内）的"甲状腺肿地带"（如五大湖、阿巴拉契亚等）都发现了地方性碘缺乏病。在瑞士成功实施营养强化计划之后，碘盐于 1924 年在美国密歇根州首次出售。如今，有 120 多个国家或地区要求进行碘盐强化。不过，在美国，这仍是自愿的；因此，美国甲状腺协会和内分泌协会建议女性在受孕前服用碘补充剂，这样可以让胎儿的发育达到最佳状态（当然这也取决于她们的饮食和居住地）。

各种营养强化计划随着营养知识的发展而被逐步开发与研究。最近的应用包括对慢性病和出生缺陷的预防，例如叶酸缺乏与神经管缺陷之间的关联最早是在 1965 年提出的。英国和匈牙利的随机对照试验结果显示，女性在怀孕初期补充叶酸,可以起到促进胚胎健康发育的作用。在 20 世纪 90 年代初期,美国强烈建议育龄女性服用叶酸补充剂,因为这种补充剂的作用显现在受孕后的前 28 天,这通常是在女性意识到自己怀孕之前。最终,专家建议把叶酸强化作为预防神经管缺陷的最优方法。美国、加拿大和哥斯达黎加于 1998 年首先实施了强制性叶酸强化计划,随后是智利(2000 年)和南非(2003 年)。在美国,含谷物食品,如早餐谷物和面包,都已添加了叶酸。随后的研究表明,脊柱裂和无脑畸形等神经管缺陷的发病率降低了 19% 到 32%。由此,一些人称叶酸强化是"过去 50 年至 75 年中最成功的公共卫生举措之一"。尽管如此,预防方案始终存在潜在的不利后果,一些研究人员已经考虑到,增加未患神经管缺陷的人群的叶酸摄入量,是否会导致心脏病和某些癌症

专家建议育龄女性服用叶酸

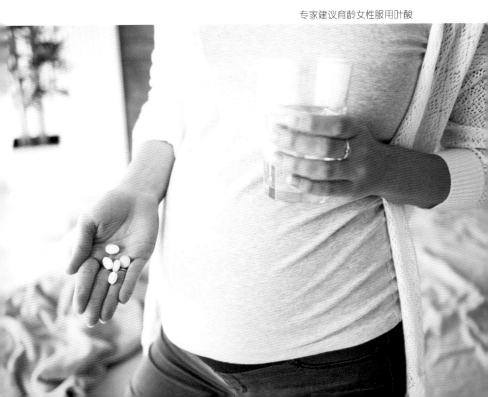

的患病风险增加。虽然到目前为止,研究还没有显示出有害影响,但这类研究仍在进行中。

"生物强化"是指通过传统的植物育种和农艺实践(如选择蛋白质或铁含量高的谷物),或通过遗传修饰(如改造基因以获取营养物质)进行营养强化。世界卫生组织表示,生物强化的目标是在食物生产过程中增加营养含量,而不是通过后续加工增加营养含量。目前,世界各地的生物强化项目包括调控木薯、玉米和红薯中的β-胡萝卜素(维生素A),小麦、大米、豆类、玉米和红薯中的锌元素,大米、豆类、木薯和红薯中的铁元素以及高粱和木薯中的蛋白质和氨基酸含量。另一个案例是"黄金大米"项目,其利用基因工程技术制造了一种大米,这种大米可生产β-胡萝卜素来对抗维生素A缺乏症。该项目始于1982年,第一个菌株于1999年成功创建。此后的多项研究结果表明,黄金大米可以帮助缓解维生素A缺乏症。不幸的是,由于暴力的反科学情绪和活动,转基因农作物一直备受争议。其中包括2013年的一次抗议,抗议分子摧毁了正在进行田间试验的农场,极大地阻碍了研究进展。但在美国,黄金大米已获批进入市场。

营养强化计划确实是公共卫生中最重要的成功案例之一,它每年在全世界范围内挽救无数人的生命,而没有实施营养强化计划的地方,则有可能出现悲剧性的、本可预防的死亡。

还有哪些方法可以补充食物的营养?

富集、复原和补足是其他改变营养成分的方法。"富集"有时与"强化"同义，但在美国，它是一个法律术语，意思是与同样的非富集食物相比，一种营养素富集食物必须含有 10％ 或以上的每日所需营养。"复原"包括补充食品加工过程中损失的营养素，如在精制白面粉中添加维生素和矿物质。"补充剂"是指任何旨在增加营养摄入的产品，它可以通过人们熟悉的药片（如维生素、矿物质、草药或氨基酸类药片）或其他任何输送媒介（如液体提取物、粉末）被人体摄取。对于无法母乳喂养的家庭，补充剂作为婴儿配方食品，可以挽救生命；对于因生病而食欲不振的人，补充剂是很好的营养调和品。然而，某些价格昂贵的、含有过量（非）营养素的膳食补充剂，实际上可能缺乏扎实的研究基础，或者使用了无效的化学配方。而最坏的情况是，补充剂可能会掺假或受到污染，造成严重的健康风险（膳食补充剂行业情况超出了本书的范围，但确实是一个重要话题；服用补充剂的人可对补充剂的纯度和剂量进行认真调查，并咨询营养专家）。

人们可以在食品中添加必需营养素以挽救生命。随着营养强化食品行业不断发展，一些聪明的商家创造了多种维生素和矿物质产品，这些产品具有很高的营养补充价值，包括维生素强化饮料、蛋白质能量棒，以及其他相关产品。诸如此类的产品通常被称为"保健食品"或"功能食品"（产生于 20 世纪末期的术语），旨在使食品更具营养以满足消费者的需求。然而，还有另外一些食品并不注重食品基本的营养成分（如常量营养素含量、原料、热量含量）而只是注重添加维生素和矿物质，例如添加了纤维素的可口可乐，以及添加了糖的全谷物早餐食品。这类食品有成千上万种，目前尚不明确它们是否可以改善人们的饮食状况；这就需要人们储备营养知识（和常识）以做出明智的选择。虽然当今的许多食品都偏离了改善营养状况的初衷(直接预防或控制疾病并挽救生命),但食品行业仍在不断发展,相关技术的应用给消费者提供了更多的饮食选择,以满足不同生活方式的饮食需求。

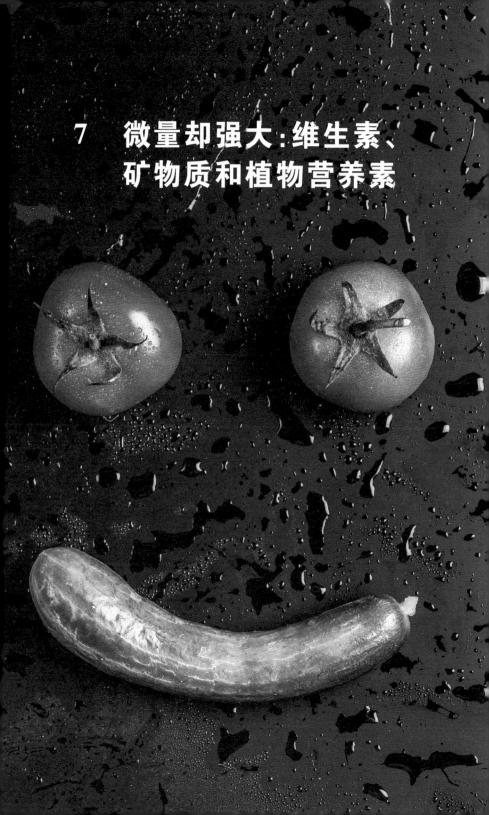

7 微量却强大:维生素、矿物质和植物营养素

什么是维生素？

维生素是生命所必需的有机化合物（含碳），一般无法由生物体自己生产，而必须从饮食中获得。维生素一般分为水溶性维生素及脂溶性维生素，在食品成分表中，通常以其通用名或化学名的形式出现。

脂溶性维生素：维生素 A（视黄醇、视黄醛、视黄酸）、维生素 D（钙化固醇）、维生素 E（生育酚）和维生素 K（叶绿基甲萘醌、甲基萘醌）。

水溶性维生素：维生素 B_1（硫胺素）、维生素 B_2（核黄素）、烟酸、泛酸、维生素 B_6（吡哆醇、吡哆醛、吡哆胺）、维生素 B_{12}（钴胺素）、维生素 C（抗坏血酸、抗坏血酸盐）、叶酸和生物素。

维生素具有多种影响生物功能的化学形式，例如 α-生育酚和 γ-生育酚。维生素在人的整个身体中发挥了许多作用，包括有益眼部健康和增强免疫功能（维生素 A）、有益骨骼和牙齿健康（维生素 D）、促进血液凝固（维生素 K），以及预防脊柱裂和心脏病等疾病（叶酸）。维生素 B 在食物转化为能量的代谢过程中起辅助作用，而最新的研究则侧重于维生素 B 在预防和治疗人类认知功能障碍和心脏病等疾病方面的作用。

溶解特性影响维生素的代谢方式。水溶性维生素很容易被我们的身体吸收，虽然少量的维生素会被暂时存储，但大部分过量的维生素会通过尿液排出。顾名思义，脂溶性维生素在有脂肪的环境中更容易被吸收（这是营养生物化学的原理，解释了为什么你需要在蔬菜沙拉上淋上美味的全脂油醋汁：油醋汁中的油将帮助你的身体吸收蔬菜中的脂溶性维生素）。脂溶性维生素可以在我们的脂肪组织（体脂）中积累。在极少数情况下，如维生素补充剂摄入量极高的人，他们体内的脂溶性维生素水平可能会导致中毒，甚至是致命的。

　　全球数十亿人患有严重的维生素缺乏症，但是，除了某些例外，大多数生活在食物丰富地区的人，其维生素摄入量相对充足，可以防止许多维生素缺乏症的发生，而且这些地区的市场中也有多种多样的维生素补充剂。特定维生素的摄入量是否足以让身体达到"最佳"的健康状态？是否满足运动表现、认知能力或者疾病预防的需要？这些都是较难回答的问题，相关研究正在进行中。

维生素 D 有什么作用？

　　关注营养信息的人可能已了解到，维生素 D 是极其重要的一种维生素。它天然存在于极少数食物中（例如多脂鱼），因此许多地方都强化了牛奶和其他食物中维生素 D 的含量，以预防像佝偻病这样的骨骼疾病。当紫外线与 7-脱氢胆固醇发生反应时，维生素 D（又称阳光维生素）主要在皮肤中合成。皮肤较黑的人所含黑色素较多，这会阻碍维生素 D 的产生。由于生活方式的差异（例如是否使用防晒霜、户外活动时间长短等），生活在同一区域内的居民接收的光照强度不同，体内的维生素 D 含量也存在差异。

　　维生素 D 可以在人体中发挥很多作用，例如它可以调节人体内钙元素和磷元素的含量，而这两种元素在促进骨骼和牙齿健康方面都起着关键作用。有关维生素 D 在癌症、肥胖和 2 型糖尿病等慢性病中的作用的最新假设表明,血液中维生素 D 浓度较低可能导致较高的患病风险,但这些研究尚无定论。虽然部分科学家声称维生素 D 缺乏症的流行可能会加剧慢性病的流行,但有关血液中维生素 D 的最佳浓度是多少,目前科学家尚未达成共识。许多专家认为,人们应减少防晒霜的使用以促进体内维生素 D 的合成,或服用大剂量维生素 D 补充剂。在各种科研实验完成之后,我们将挖掘更多有关维生素 D 对人体健康影响的信息。

如何知道自己的维生素摄入量是否充足,以及自己是否需要服用维生素补充剂?

在食物丰富的环境中,人们可以通过摄入均衡多样的饮食来满足对微量营养素的需求。但是,2015 年美国农业部发布的一份科学报告指出,美国人存在多种微量营养素失衡的情况。美国人的维生素 A、维生素 D、维生素 E、叶酸、维生素 C、钙、镁、钾和纤维素的摄入不足,而钠摄入过多;青春期、孕期和绝经前期的女性铁摄入不足。其他数据表明,美国老年人体内的维生素 B_6 和 B_{12} 含量偏低。鉴于不同的人群所需的微量营养素不同,在日常生活中,人们服用复合维生素或矿物质补充剂是否更合适?

尽管这个想法很有创意,并且可以给膳食补充剂行业带来数十亿美元的收入,但科学研究表明,每日补充多种维生素或矿物质并不能带来良好的健康效益。这可能是由许多因素造成的,包括服用补充剂的人通常已经很健康了,市场上的补充剂质量差异很大，不同化学形式的补充剂在吸收效果和生物活性方面存在不同，等等。例如，由于包括美国在内的一些国家监管能力不足，非处方药补充剂中可能存在危险高剂量或无效低剂量的药物成分或掺入了惰性或有毒化学物质，美国 1994年发布的《膳食补充剂健康与教育法》(Dietary Supplement Health and Education Act, DSHEA) 甚至允许制造商规避生产其他药物所需的烦琐的审查和批准程序。虽然许多人认为补充剂是"饮食保险"的一种形式，但人们最好是从食物中摄取自身所缺乏的微量营养素。食物往往会带来较少的风险和更大的收益，作为整体健康策略的一部分，人们需要与营养专家一起考虑自身需要补充的营养素，以及满足特定临床需求或其他需求的营养素是什么。

盐和其他矿物质在我们的饮食中起什么作用？ 我们是否应该关注钠的摄入量？ 什么是得舒饮食法？

矿物质是一种无机物，可通过植物生长的土壤（或通过食用植物的动物）进入到我们的食物中，再进入我们体内。因此，同一作物的矿物质含量可能因地理位置和气候而有所不同。矿物质分为常量元素（如钙、氯、钠、钾、磷、镁、硫）和微量元素（如铬、铜、氟、碘、铁、锰、钼、硒、锌）两大类。

像维生素一样，矿物质在人体内也起着多种作用。例如，铬可促进新陈代谢，镁、钠和钾可以调节血压，氟化物可以改善牙齿健康。在高收入国家中，危及生命的矿物质缺乏症相对罕见，但在中低收入国家中，却存在严重的由矿物质缺乏导致的健康问题。与针对维生素的研究一样，当今许多针对矿物质的研究不仅着眼于缺乏症,还着眼于慢性病预防。这些领域的知识将继续增长。

钠在调节血压、肌肉收缩和神经传导方面起着至关重要的作用。尽管大多数人将"钠"一词与"食盐"互换使用,但钠实际上只是食盐的一种成分,食盐是一种含钠元素和氯元素的混合物。研究表明,摄入过多的钠会增加高血压的患病风险,而高血压则是引起心脏病和中风的危险因素。涉及 34 组随机对照试验和许多独立研究的系统综述和荟萃分析显示,适度减少盐的摄入量 4 周以上,可导致血压降低。人们对盐的敏感性各不相同,这就可以解释为什么钠的摄入量并不总是与血压水平相关。高血压有一定的遗传性,肥胖也是一个危险因素。综上,定期监测血压至关重要,高血压是一个"沉默的杀手",如果改变饮食习惯和生活方式不能缓解高血压症状,可以用药物控制血压。根据世界卫生组织的建议,每人每天的钠摄入量应限制在 5000 毫克以下(美国建议每天的钠摄入量少于 2300 毫克)。然而,在烹饪中或餐桌上撒的些许盐并不是罪魁祸首,减少高钠加工食品的摄入才是关键。

钠并不能单独调节血压,研究人员已经研究了镁、钾和钙等矿物质的作用,并证明这些矿物质的比例是控制血压的关键,而不仅仅是钠元素的作用。此外,人们对整体饮食的调控也很重要。几十年来,得舒饮食法(Dietary Approaches to Stop Hypertension,DASH,即"阻止高血压的饮食方案")研究团队一直在通过一系列随机对照试验,研究营养素在降低血压方面的作用,研究将食用典型西式(即美国)饮食的人群与仅增加水果和蔬菜摄入的人群或遵循得舒饮食法的人群进行了比较。[得舒饮食法强调增加一系列植物性食物(如蔬菜、水果、全谷物、豆类)以及低脂乳制品、瘦肉蛋白和植物油的摄入，并限制饱和脂肪酸和高糖食物的摄入。]研究结果表明，与食用典型美国饮食的人群相比，在典型的美国饮食中添加水果和蔬菜的人群，其血压与低密度脂蛋白胆固醇水平都有所降低，而那些遵循得舒饮食法的人，其血压和低密度脂蛋白胆固醇水平则得到了最大程度的降低。得舒饮食法与减少钠摄入的结合显示，随着钠摄入量的减少，血压降低效果越来越明显。研究证明，得舒饮食法还对减肥有效。除了最初的随机对照试验，许多观察性研究、荟萃分析和系统综述还发现，得舒饮食法对高血压及其他心血管疾病危险因素，以及心脏病和中风都具有良好的调节作用。

什么是植物化学物？

植物化学物是遍布整个植物界的有机化合物，存在于水果、蔬菜、全谷物、坚果、茶、可可和咖啡等食物中。在营养学中，"植物化学物"和"植物营养素"两个词可以互换使用。目前已经鉴定了大约10万种植物化学物，无疑，今后会发现更多的植物化学物。无论是作为色彩鲜艳的色素来对抗捕食者，还是作为无色的抗氧化剂来提高免疫力，植物化学物都可以为植物提供保护。鉴于它们对植物健康生长的重要作用，它们对人类有益也就不足为奇了，正如俗话所说的"吃啥补啥"。由于植物化学物太多，通常根据化学结构或生物活性对其进行分类。以下讨论了四个主要类别。

类胡萝卜素通常呈红色、橙色、黄色或绿色，包括可以在体内转化为维生素 A 的多种不同化学物质（如维生素 A 的前体β-胡萝卜素、α-胡萝卜素、β-隐藻黄素）和不能在体内转化为维生素 A 的多种化学物质（如番茄红素、叶黄素、玉米黄质）。一些研究表明，类胡萝卜素可以降低心脏病和某些癌症的发病率，原因可能是其具有抗氧化活性。番茄红素（存在于番茄中，尤其是煮熟后的番茄中）可以降低前列腺癌的发病率；β-胡萝卜素（存在于胡萝卜以及其他橙色和黄色蔬菜中）可以降低非吸烟者的肺癌发病率；叶黄素和玉米黄质可以预防与年龄有关的黄斑变性和白内障，这些严重的眼疾会损害老年人的视力。类胡萝卜素是脂溶性的，与脂肪一起食用时吸收效果更好。多余的类胡萝卜素会储存在皮下脂肪中，所以如果你过多地食用胡萝卜，你的皮肤可能会显现一定程度的橙色。

多酚是广泛存在于食物中的一类植物化学物，按照化学结构的不同，可分为黄酮类化合物和非黄酮类化合物。不同生物活性的多酚在体内的作用各不相同，但其中大多数会影响营养物质的代谢和吸收。目前研究较多的多酚包括茶叶中的儿茶素，洋葱中的槲皮素，柑橘中的黄酮，红葡萄皮、葡萄酒和花生中的白藜芦醇（一种黄酮醇），苹果中的花青素苷，浆果和石榴中的鞣花酸。由于多酚具有抗氧化性和消炎作用，大量摄入各种颜色的多酚可能会延长寿命。

植物雌激素因其对身体具有类似雌激素的作用而得名，但有些植物雌激素会对人体健康有其他影响。植物雌激素呈无色或白色，主要类型包括异黄酮和木酚素，分别存在于豆腐和其他大豆食品，以及亚麻籽和芝麻籽中。经过几十年的研究，人们调查了它们对疾病（如乳腺癌和骨质疏松症）发展的影响。

关于异黄酮在生殖系统癌症中的作用，结果说法不一，但富含植物雌激素的食物长期以来一直是冲绳岛居民传统饮食的一部分，而这一地区的居民是世界上最长寿的人群之一。

硫代葡萄糖苷是一种含硫化合物，存在于某些十字花科蔬菜（如羽衣甘蓝、西兰花、抱子甘蓝、卷心菜、花椰菜、芜菁、萝卜）和绿叶蔬菜（如芥菜、辣根、山葵、芝麻菜）中，具有苦辣味，可被代谢成异硫氰酸酯和吲哚。由于它们在人体代谢过程中的作用，它们可以降低结直肠癌和其他癌症的发病率，但高剂量的硫代葡萄糖苷会干扰甲状腺功能。不过，充足的碘摄入一般可以预防这种不良后果，所以大多数人应该多摄入富含硫代葡糖糖苷的食物。

大豆富含植物雌激素

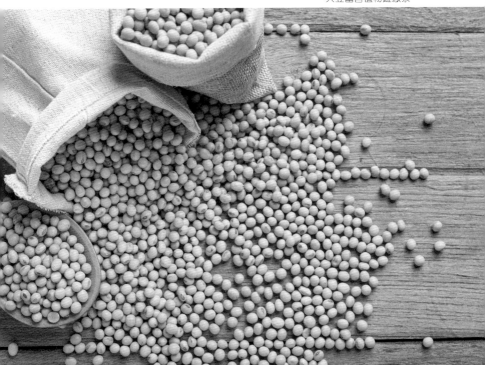

类胡萝卜素可以预防癌症吗？

类胡萝卜素在实验室和动物模型中受到了广泛关注,并引发了后来对人类进行的观察性研究以及临床试验。(这是建立因果关系所必需的病因研究的自然发展过程。)20 世纪 90 年代,由于富含类胡萝卜素的蔬菜和水果具有保护作用,人们曾假设高剂量的类胡萝卜素补充剂可以预防肺癌。但与假设相反,实际上,随机对照试验中提供的类胡萝卜素导致了更多的死亡。由于该研究是在肺癌高风险人群(如吸烟者)中进行的并且受试者服用的剂量很高,人们对研究结果的解释很复杂。尽管如此,一些人得出结论,考虑到食品中含有许多不同的生物活性和协同作用成分,采用还原论方法(即从复杂的富含多种营养素的食品中挑选单种营养素)进行的此类研究本身就有局限性。换句话说,研究表明,食用富含类胡萝卜素的食物(如蔬菜和水果)对健康有好处,但人们并非总是能很好地推断出只摄入高剂量的某一种植物化学物(如 β-胡萝卜素)就能产生保护作用。蔬菜和水果中可能还存在其他植物化学物或尚未被发现的成分,而这些物质可以降低患癌风险。此类研究为营养学范式的转变奠定了基础,一些科学家呼吁人们要有更全面的饮食观,从人们的实际饮食(即膳食,而不是营养素)出发,才能更好地反映食物的生化成分的复杂性。

8 营养学基础:碳水化合物、脂肪和蛋白质

我们摄入的碳水化合物有哪些种类呢？

碳水化合物因其化学成分包括碳、氢、氧而得名。在全球范围内，含碳水化合物的食物主要有谷物、块根作物、糖料作物、豆类、蔬菜、水果和乳制品。每克碳水化合物可提供大约 4 卡的热量。"碳水化合物"是大脑和体力活动的最佳能量来源，部分碳水化合物以糖原的形式储存，约占肝脏重量的 10%（约 100 克）和肌肉重量的 2%（约 500 克）。肝糖原的作用是维持血糖水平的稳定（比如睡觉时），它需要进行严格的调节才能保证身体正常运转。肌糖原是高强度运动时能量的主要来源。耐力运动员在比赛前会最大限度地补充碳水化合物，来增加体内肌糖原的含量，从而为身体提供充足的碳水化合物，以进行持续的体育活动。

碳水化合物可分为可消化碳水化合物和不可消化的碳水化合物，也可分为单糖、二糖（即双糖）和多糖。低聚糖（如麦芽糖糊精）是另一类碳水化合物，包括 2～10 个单位的单糖。膳食中主要有三种单糖：果糖（存在于蜂蜜等中）、半乳糖（存在于牛奶等中）与葡萄糖（也称右旋糖，存在于蔗糖等中）。所有可消化碳水化合物最终都会被分解为葡萄糖。胰岛素将血液中的葡萄糖转移到细胞中以提供能量或进行储存，从而达到保持血糖稳定的目的（与胰岛素作用相反，胰高血糖素在血糖低时可以释放葡萄糖来为人体提供能量）。由遗传或其他因素导致的胰岛素及其受体功能失常，则会使葡萄糖浓度失调，进而引发 1 型糖尿病或 2 型糖尿病。

单糖中的葡萄糖和半乳糖以液体形式运输时，能够迅速地被血液所吸收，而果糖则直接进入肝脏，在肝脏中迅速转化为葡萄糖、糖原、乳酸和脂肪。二糖由两分子单糖连接而成，人类饮食中的三种主要二糖是：蔗糖（由一分子葡萄糖和一分子果糖连接而成，存在于可食用糖类、甜菜、甘蔗等中）、麦芽糖（由两分子葡萄糖连接而成，存在于啤酒等中）和乳糖（由一分子葡萄糖和一分子半乳糖连接而成，存在于牛奶等中）。单糖和二糖在营养学中常被通称为"糖"。

多糖可分为淀粉和非淀粉多糖（包含纤维素），由至少 10 个单糖分子连接而成，通常由数百个单糖分子连接而成。淀粉在马铃薯、玉米和小麦中含量特别高，是植物中葡萄糖的储存形式。淀粉有时被称为"复合糖类"，因为它含有的葡萄糖比单糖更多。即便如此，淀粉代谢为葡萄糖所需的时间可能还是比你想象的要短很多。研究表明，像白面包这样淀粉含量高的食物，其对血糖的影响与蔗糖相同（这或许让大多数食客感到惊讶），因为它们缺乏纤维素和其他有助于减缓食物的消化和吸收速度的营养素。而一般来说，减缓食物的消化和吸收速度对人体来说是一件好事。然而，并非所有淀粉含量高的食物都能被迅速消化，从而导致血糖飙升——这主要取决于淀粉的种类（事情开始变得复杂了）。举个例子，人们在豆类中发现了一种叫作"抗性淀粉"的碳水化合物，因为对消化酶有"抗性"，它可以减缓消化速度并降低血糖的峰值，尤其是当它与其他食物一起被食用时。

由于不同碳水化合物对血糖和血液胰岛素的影响各不相同，营养学家在考虑饮食中不同类型的碳水化合物时，引入了

"血糖指数"(glycemic index, GI)的概念。血糖指数高、富含碳水化合物的饮食(例如含糖蛋糕、饼干、苏打水、白面包)会产生较高的"血糖负荷(glycemic load, GL)"。一些研究表明,食用高血糖负荷饮食的人患 2 型糖尿病和心脏病的风险会增加。不过,血糖指数高的食物在烹调程度以及其他理化特性方面的不同都会影响它们在人体内的作用效果,特别是当它们与其他食物一起被食用时:整餐的营养成分非常重要。

什么是膳食纤维? 它与健康有何关系?

膳食纤维有时被称为"不可消化的碳水化合物"或"非淀粉多糖"。它主要来自植物的细胞壁,包括纤维素、半纤维素和果胶,虽然人类食用的膳食纤维种类繁多,但并非所有的膳食纤维在化学上都是碳水化合物(如木质素)。这是因为"膳食纤维"的定义通常指向的是其在人体内的生理功能,而不仅仅是其化学成分。研究表明,大多数人每日摄入的膳食纤维不到推荐量的一半,不足以维持健康。在美国,女性和男性每日推荐量分别为 25 克和 38 克,而在英国,女性和男性的每日推荐量均约为 30 克。

膳食纤维可以分为"可溶性膳食纤维"和"不溶性膳食纤维"两类(按溶于水和进行酸水解的能力划分)。不溶性膳食纤维主要存在于谷物中,如小麦和玉米糠,也存在于果皮中;可溶性膳食纤维主要存在于果肉(尤其是苹果和柑橘)、豆类、燕麦和大麦中,其中洋车前子和 β-葡聚糖由于特点独特而受到研究人员的普遍关注。可溶性膳食纤维更黏稠且发酵效果更好,它会降低葡萄糖和脂质的消化吸收速率,增加饱腹感,并降低低密度脂蛋白胆固醇(心脏病的危险因素之一)含量。不溶性膳食纤维在结肠中经过缓慢而不完全的发酵,产生大量粪便和气体,对肠道健康有益。虽然可溶性膳食纤维和不溶性膳食纤维有很多相似的作用,但是对于以三明治为日常饮食的人群来说,并没有必要对它们进行区分。此外,虽然抗性淀粉和一些低聚糖(如洋蓟中的菊粉)在化学上不是非淀粉多糖,但它们也像膳食纤维一样起作用。这就是为什么联合国粮食及农业组织不建议采用可溶性膳食纤维或不溶性膳食纤维的命名法;而在美国,营养参考表将它们都简单标示为"膳食纤维"。有关膳食纤维总摄入量的影响的研究仍在持续进行中。

被誉为"现代医学之父"的希波克拉底在公元前 430 年就指出,与精制小麦相比,粗制小麦更有益于通便。在过去的一个世纪里,膳食纤维因其独特的生理和代谢特性而受到广泛关注,公众认为膳食纤维可以在保持身体健康和治愈疾病方面发挥重要作用。除了有助于肠道健康,膳食纤维还具有降低体重和心血管疾病风险的作用;膳食纤维对治疗癌症和 2 型糖尿病也有一定作用,但其原理尚不清楚。谷物纤维,如小麦麸等,对增加便量和养成健康的排便习惯特别有益。抗性低聚糖和抗性淀粉还是很好的益生元。益生元(存在于韭菜、洋蓟、芦笋、大蒜、燕麦、洋葱、大豆和小麦等食物中)在肠道中发酵,形成短链脂肪酸,为结肠提供能量。它们能刺激有益细菌的生长,从而使肠道菌群更加健康。由于不同膳食纤维的生物活性各不相同,个体应该摄入多种膳食纤维,而不是只专注于一种类型。理论上讲,膳食纤维会影响矿物质的吸收,但对于绝大多数人来说,这种损失并不用在意。若你正在服用高剂量膳食纤维补充剂,则请咨询医生等专业人士的意见。

你摄入的碳水化合物是否有益健康？ 可消化碳水化合物、糖和果葡糖浆有什么区别？

虽然可消化碳水化合物可以快速供能,但我们大多数人会因为摄入的碳水化合物过多而无法达到最佳健康状态。可消化碳水化合物,尤其是存在于缺乏膳食纤维和其他营养物质的精制食品(如白面包和面食)中的可消化碳水化合物,会迅速代谢为葡萄糖,并增加血液中甘油三酯的含量。高血脂是心脏病、2 型糖尿病和脂肪肝的危险因素,超出能量需求的碳水化合物会转化为脂肪酸,然后转化为甘油三酯,导致超重或肥胖。碳水化合物是用于能量的消耗还是储存为脂肪,这取决于多种因素,包括碳水化合物的类型、形式以及个体的基因差异。如同血液中的游离脂肪酸浓度和胰岛素含量这类生物学参数一样,全身脂肪也很重要,因为脂肪组织通过人体基因的表达和调控过程参与了人体无数的代谢活动。诸如此类的差异说明,为什么高碳水化合物饮食在不同的人身上会产生不同的效果,这可能会有助于未来个性化营养的发展。你可以通过进行定期体检,来更好地了解你摄入的碳水化合物是否有益健康。医生会检测一系列生物指标,如血糖、血液胰岛素、甘油三酯等,以做出判断。

西方饮食中的单糖种类非常丰富,单糖是一种易消化的碳水化合物,经常被添加到加工食品中,刺激我们对甜食的渴望。人工添加到食物中的糖被称为"添加糖"(以区别于水果等食物中天然存在的糖)。甜菜根、玉米、甘蔗和枫糖浆是饮食中添加糖的主要来源,尽管在食品成分表中它们总是以各种名称出现

(例如浓缩果汁、右旋糖、转化糖、麦芽糖浆等)。而"原糖"或
"天然糖"并不优于精制糖,它们的营养差异并不明显。

有一种受到广泛关注的糖,那就是果葡糖浆(主要成分为
单糖)。果葡糖浆是以植物淀粉(主要是玉米淀粉)为原料,经
水解和异构化(将部分水解而得的葡萄糖转化为果糖以提高甜
味)而制成的淀粉糖晶。果葡糖浆是一种非常常见的食品成
分,这是因为相对其他添加糖来说,其价格低廉且以液体形式
存在。鉴于其在饮食中的普遍性,许多研究都在关注果葡糖浆
和果糖是否与肥胖和其他慢性病相关。举个例子,2016 年的
一篇系统综述以及其他研究发现,大多数科学家推断,果葡糖
浆在导致肥胖方面并没有发挥不同于蔗糖的特定作用。此外,
配方不同的果葡糖浆,其果糖含量也不同。例如,饮料中添加
的果葡糖浆,其果糖含量为 55%,而烘焙食品中添加的果葡糖
浆,其果糖含量为 42%。

在进行果葡糖浆研究的过程中,人们发现,高果糖摄入可
能会引发问题,尽管这种情况极少。对于普通的消费者来说,
最有用的信息是:每茶匙糖含有 16 卡热量,而每汤匙含有 48
卡热量,任何糖的过量摄入都可能导致有害的代谢性疾病的发
生和体重的增加。无论名称如何、来源如何,大多数人都应该
减少糖的摄入。世界卫生组织和《2015—2020 年美国居民膳
食指南》都建议每日糖摄入量不超过每日能量摄入量的 10%,
并且每日摄入糖量限制在 25 克以内更有益。

我们的日常饮食中主要有哪些脂肪?

脂肪存在于所有细胞膜中,且在全身细胞间交流中起着关

键作用。脂肪还能够保护器官,通过隔热来维持人体温度,并调节参与脂肪代谢和与炎症相关的基因的表达。无论营养好坏,它还提供美味的口感和质地来刺激我们的味蕾。除碳水化合物外,脂肪在人类饮食中占的比例最大。该比例因个人喜好和文化规范而异:地中海饮食的脂肪含量高,日本饮食的脂肪含量低,典型的美国和英国饮食则介于两者之间。一些发展中国家的大多数饮食中脂肪含量相对较低,而碳水化合物含量特别高,这是因为碳水化合物价格便宜、容易获得且不易腐败。

脂肪是能量最密集的常量营养素(每克脂肪含约 9 卡热量)。我们饮食中的大多数脂肪都是以甘油三酯的形式存在的,甘油三酯由甘油分子和三个脂肪酸分子脂化而成。甘油三酯需要消化成为脂肪酸(游离脂肪酸)和甘油才能被吸收。脂肪酸不像氨基酸那样被人们关注,但鉴于其多样的生理作用,在未来几十年里,它无疑将逐渐被人们所熟知。脂肪酸根据其链长可分为短链脂肪酸、中链脂肪酸、长链脂肪酸和超长链脂肪酸,可能包含碳碳双键(不饱和脂肪酸),也可能不包含碳碳双键(饱和脂肪酸);这些键在一定程度上影响了脂肪酸在人体内的工作方式,即它们的生物活性。短链脂肪酸和中链脂肪酸都可以穿过血脑屏障,就像葡萄糖一样,一些中链脂肪酸通过为结肠提供能量,在维持人体健康方面起着重要作用。长链脂肪酸和超长链脂肪酸也在人体中发挥着关键作用。

由于 20 世纪 80 年代的万物低脂热潮,有些人现在对脂肪仍充满偏见,认为不应该摄入饱和脂肪酸和胆固醇。他们认为,虽然胆固醇是人体完成许多功能(包括合成维生素 D 和激素)所必需的,并且许多动物性食物(如牛肉、乳制品和蛋黄)中都含有胆固醇,但是我们人体能够产生所有需要的胆固醇,因此不需要额外从饮食中摄取。在 20 世纪中叶,人们认为摄入胆固醇会增加血液中的胆固醇含量,从而增加患心脏病的风险。但是随着科学的发展,现在我们了解到饮食中的胆固醇与血液中的胆固醇之间几乎没有关联,而血液中的大部分胆固醇是受到自身基因调控的。此外,科学家发现,不同类型的胆固醇[如高密度脂蛋白胆固醇("好"胆固醇)和低密度脂蛋白胆固醇("坏"胆固醇)]分别具有不同的作用,并且会在其他各种食物和营养素(如反式脂肪酸和精制碳水化合物)中体现。因此,膳食胆固醇不再被认为是高血脂或心脏病的危险因素,也不在《2015—2020 年美国居民膳食指南》中涉及。

不同种类的脂肪具有不同的生理作用。因此,笼统地考虑脂肪对于今天寻求最健康选择的食客来说是远远不够的。脂肪的主要成分是甘油和脂肪酸,而脂肪酸的两种主要类型是饱和脂肪酸和不饱和脂肪酸,其中反式脂肪酸是一种特殊的不饱和脂肪酸。

饱和脂肪酸与不饱和脂肪酸差距有多大呢?

饱和脂肪酸几十年来一直是研究的焦点,因为早期的研究表明,大量摄入饱和脂肪酸会导致血液中的胆固醇水平升高,从而增加患心脏病的风险。因此,20 世纪下半叶,消费者有意增加了鸡肉摄入,减少了红肉、鸡蛋、黄油和全脂牛奶的摄入。鼓励减少饱和脂肪酸摄入以降低血液中的胆固醇水平和心脏病患病风险的饮食建议,是基于人们对科学的不完全理解,包括对血液中胆固醇的不同成分及其他脂类的作用的不完全理解。目前的研究表明,血液中总胆固醇水平对心脏健康的影响并不像人们最初想象的那么重要,重要的是低密度脂蛋白胆固醇和高密度脂蛋白胆固醇的比例(以及这些胆固醇的其他特性,这些特性会影响胆固醇在动脉粥样硬化和心血管疾病中的作用)。基因也会影响胆固醇的代谢。减少饱和脂肪酸摄入确实可以降低血液中的低密度脂蛋白胆固醇水平,但同时也会降低高密度脂蛋白胆固醇水平,这意味着饱和脂肪酸对血液中低密度脂蛋白胆固醇和高密度脂蛋白胆固醇的比例没有特殊的影响。

此外,在食物的需求量不变的情况下,如果减少了饱和脂肪酸的摄入量,那么用什么来替代呢? 研究结果表明,用快速消化的碳水化合物代替会导致血液中的低密度脂蛋白胆固醇水平和甘油三酯水平升高,从而增加患心脏病的风险。相比之下,多不饱和脂肪酸对人体的保护作用最强,其次是单不饱和脂肪酸。举个例子,某项涉及 15 组随机对照试验的荟萃分析显示,在将多不饱和脂肪酸换成饱和脂肪酸的情况下,心血管疾病患病风险增加了 25% 以上。

油是饮食中必需脂肪酸和维生素 E 的主要来源,它在室温下呈液态。油具有与脂肪相同的热量含量(每汤匙约 100～120 卡,具体取决于种类),它的主要成分是不饱和脂肪酸,因此有益于心脏健康。油的流动性对人体是有益的,使细胞可以轻松地通过我们广泛分布的毛细血管网络,并且可以高效地进行信息交流。用不饱和脂肪酸(尤其是多不饱和脂肪酸)代替可消化碳水化合物可以改善血糖水平,调控胰岛素分泌,这些都可以用于预防 2 型糖尿病。

椰子油是一个不错的选择吗？ 棕榈油呢？

椰子油中饱和脂肪酸含量高达 82％，其中主要是中链脂肪酸。一些实验已显示，中链脂肪酸（特别是月桂酸、豆蔻酸和棕榈酸）能够导致人体血液中的高密度脂蛋白胆固醇水平升高。2003 年的两项研究发现，与食用由 100％长链脂肪酸制成的油的受试者相比，食用由 100％中链脂肪酸制成的油的受试者，其体重下降和脂肪减少幅度更大（即燃烧了更多的脂肪）。这些研究导致媒体声称，椰子油是减肥的灵丹妙药，进而引发了椰子油热潮，尽管椰子油中的中链脂肪酸含量与研究中所用油中的中链脂肪酸含量相差甚远。自 2003 年以来，关于椰子油是否会减轻体重和降低血液胆固醇水平，相关观察性研究和随机对照试验并没有得到明确结论。然而在 2017 年的一项调查中，仍有约 70％的美国人认为椰子油营养丰富。

有大量证据表明，椰子油与大多数脂肪一样，确实会导致高密度脂蛋白胆固醇水平升高，但它也会导致低密度脂蛋白水平升高，因此两者比例的影响可忽略不计。此外，一些随机对照试验显示，与富含不饱和脂肪酸的红花油和橄榄油相比，椰子油在提高低密度脂蛋白胆固醇水平方面，效果更好。

总的来说，要弄清椰子油与减肥之间的关系，还需要在人类中进行更多的调查研究，但椰子油对低密度脂蛋白胆固醇水平的影响还是值得肯定的。世界卫生组织和《2015—2020 年美国居民膳食指南》仍然建议将每日的饱和脂肪酸（包括椰子油中的饱和脂肪酸）摄入量限制在每日总热量摄入的 10％以内。尽管没有专门的随机对照试验研究椰子油与富含不饱和脂肪酸的植物油对心血管疾病的不同影响(如诱发心脏病),但美国心脏协会在 2017 年发布的指南中特别强调了不建议食用椰子油。因此,就像黄油和奶酪以及其他富含饱和脂肪酸的食物一样,尽管椰子及椰子油在节食时作为平衡饮食的一部分可能是无害的,但是优先选择不饱和脂肪酸更有可能使你保持正常的胆固醇水平和心脏健康。

棕榈油的化学性质与椰子油相似,其主要脂肪酸棕榈酸是一种饱和脂肪酸。根据世界自然基金会的数据,棕榈油比不饱和植物油更耐储藏,全球约一半的消费品中添加了棕榈油。棕榈油普遍存在于曲奇饼干等加工食品中。与椰子油一样,棕榈油也不是保持心脏健康的最佳选择,因为它对血液胆固醇或甘油三酯的有益作用不如大豆油和菜籽油。

棕榈油生产会造成严重的环境问题和社会问题,例如威胁若干濒临灭绝物种(如猩猩)生存的单一种植和森林砍伐问题,以及雇用童工和强迫劳动等问题。该行业也因使用违禁农药和剥削农场工人而臭名昭著。2016 年,国际特赦组织(Amnesty International)的一份报告《巨大的棕榈油丑闻:大品牌背后的劳工滥用行为》(*The Great Palm Oil Scandal: Labour Abuses Behind Big Brand Names*)中提及了这些违法行为。然而消费者往往会被模糊的成分标签所迷惑,例如,使用"植物油"或"棕榈醇"而不是"棕榈油"。有意识的消费者可以通过查看世界自然基金会的网站,来避免食用含棕榈油成分的食品。可持续棕榈油圆桌倡议(Roundtable on Sustainable Palm Oil, RSPO)认证标签也很有帮助,尽管它没能很好地反映出保护地球和人类的良好做法。

ω-3 脂肪酸和 ω-6 脂肪酸是什么?

必需脂肪酸可分为两类,分别是 ω-3 脂肪酸(又名 n-3 脂肪酸)和 ω-6 脂肪酸(又名 n-6 脂肪酸)。它们不能通过人体自身合成,必须从食物中摄入,这两者都会参与细胞膜的构建。必需脂肪酸还是合成类二十烷酸的前体物质,类二十烷酸具有控制炎症等关键作用。炎症会严重威胁身体健康,增加罹患心脏病、肥胖、关节炎、痴呆、肾病和急性胰腺炎的风险。

有三种主要的 ω-3 脂肪酸,分别是 EPA、DHA 和 α-亚麻酸(alpha-linolenic acid,ALA)。α-亚麻酸存在于植物油、核桃、亚麻籽以及一些绿叶蔬菜中和一些食草动物体内。EPA、DHA 都是长链脂肪酸,因为它们的碳链上含有许多碳原子,能在人体内发挥特殊作用;它们通常被称为"海洋脂肪酸",因为它们主要存在于海洋鱼类以及海藻中。海洋脂肪酸对眼睛、大脑和心脏健康特别有益。DHA 对于人的视力和认知能力都是至关重要的,所以研究人员鼓励孕妇食用海鲜。DHA 是母乳中天然存在的物质,由于其在婴儿期的关键作用,在过去的几十年中已被添加到婴儿配方食品中。尽管与 EPA 和 DHA 相比,α-亚麻酸碳链上所含碳元素较少,但 α-亚麻酸对人体仍然有益,只是其作用与 EPA 和 DHA 不同。尽管 α-亚麻酸可以在人体内延长碳链,但效率不高,平均只有约 10% 的 α-亚麻酸能转化为 EPA 或 DHA。

EPA 和 DHA 能够降低血压和心率以及甘油三酯水平、减少动脉粥样硬化的发生并改善胰岛素抵抗。由于这些原因,美国心脏协会建议每周食用两次海鲜来获取足够的 EPA 和 DHA,心脏病患者每天食用一次。在过去的几十年中,鱼油补充剂在预防心脏病方面的作用一直是研究的焦点。尽管许多观察性研究显示了良好的效果,但这些效果与随机对照试验的结果不太一致。

饮食中的 ω-3 脂肪酸也被用于痴呆、抑郁症、克罗恩病、结肠炎、2 型糖尿病和癌症等疾病的干预中。但在相关研究中,ω-3 脂肪酸的效果还没有定论。正常的衰老会降低大脑组织中的 DHA 含量,例如阿尔茨海默病患者大脑中的 DHA 含量特别低。一些关于认知能力下降和痴呆的观察性研究表明,DHA 具有改善大脑功能的作用,尤其是对于阿尔茨海默病患者来说,作用更为明显。有关重度抑郁症,最近一项针对 20 组随机对照试验进行的荟萃分析发现,ω-3 脂肪酸在改善抑郁症状方面,效果很弱或只有中等程度。

第二类必需脂肪酸是 ω-6 脂肪酸,主要以 α-亚油酸的形式从饮食中摄入,然后转化为花生四烯酸(arachidonic acid,AA)。与 EPA 和 DHA 一样,花生四烯酸也存在于细胞膜中,并具有与类二十烷酸相似的作用,可缓解炎症和参与免疫调节。花生四烯酸在婴儿发育中起着至关重要的作用,因此也与 DHA 一起被添加到婴儿配方食品中。许多西方饮食中的亚油酸含量很高,这主要是因为很多加工食品中的植物油都含有亚油酸。同时,这些食品中的 EPA 和 DHA 的含量往往很低。饮食中 ω-3 脂肪酸含量低的人,其细胞膜中的 ω-6 脂肪酸含量往往更高,据推测这会引起更多的炎症,这表明 ω-3 脂肪酸与 ω-6 脂肪酸的比例对健康很重要。虽然有关两者的最佳比例,目前还没有科学的定论,但是可以肯定的是,这两类物质都是必不可少的。

什么是反式脂肪酸?

天然的反式脂肪酸主要存在于反刍动物(如牛和羊)体内,因此食用反刍动物的肉、奶等食物的人或多或少地总会摄入一些反式脂肪酸。然而,绝大多数的反式脂肪酸是工业生产的:通过向油脂中加氢来使其发生化学变化,使它们由液态变成固态,这样得到的"部分氢化"脂肪酸更易储存。这就是菜籽油等植物油所含不饱和脂肪酸转化为人造黄油等"部分氢化"脂肪酸的方式。

宝洁(Procter & Gamble)公司是第一个在食品中使用反式脂肪酸的公司。宝洁于1911年推出一款耐储存且价格低廉的动物脂肪替代品,可以用来替代黄油和猪油等动物脂肪。之后反式脂肪酸因其在家庭烘焙和油炸过程中的优越性能而越来越受欢迎。因第二次世界大战期间实行黄油定量配给,人造黄油的销量在20世纪40年代猛增。但随着20世纪研究工作的开展,越来越多的证据指向了脂肪摄入与心脏病之间的联系,这导致美国心脏协会于1957年发起了第一场旨在减少脂肪摄入的运动。为满足20世纪80年代部分消费者的需求,快餐店开始使用部分氢化油,尤其是用于煎炸食品,于是科学家开始研究反式脂肪酸,并在20世纪末达成一项科学共识,即反式脂肪酸是动脉粥样硬化和心脏病的主要诱因。2004年,丹麦开展了一场从食品工业中去除反式脂肪酸的运动,随后许多国家按照世界卫生组织的建议也开展了此项运动。2006年,美国要求食品包装上必须标明反式脂肪酸含量;2007 年,纽约成为美国第一个禁止所有餐馆使用反式脂肪酸的州,后来食品行业开始自愿从食品中全面去除反式脂肪酸。在美国和其他许多高收入国家,大多数反式脂肪酸已从食品供应中去除,发展中国家也在逐步实行这一政策。据称,每年有 50 万人因食物中的反式脂肪酸而丧生,因此 2018 年,世界卫生组织呼吁各国 5 年内实现摆脱在食品中添加反式脂肪酸的目标。

脂肪会让人变胖吗? 低脂食品健康吗?

几十年来,脂肪由于富含能量和口感优越,一直是人们关注的焦点,成千上万的研究人员探究了其对体重的影响。脂肪的美味会刺激人们过度摄入;此外,与蛋白质和碳水化合物相比,脂肪更容易储存在脂肪组织中。然而 2010 年的一篇文献综述却指出,膳食脂肪是否真的会让人变胖,这取决于多种因素。随机对照试验发现,在低热量减肥饮食中,高脂饮食比低脂饮食更有利于减肥。这是由于酮症原理,即当摄入的碳水化合物不足时,人体会"燃烧"脂肪获取能量,从而促进脂肪代谢,并达到减肥的目的。换句话说,当我们摄入碳水化合物时,我们的身体会首先利用碳水化合物来为我们的日常新陈代谢和其他活动提供能量。只有在限制碳水化合物摄入的情况下,我们的身体才会使用脂肪,包括经饮食摄入的脂肪以及体内储存的脂肪,这就是阿特金斯(Atkins)饮食(低碳水化合物、高脂肪饮食)可以促进减肥的原因。相反,在人们遵循自己的饮食计划的研究中,假设热量平衡为负(即热量摄入少于消耗),低脂饮食也可促进减肥。

不过,只要热量摄入超过消耗,都会导致体重增加,而只要减少热量摄入,任何饮食模式都可以促进体重减轻。没有一种饮食模式可以满足所有人的需求,无论是高脂饮食还是低脂饮食,关键是要保持健康的饮食模式。而且在预防慢性病方面,一些脂肪和碳水化合物比其他脂肪和碳水化合物效果更好。超市货架上有丰富的低脂和脱脂食品可供选择,例如饼干、薯条、奶酪、冰激凌、熟食肉制品,以及一直流行的冷藏酸奶等。这些食物往往热量低,但是脂肪经常被快速消化的碳水化合物取代,进而使血糖飙升。尽管低脂和脱脂沙拉酱的热量很低,但它们的营养价值往往低于全脂沙拉酱,因为全脂沙拉酱含有健康的不饱和脂肪酸。在很多情况下,低脂和脱脂食品替代品(如脱脂牛奶)有助于减少饱和脂肪酸的摄入并控制热量摄入。注意阅读一下食品营养成分表,这将有助于消费者做出明智的选择。

为什么蛋白质和氨基酸很重要?

一提到蛋白质,人们就会想到动物性食物,比如猪肉、牛肉、鸡肉、羊肉、海鲜、鸡蛋以及乳制品等。像碳水化合物和脂肪一样,蛋白质也包含碳元素、氢元素和氧元素,并且人们在动物性食物和植物性食物中都发现了蛋白质。蛋白质是唯一含大量氮元素的常量营养素,其独特的侧链结构和化学性质决定了其重要功能(如同组成甘油三酯的单个脂肪酸一样)。人类基因组中约有 25000 个蛋白质编码基因,它们创造了一个"由结构和功能元素组成的动态系统,使氮环境发生变化"。

蛋白质和碳水化合物一样,每克可提供约 4 卡热量,并且由不同数量的氨基酸组成,通常组成蛋白质的氨基酸有 20 种。蛋白质在人体内不断地进行分解和合成,形成一个能够满足人体特殊生理需要的氨基酸库。在我们摄入蛋白质后,它会被消化成氨基酸、三肽和二肽(较小的蛋白质水解产物)。氨基酸在肝脏中进一步分解为 α-酮酸,α-酮酸可用于提供能量或重新合成其他氨基酸,以满足人体的需要。含氮尿素是蛋白质代谢的主要副产物,通过血液从肝脏到达肾脏,然后被过滤并通过尿液排出,或在需要时被重新吸收。滤过率会随着蛋白质的增多而升高,尽管健康的肾脏可以适应不同的蛋白质摄入量,但功能较差的肾脏(如肾病患者的肾脏)可能难以适应,并会承受压力。

食品营养成分表可以帮助我们做出选择

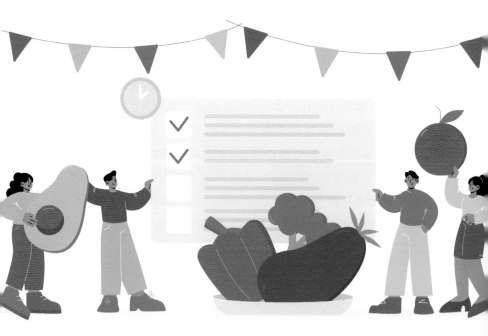

经过一个多世纪的研究,我们积累了丰富的蛋白质和氨基酸相关的生物化学知识,包括消化率、生物价和生物利用率等。目前人们已经开发了许多不同的技术以测定蛋白质品质,并发现尽管大豆中的蛋白质含量可与牛肉相媲美,但动物蛋白通常要优于植物蛋白。而 2007 年世界卫生组织的一份报告却认为,动物蛋白和植物蛋白的品质差异很小,而且对健康的影响远不如早期研究报告所描述的那样大:无论蛋白质来源如何,人体都可以合理地利用。尽管有关蛋白质对健康成人长期影响的研究还在进行中,但摄入过多的蛋白质可能对肝脏、肾脏和骨骼健康产生负面影响。更大的问题是会导致肥胖,和其他常量营养素一样,过量的蛋白质也会以脂肪的形式储存在脂肪组织中。

氨基酸包含碳、氢、氧、氮 4 种元素,部分还含有硫元素,它们是人体完成多种功能所必需的,包括产生酶来催化化学反应,为肌肉、皮肤等器官提供力量和结构支撑,将氧气输送到所有细胞和器官,以及建立健康的免疫系统等。蛋白质摄入不足会严重损害生长发育,降低抵抗感染性疾病及其他疾病的能力,并最终危及生命。人体可以通过循环利用未使用的蛋白质,来合成许多关键代谢过程所需的氨基酸。这些氨基酸包括丙氨酸、精氨酸、天冬酰胺、天冬氨酸、半胱氨酸、谷氨酸、谷氨酰胺、甘氨酸、脯氨酸、硒代半胱氨酸、丝氨酸和酪氨酸等,为非必需氨基酸。还有些氨基酸只能通过饮食获得,就像某些脂肪酸一样,所以被认为是必需氨基酸,包括组氨酸、异亮氨酸、亮氨酸、赖氨酸、蛋氨酸、苯丙氨酸、苏氨酸、色氨酸和缬氨酸等。如果没有足够的前体来进行合成,精氨酸、半胱氨酸、谷氨酰胺、脯氨酸、硒代半胱氨酸、丝氨酸和酪氨酸也可能成为必需氨基酸。

食客是可以识别某些氨基酸的。例如在美国，每逢感恩节，色氨酸都会引起人们的注意，人们通常会用这种氨基酸来解释火鸡的催眠作用——尽管这只是一个城市神话，因为嗜睡最有可能是因为吃了大量的食物，而不是色氨酸本身。苯丙酮尿症是一种罕见的遗传病，会导致苯丙氨酸在体内堆积，许多国家的新生儿在出生时都要进行测试，以控制该疾病。谷氨酸是最丰富的氨基酸之一，谷氨酸盐可使奶酪、海藻、发酵食品（如酱油）和番茄等食物鲜味增强。味精主要成分为谷氨酸单钠盐，由日本生物化学家池田菊苗（Kikunae Ikeda）于 1908 年合成，以复制昆布（某种海藻）的美味。味精一直被用作增味剂，特别是在亚洲菜肴中，情况更是如此。自 20 世纪中叶以来，它已被批准在欧盟各国、美国和其他许多国家使用。由于人们对味精缺乏全面的了解，人们一直认为味精与头痛、呕吐等不适症状有关，但通过足量的控制变量的对照试验，研究人员推断出味精和头痛之间并没有真正的联系（尽管数据有限，但有关味精与哮喘关系的试验也得出了类似的结论）。虽然一些特定的氨基酸比其他氨基酸受到更多研究人员（及媒体）的关注，但记住，大多数食客不需要关注所有氨基酸。多样化的饮食会确保足够的氨基酸摄入，并且与疾病预防相关的科学认识发生的重大变化，将导致在必要时采取公共卫生行动。

蛋白质有时被划分为"完全蛋白质"（包含所有必需氨基酸）及"不完全蛋白质"（缺少一种或多种必需氨基酸）两类，但这一分类法已经过时了。通常认为，动物性食物中含有完全蛋白质，而大多数植物性食物中则不含，只有少数例外（如藜麦、荞麦、大豆、马铃薯等）。例如，豆类中的半胱氨酸、色氨酸和蛋氨酸含量低，而谷物则缺乏赖氨酸。大米和豌豆中包含"互补的蛋白质",这是"蛋白质互补"的经典示例,有助于理解完全蛋白质的概念。最新的科学成果表明,只要一天中能获取所有必需氨基酸,素食者就无须每一餐都从植物性食物中摄入完全蛋白质。此外,在许多情况下,人体可以通过自身含有的氨基酸自行合成所需蛋白质。食用具有足量能量的多样化食物,通常可以满足日常的蛋白质需求,无须记住必需氨基酸列表以及哪些食物中含有哪些氨基酸,也无须每餐都打造完全蛋白质。

与有关其他常量营养素的研究一样,当今许多蛋白质研究都集中在慢性病预防上。考虑到人类一般都善于管理蛋白质需求,而且蛋白质摄入量的变化通常比脂肪和碳水化合物的变化小,此类研究可能更难于进行。有研究表明,植物蛋白与血液中低密度脂蛋白胆固醇水平降低以及心血管疾病风险降低有关,尽管此类研究常常受饮食中其他营养素的影响,比如与植物蛋白同时被摄取的其他具有保健功能的营养素等。更大的问题是蛋白质普遍被过量摄入:美国成人平均每天摄入约100克蛋白质,其中大部分来自动物性食物。富含蛋白质的动物性食物通常与饱和脂肪酸捆绑在一起,摄入过多的红肉和加工肉制品会增加患癌风险。此外,此类食品的生产会造成环境资源紧张,还会损害环境的可持续性。

我们每天需要多少蛋白质? 有些人需要的蛋白质是否比其他人多?

我们每天都需要蛋白质,因为人体内的氮元素会通过汗液、尿液、粪便,以及皮肤细胞、头发和指甲流失。人们在生长发育的高峰期对蛋白质的需求会增加,如婴儿期和童年早期。患病时,人们对蛋白质的需求也会增加,以提高免疫力和组织恢复能力(如烧伤时需要胶原蛋白以修复皮肤)。

为确定人类对蛋白质和氨基酸的具体需求,人们已经进行了一个多世纪的氮平衡研究,并定期对研究结果进行审查和更新。根据 2007 年世界卫生组织发布的报告,按体重算,每天每千克体重摄入 0.83 克的蛋白质足以满足大多数成人的需求。因此,欧洲和美国的指南都建议按体重算,每天每千克体重摄入 0.8 克蛋白质。英国对蛋白质摄入量的建议与欧洲和美国的类似,为按体重算,每天每千克体重摄入 0.75 克。这相当于成年男性每天的蛋白质需求量约为 56 克,而成年女性每天的蛋白质需求量约为 46 克(若处于孕期或哺乳期,则为 71 克)。与碳水化合物和脂肪一样,膳食指南提供了一个符合健康需求的可接受蛋白质摄入量范围。例如,美国医学研究机构建议,每日蛋白质所供热量占总热量摄入的比例应在 10% 至 35% 之间,从而为个人制定适合自身食物偏好和自身生活方式的饮食模式留有余地。

蛋白质已成为饮食中关注的焦点问题,这可能是因为人们仍然会对脂肪产生恐惧心理,也可能是因为人们对诸如谷物的富含碳水化合物的食物是否具有营养价值感到困惑。许多人都在大量摄入蛋白质,无论是从蛋白质强化零食中,还是从肉类食物中(遵循以肉类为主的旧石器时代饮食模式)。与碳水化合物和脂肪一样,功能强大的蛋白质也是生命必需品。蛋白质能提供很强的饱腹感:它通过帮助小肠释放化学物质,帮助我们产生饱腹感。这种饱腹感比食用含碳水化合物的食物带来的饱腹感持续的时间更长(我们停止进食后一段时间内仍然会有饱腹感)。这些特性确实很重要,并且可用于制定减肥策略,因此含蛋白质的食物经常会出现在我们的餐桌上。

也就是说,"需要大量蛋白质"的概念是错误的。在美国和欧洲,从婴儿到老人,很多人摄入的蛋白质通常远远超过自身所需,尤其是美国男性。仔细研究饮食中的蛋白质来源也很有帮助。大多数美国人的肉类和鸡蛋摄入量比预防慢性病的推荐摄入量要多,而海产品的摄入量比推荐摄入量要少。许多美国人也不会主动摄入大豆、坚果和种子等植物蛋白。此外,许多富含蛋白质的零食都含有大量糖和钠,某些还含有精制谷物,它们对健康而言并非最佳选择(特别是在我们的蔬菜和水果摄入量不佳的情况下)。而且除了美国和欧洲,其他许多国家的人,其蛋白质摄入量也超过了自身所需。世界资源研究所指出,全世界都存在蛋白质摄入量超过自身所需的情况,而在收入较高的地区,人们的植物蛋白摄入量总是不足。

然而有些人需要的蛋白质确实比其他人多。例如一些职业运动员,尤其是职业健美运动员,需要很多的蛋白质来促进肌肉和力量的增长。蛋白质对于长时间运动后的最佳肌肉恢复也很重要。职业运动员所需蛋白质的具体量因年龄、体重、性别和运动强度而异。但针对职业运动员的蛋白质推荐摄入量并不适用于普通人,哪怕他们经常活跃于足球场或者活动量相当充沛,他们的活动水平也不能与职业运动员相提并论,因此通常来说,他们的蛋白质需求量并不比同龄人高。人体是一台神奇的机器,可以适应各种代谢条件,以确保健康的氮平衡。

尽管如此,研究表明,参加定期举重训练的成人可能从较多的蛋白质摄入中获益。例如,2017 年,一项针对 49 组随机对照试验进行的荟萃分析和系统综述发现,饮食中添加了任何来源(液体或固体,素食或荤食)的额外蛋白质(总量约为每千克体重摄入 1.6 克)的人,其力量和肌肉质量都增加了约10%,并且效果随着训练量的增加而增强,但随着年龄的增长而减弱。这些结果很有趣,但并不适用于大多数成人(尤其是久坐的成人)。

当前的蛋白质推荐摄入量是否满足老年人的需求是研究的热点,因为老年人的蛋白质合成效率较低,并且随着年龄的增长,其生理变化和生活方式的改变会导致肌肉的损失。越来越多的研究表明,老年人需要更多的蛋白质来保持肌肉和骨骼质量,这有助于保持活动能力、减少跌倒次数和降低死亡率。尤其是在进行阻力训练时,一日三餐或一天中均衡摄取也可能是有益的。对 7 项前瞻性观察研究进行的荟萃分析结果还表明,增加蛋白质摄入量可以预防中风。根据这些研究,一个国际研究团队建议,按体重算,65 岁及以上的成人每天每千克体重摄入 1.0~1.3 克蛋白质,而患有慢性病(肾病除外,因为该疾病需要限制蛋白质的摄入量)的人,每天每千克体重可能需要高达 1.5 克的蛋白质。

一些国家确实建议老年人摄入更多的蛋白质,其中澳大利亚和新西兰建议,按体重算,70 岁以上的男性每天每千克体重摄入 1.07 克蛋白质,而 70 岁以上的女性每天每千克体重摄入 0.94 克蛋白质。然而,在美国、欧洲和加拿大,蛋白质的推荐摄入量并没有因年龄而异。不过,指导意见虽然重要,但实际上并不能反映实际摄入量：大多数人已经摄入了比推荐摄入量高得多的蛋白质，而且这些蛋白质来自不良的饮食模式（即过于依赖加工肉制品等肉类）。此外，很少有研究关注蛋白质摄入过多的长期风险。如前所述，对于那些肾功能受损的人来说，过多摄入蛋白质尤其会产生问题。美国肾脏病基金会（National Kidney Foundation）指出，三分之一的美国人由于高血压或糖尿病而有肾脏受损的风险。还有一些研究表明，晚年摄入大量蛋白质，特别是动物蛋白，可能导致癌症，因为这会促进细胞增殖，不过还需要更多的研究来支持这一结论。

高蛋白饮食是否有助于减肥？ 是否有助于心血管健康？

尽管大家公认高蛋白饮食对健康和减肥有益已有几十年之久，但在 20 世纪末，人们重新对阿特金斯饮食产生了兴趣，所以在 21 世纪，高蛋白、低碳水化合物饮食再度兴起。如前文所述，蛋白质可以带来很强的饱腹感，这也是为什么富含蛋白质的食物有助于控制食欲和热量摄入。一些随机对照试验最初显示，与遵循低脂肪、高碳水化合物饮食的人相比，遵循高蛋白饮食的人体重减轻更多。高蛋白饮食的确会导致初始体重减轻，这部分是因为水是蛋白质代谢所必需的。所以，最初减轻的重量大部分是水的重量，而不是体脂的。在对人们进行长期跟踪研究后发现，随着时间的推移，遵循高蛋白饮食的人，其体脂重量也出现了类似的下降。此后，许多系统综述和荟萃分析比较了各种等热量饮食模式（即总热量摄入相等）的减肥效果及其对人们心血管健康状况的影响，发现它们的减肥效果，以及对人体血压、低密度脂蛋白胆固醇、高密度脂蛋白胆固醇、总胆固醇、甘油三酯和空腹血糖水平的影响差异不大。所以，科学的状态是，只要热量处于负平衡，任何饮食模式都有助于体重减轻和心血管疾病的改善。关键是要找到一种适合自己的饮食模式，并坚持下去。

第四部分
食物：令人愉快的食物

我们摄入的食物要么是植物性食物，要么是动物性食物。食物中含有多种营养素及其他影响我们的健康和寿命的物质。食物的生产方式不仅与个人息息相关，还会对农场工人、环境乃至整个社会产生一定影响。

9　打造一个色彩斑斓的餐盘:蔬菜和水果

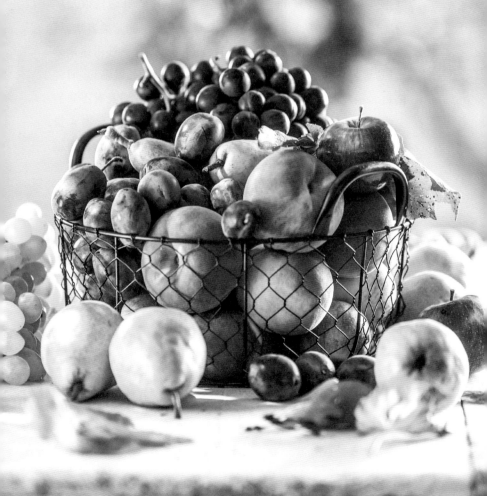

蔬菜的营养有何不同?

从植物学上讲,蔬菜是植物的可食用部分,因而严格意义上讲,也包括水果(含种子的成熟子房)。蔬菜的主要营养成分包含碳水化合物(如淀粉、非淀粉多糖)、维生素(如维生素 C、维生素 K、维生素 E、维生素 B_6、硫胺素、烟酸和叶酸),以及矿物质(如钾、铜、镁、铁、锰)等。蔬菜有很多不同的分类方法,可按照颜色(植物化学物含量指标)、营养成分以及烹饪用途来分类(这也就解释了某些水果被视为蔬菜的原因,如番茄)。同种植物的根部和叶片部分的营养成分不同,表明它们具有不同的生物学功能。根为植物生长提供能量,并且碳水化合物含量高,而叶片参与光合作用与其他代谢过程,可以提供丰富的维生素和矿物质。

如下内容是根据美国农业部的分类展示的一些常见蔬菜类别及具体品种示例,也包括依据目前的营养学研究划分出的其他类别。鉴于海藻在亚洲饮食中的重要地位以及在西方饮食中的日益普及,如下内容单独对其进行了举例说明。

深绿色蔬菜:菠菜、葡萄叶、羽衣甘蓝、甜菜和西兰花,富含维生素 K、叶黄素和水分,许多是钙的来源。

红色和橙色蔬菜:南瓜、甘薯、胡萝卜、番茄和甜椒,富含类胡萝卜素。

十字花科蔬菜:卷心菜、花椰菜、西兰花、抱子甘蓝、萝卜、芜菁、小油菜、羽衣甘蓝、球茎甘蓝、芜菁甘蓝、辣根、山葵和芝麻菜,富含硫代葡萄糖苷。

淀粉类蔬菜：马铃薯、玉米、大蕉、菱角、豆薯、豌豆；与其他蔬菜相比，热量较高，可消化碳水化合物和钾含量也较高；每种淀粉类蔬菜都有其独特的益处（例如玉米不仅可以提供抗性淀粉，在抗氧化作用上也优于其他很多蔬菜）。

葱蒜类蔬菜：洋葱、韭葱、大蒜、胡葱、细香葱，富含有机硫化合物以及槲皮素（某种黄酮类抗氧化剂）。

其他类别的蔬菜：鳄梨、橄榄、蘑菇、秋葵、黄瓜、仙人掌、西葫芦、茄子、长豆角、芹菜、竹笋的营养成分与其他蔬菜的营养成分不同；芹菜、黄瓜的主要成分是水，其他营养成分较少；鳄梨富含单不饱和脂肪酸；茄子纤维素含量高，含有独特的紫色植物化学物（茄色苷）。

海藻：包括三大主要种类，绿藻（约 7000 种，例如海白菜、海葡萄）、褐藻（约 2000 种，例如海带、裙带菜、羊栖菜）、红藻（约 4000 种，例如紫菜、掌状红皮藻）；它们是碘的宝库，同时含有维生素 C、锰、维生素 B_2、维生素 A、铜、钙、钾、纤维素、DHA、铁和特殊的含硫多糖（即岩藻多糖），并富含抗氧化剂多酚（例如类胡萝卜素、黄酮类化合物）。

香草和香料：含少量的植物化学物（例如黄酮类化合物、苯酚、生物碱、单宁）、维生素及矿物质。

有些蔬菜的皮很薄（例如胡萝卜、西葫芦、黄瓜），有些蔬菜的皮富含膳食纤维（例如茄子、马铃薯），有些蔬菜的皮很硬，几乎难以被人体消化（例如冬瓜、南瓜）。但很多蔬菜的皮不仅可食还富有营养，食用起来别有一番风味。食用蔬菜皮不仅可以减少食物浪费，还可以节约成本，例如食用胡萝卜、黄瓜、马铃薯、茄子等蔬菜的皮。虽然蔬菜皮上可能会有农药残留，但大部分残留可以通过彻底清洗而去除，食用整株植物的好处可能超过潜在的不利影响。此外,也没有必要跟风去吃"生食",人们能做到的最好的事就是多吃蔬菜,不管它们是如何烹饪出来的(油炸除外,众所周知,油炸食品应该适度食用)。

香草和香料有什么独特之处?

香草和香料在传统烹饪和传统草药学中都发挥着独特的作用。香草通常被认为是生长在温带地区的芳香植物的叶子,可生食或干燥后食用;香料则是来自热带植物的根、种子、树皮或花蕾,常干燥后食用,有些也可生食(例如生姜、姜黄)。香草和香料所含热量很低,通常很少的用量就能赋予食物风味、香气以及色泽。

几千年来,香草和香料一直备受赞誉,但直到最近才引起了科学界的关注。一些独立研究和少数随机对照试验表明,香草和香料具有多种生物活性成分,可用于预防癌症(例如姜黄、藏红花、芥末、月桂叶、大蒜和生姜)和心血管疾病(例如桂皮、生姜、大蒜、姜黄、甜椒粉和葫芦巴)。

许多研究表明,同时食用香草和香料有增效作用(例如添加物中包含姜黄中的姜黄素和黑胡椒中的胡椒碱),这其中包括传统草药研究。中国台湾地区的两项回顾性研究发现,对于2型糖尿病患者而言,在常规药物治疗的基础上使用中草药的患者,相较没有使用中草药的患者,死于高血压和中风的概率较低。

尽管如今的"天然"食品店充斥着各种各样的调味品,并鼓吹它们有令人难以置信的效果,但目前仍然没有足够的证据可用于指导具体的香草和香料用量。消费者要当心:调味品行业法规相对薄弱、充斥着错误标签、掺假事件频发,这使得许多调味品不仅无营养价值,甚至会引发危险。但这可能不足以阻挡你让生活变得丰富有趣:调味品可为食物增添浓郁风味。在未来,科学研究很可能会支持类似"香草和香料可防病并促健康"的说法,现代药学也可能会效仿并将香草和香料纳入未来药物中。

水果的种类有哪些?

水果的鲜艳色泽与醉人芳香早已吸引了各种各样的动物,当然还有人类。水果通过种子的传播来延续物种,同时滋养了动物。此外,它们的颜色与气味还可以威慑害虫、对抗天敌,从而发挥保护作用以使自身在自然界中成功繁殖。

水果通常含有碳水化合物、纤维素、维生素 C、维生素 A、维生素 K、水、矿物质钾和镁,以及因物种而异的一系列植物化学物。许多水果的种子因含有氰苷而具有毒性(试想一下氰化物),但是只有在大量食用的前提下才会产生不良影响。维生素 C 与许多植物化学物一样,对人体来说是有效的抗氧化剂。水果中的葡萄糖、蔗糖和果糖等糖类含量高于其他大多数种类的食物,有些水果还含有山梨糖醇。然而,由于它们还含有其他营养物质,如纤维素、水和矿物质等,其中的大多数引起的血糖指数较低(即对血糖的影响较低)。常见的水果类别如下。

柑橘类:橙子、葡萄柚、柠檬、橘子、小柑橘富含维生素 C 和纤维素;红色和粉色葡萄柚含有抗氧化剂番茄红素,还有呋喃香豆素——这种植物化学物会与 40 多种药物发生危险的相互作用。

浆果类：蓝莓、黑莓、草莓、蔓越莓、葡萄富含维生素 C、锰、铜，是饮食中抗氧化剂和抗炎植物化学物的重要来源，尤其是花青素的重要来源；草莓含有黄酮类化合物和酚酸，而蓝莓和葡萄含有维生素 K。

瓜果类：西瓜、哈密瓜、甜瓜等品种富含水分；甜瓜与其他许多水果相比，营养成分更多样化，包括类胡萝卜素、钾、铜、镁、叶酸和其他几种 B 族维生素；西瓜含有番茄红素及瓜氨酸（一种氨基酸）。

仁果类：苹果和梨富含花青素和纤维素，特别是果胶，这是一种可促进饱腹感的可溶性膳食纤维。

核果类：桃子、李子、油桃、杏和樱桃富含维生素 C、类胡萝卜素、纤维素和钾。

热带水果：香蕉、杧果、番石榴、菠萝、番木瓜、无花果、荔枝、椰枣、波罗蜜、面包果、椰子等热带水果营养成分多样；香蕉富含钾；椰子含有维生素 C、铁和镁，以及饱和脂肪酸与单不饱和脂肪酸（一个新鲜的中等大小的椰子约含 1400 卡热量）。

不同水果的含糖量各不相同，所以有些水果对血糖浓度的影响较大。水果干营养丰富，但所含热量普遍很高，而且由于水分已被去除，其含糖量也很高。例如，一杯杏干的热量约为 310 卡，而一杯新鲜杏的热量约为 80 卡。相较于水果和水果干，液态果汁中的糖分更容易被人体吸收，但果汁缺乏新鲜、罐藏、冷冻水果或水果干中的纤维素。例如，半杯石榴籽约含 70 卡热量；研磨成汁后，纤维成分被去除，每杯约含 130

卡热量。美国糖尿病学会(American Diabetes Association)提醒,糖尿病患者(包括 1 型糖尿病和 2 型糖尿病患者)仍可享用水果,尤其是全果,但前提是应密切监测血糖情况,保持血糖平稳。

说到疾病预防,有些蔬菜和水果是不是比其他蔬菜和水果效果要好?

如今,每种蔬菜和水果都有与其相关的丰富的研究文献资料,这对推进探究特定蔬菜和水果如何促进健康起着至关重要的作用。有些蔬菜和水果当下正流行,有些已过时,有些则被吹捧为当今的"超级食品"(比如羽衣甘蓝)。本书仅列举了一

水果和果汁

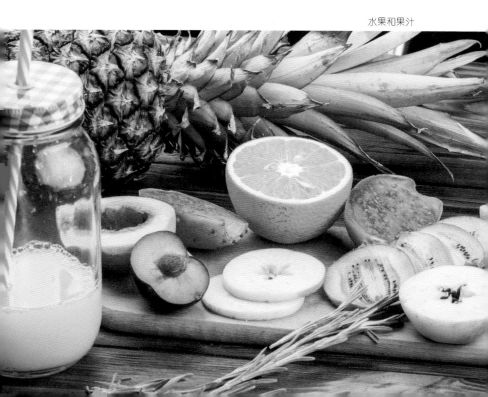

些常见品种，并没有囊括对每个品种的详细介绍。

浆果类水果色泽鲜艳，反映了其含有丰富的植物化学物，同时含有维生素和矿物质，有助于对抗炎症。浆果类水果富含抗氧化成分，此类水果的抗氧化能力在水果中是最高的。研究表明，石榴、蓝莓、覆盆子和草莓可以减轻关节疼痛并具有一定的抗炎作用。2018 年，针对多项随机对照试验开展的一项综述显示，蓝莓和蔓越莓有助于 2 型糖尿病患者维持健康的血糖水平。宝石色蔓越莓对心脏有保护作用，可以起到抗癌、抗突变、抗菌、抗炎以及抗神经系统变性的作用。有关蔓越莓与尿路感染相关性的研究众多。尽管许多实验表明蔓越莓在减轻尿路感染症状方面效果显著，尤其是在高剂量的实验条件下和体外模型中，但最近一篇包含了 24 项研究的综述指出，蔓越莓（包括全浆果、果汁等）并未显著减轻尿路感染症状。这可能是因为蔓越莓中的生物活性成分剂量低，或者它真的没什么效果。关于蔓越莓与尿路感染相关性的研究仍在进行，但这并不会阻挡我们继续享用蔓越莓，它是众多健康浆果类水果品种之一。

一般情况下，**苹果**比其他水果更易买到，因此它更易被忽视。苹果可提供许多日常所需的营养。实验研究表明，苹果中多种植物化学物在降低某些癌症、心血管疾病和哮喘患病风险方面可以发挥作用，并且对减缓认知功能衰退和延缓衰老（包括阿尔茨海默病）、预防糖尿病、减肥，以及维持骨骼和胃肠道健康有益。在相关机制研究中，人们发现苹果中的多酚可以相对完整地到达大肠，这对肠道微生物有利。也有研究表明，经常食用苹果还可预防肥胖。

十字花科蔬菜的独特性在于其含有高浓度、可代谢为异硫氰酸盐的硫代葡萄糖苷，异硫氰酸盐具有抗氧化性与抗炎性，可调节排毒酶活性以使机体清除致癌物。许多流行病学研究表明，十字花科蔬菜可以预防结肠癌、肺癌、前列腺癌、乳腺癌、膀胱癌和肾癌。一项纳入了 33 项相关研究的荟萃分析与系统综述指出，食用十字花科蔬菜的消费者罹患结肠癌的概率降低了 16％。西蓝花在降低结肠癌患病风险方面效果显著，可以达到 20％。重要的是，这些研究还揭示了基因与饮食之间重要的相互作用，这有助于未来制定个性化营养指导意见。

相反，有些蔬菜却得到了不好的评价，如**马铃薯**。尽管马铃薯在许多传统饮食中作为主食食用，可以提供维生素、矿物质、纤维素和植物化学物，但因其富含淀粉，血糖指数高，其对 2 型糖尿病患者不利。观察性研究认为，马铃薯（不管采用何种烹饪方式，如烤制、蒸煮、油炸等）与 2 型糖尿病和肥胖等疾病的良性结果之间的相关性不明确，但人们还未进行随机对照试验。对 13 项研究进行的系统综述指出，只有在每周食用次数超过 2 次时，薯条与肥胖或 2 型糖尿病之间才有关联性。这些结果可能不仅归因于薯条本身，还与消费者摄入的总热量高低（比如，是否搭配了美味蘸酱），以及它们对整个膳食结构的影响有关。重要的是，马铃薯的血糖指数取决于其烹饪方式和食用方式。马铃薯可以作为健康饮食的一部分，只是相对于其他蔬菜而言，其含较高的热量、较少的植物化学物而已。如大家所知，如果将马铃薯（尤其是炸薯条）作为主要蔬菜，就健康而言则不是最优食谱。

海藻也是值得肯定的。它们在亚洲饮食中（尤其是在日本、中国和韩国）占据一席之地，也是挪威、爱尔兰、威尔士和加拿大新斯科舍省等北部沿海地区传统饮食的一部分。海藻含有大量仅在海洋环境中存在的营养素。它们的热量低,膳食纤维含量高,并且其含有的独特的含硫多糖(硫酸多糖)具有抗氧化、抗病毒和抗凝特性。实验室研究和人体研究表明,海藻具有抗癌性。冲绳岛居民是世界上最长寿的人群之一,在当地饮食中,海藻发挥了重要作用。海藻也在缺乏海鲜的素食饮食中发挥了重要作用,可增加 DHA 的摄入,对人类健康和成长至关重要。

我们吃了多少蔬菜和水果? 为什么我们要多吃蔬菜和水果呢?

美国农业部于 1916 年首次提出了蔬菜和水果的概念,早在 1930 年就开始强调具体的类别。从 1980 年开始,美国每 5 年发布一次《美国居民膳食指南》。自 1990 年以来,《美国居民膳食指南》一直在强调"选择含有足量蔬菜和水果的饮食模式"。其中,《2015—2020 年美国居民膳食指南》指出,健康的饮食习惯应包括各种蔬菜和水果。因此,虽然人们经常听到"营养学家总是在改变主意"的说法,但其实许多基本知识已经存在一个多世纪了。尽管科学在不断发现支持食用蔬菜和水果的更多理由(包括它们可以提供大量对人体有用的植物化学物以及基因与饮食之在存在相互作用等),但关于蔬菜和水果有益健康的说法并不新鲜,同样,推荐人们食用蔬菜和水果的说法也不是近来才有的。

然而在美国,只有 10% 的人,其每日蔬菜摄入量满足推荐标准,而每日水果摄入量满足推荐标准的人群占比为 15%(根

据年龄和性别的不同,蔬菜推荐摄入量为每天 1～3.5 杯当量,
水果推荐摄入量为每天 1～2.5 杯当量)。此外,现代人类为习
惯所牵绊,常常主要依赖胡萝卜和番茄、苹果和橘子等特定种
类的蔬菜和水果搭配,而不去选择多色彩的搭配,以获取丰富
的营养(以及风味)。比如马铃薯是最受青睐的蔬菜品种之一,
平均占美国人蔬菜总消费量的 25％,占 2～18 岁儿童蔬菜总
消费量的 28％～35％。在蔬菜种类的"其他类别的蔬菜"中,
卷心莴苣和黄瓜摄入量居高,而与之相对,深绿色、红色和橙色
以及十字花科蔬菜的摄入量特别低。

全世界的营养学家一致认为,蔬菜和水果的摄入量不足及
种类有限,是导致饮食相关的慢性病发生的原因之一。在美
国,我们可以看到美国实施推广的健康饮食计划"每日五份"(5
a day)蔬菜和水果的健康益处。为了保持健康,食用大量蔬菜
和水果通常没有什么坏处,尤其是当它们取代了高糖、高热量
或者富含精制碳水化合物的食物时。许多研究表明,蔬菜在预
防某些疾病(如肝脏疾病、某些癌症)方面具有更好的功效。部
分原因可能是蔬菜中植物化学物种类繁多,而热量和含糖量较
低。因此,如今许多科学家都强调"蔬菜和水果"而不是"水果
和蔬菜"。

事实上,观察性研究、荟萃分析和系统综述以及成千上万
的体内外实验都阐述了蔬菜和水果的健康保护和疾病预防作
用。例如,2017 年,人们对 95 项前瞻性队列研究进行分析后
发现,每天摄入 200 克蔬菜和水果,可使冠心病和心血管疾病
的发病风险降低 8％,中风风险降低 16％,所有癌症的发病风
险降低 3％,并且任何原因导致的死亡风险都降低 10％。高摄

入量相比于低摄入量(每天少于 40 克)而言,降低风险的幅度更大:每天摄入 800 克蔬菜和水果,可使冠心病、中风、心血管疾病和全因死亡率分别降低 24％、33％、28％和 31％;而每天摄入 500 克蔬菜和水果,可使冠心病、中风、心血管疾病和全因死亡率分别降低 16％、28％、22％和 27％。然而,有关蔬菜和水果与癌症相关性的研究尚无定论,部分原因是不同部位癌症的病因各异。

2012 年,德国营养学会(German Nutrition Society)对食用蔬菜和水果的依据进行评估后指出,多吃蔬菜和水果会降低高血压、冠心病和中风的发病率的说法是有信服力的,多吃蔬菜和水果还有可能降低癌症发病率,也有可能减轻体重、提高认知能力并改善阿尔茨海默病病情。但蔬菜和水果摄入量可能与非肥胖型 2 型糖尿病不具相关性(肥胖是 2 型糖尿病最主要的危险因素之一)。研究还指出,蔬菜和水果可能对预防慢性阻塞性肺疾病、哮喘和类风湿性关节炎有很大帮助。自2012 年以来的其他研究也表明,蔬菜和水果对关节具有保护作用。而支持蔬菜和水果的摄入与青光眼和糖尿病性视网膜病变有关的证据不足。值得注意的是,疾病及其机制越具体,患者越少(这也就限制了可用于进行系统评价的研究数量以及研究能力),就越难发现饮食的影响作用。因此,随着研究越来越多地表明植物营养素具有保护性和生物活性,我们有理由相信,随着科学的进步,研究(如针对炎症性肠病和眼病的研究)可能会揭示出更有力的结论。此外,由于特定的植物化学物的作用,某些疾病更可能受农产品亚类的影响,这就是需要评估每种蔬菜和水果的重要性的原因。

虽然蔬菜和水果对不同疾病的影响程度各不相同,但其在预防心脏病和中风方面表现较为显著。美国居民膳食指南咨询委员会在 2015 年发布的科学报告中指出,蔬菜和水果是仅有的能在每一个有关健康结果的结论陈述中得到一致性认同的饮食。尽管如此,大多数美国人的蔬菜和水果摄入量仍未达到降低可预防慢性病发病率的推荐摄入量。世界卫生组织报告称,2013 年全球约有 520 万人死于蔬菜和水果的摄入不足,并建议每天至少食用 400 克蔬菜和水果(作为健康饮食的一部分),以促进健康和预防慢性病。

最后,高水分和高纤维含量的农产品能量密度低,这使得它们成了肥胖研究的目标对象。专业化组织和健康倡导者也提出很多建议,鼓励食用蔬菜和水果以控制体重。遗憾的是,人们往往忽略了一个微妙而重要的信息:蔬菜和水果仅在用于代替高热量食物时才有助于减肥。如果没有控制热量,即使仅仅是在每顿餐食中简单地添加一份营养丰富的沙拉,也会导致体重增加;将冰激凌换成浆果类水果,将饼干和薯条换成蔬菜是十分必要的。蔬菜和水果并不是神奇的减肥工具。各项研究均表明补充不是问题的关键,替换才是,只有保持热量负平衡的状态,才有可能实现减肥目标。

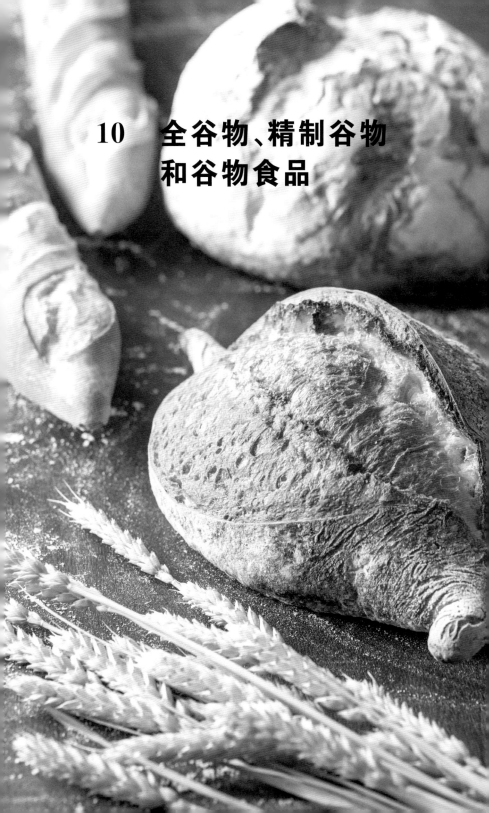

10 全谷物、精制谷物和谷物食品

什么是谷物和假谷物？

谷物主要是指禾本科植物的果实或种子，包括小麦、玉米、燕麦和大米等。一些阔叶植物的种子，如苋菜籽、荞麦和藜麦，也被归入谷物，因为它们的常量营养素及微量营养素组成与真正的谷物相当，而且消费量也相当（它们有时被称为"假谷物"）。谷物是饮食中碳水化合物最丰富的来源之一，可提供有益于心脏健康的不饱和脂肪酸、维生素 B、矿物质、纤维素和一系列不同的植物化学物。谷物还是许多国家的主要蛋白质来源。如果没有如下这些谷物主食，数十亿人将面临饥饿危机。

苋菜籽：富含赖氨酸，是素食主义者的好选择。

大麦：富含 β-葡聚糖，一种可降低人体低密度脂蛋白胆固醇水平的膳食纤维；"珍珠"大麦去掉了一些麸皮，而"去壳"大麦则没有去掉。

荞麦：富含芦丁，一种黄酮类化合物；不含麸质。

玉米：干玉米粒是谷物，而新鲜的玉米则被视为蔬菜；不含麸质。

小米：颜色有白色、灰色、黄色和红色等多种，富含铜元素。

燕麦：钢切燕麦是将整粒燕麦切断以加快烹饪速度，通常会造成一些膳食纤维的流失，但钢切燕麦和整粒燕麦的营养含量差不多；可降低人体低密度脂蛋白胆固醇水平；不含麸质。

藜麦：颜色有红色、白色和黑色等多种；蛋白质含量几乎是其他谷物的两倍，并且包含所有必需氨基酸和许多微量营养素；不含麸质。

大米：常见颜色为黑褐色和红色等，锰元素含量较高，不含麸质。

黑麦:味道浓郁,所含营养素与大麦和小麦相似;在美国主要用于制造威士忌。

高粱:富含花青素,不含麸质。

小麦:白色冬小麦和夏季红皮小麦是较常见的品种,其中前者较软、较柔和,用于制作"白色全麦面粉",而后者制成的全麦面粉则呈现褐色。

野生稻谷:野生稻植株在植物学上被认为是一种草,不含麸质。

在当今饮食中,大米、小麦和玉米贡献了世界总能量摄入的 60%,无论是直接食用还是制备成粉,它们被广泛用于全世界的各种食品中,包括面包、意大利面、玉米饼、墨西哥甜粽、曲

全麦面包

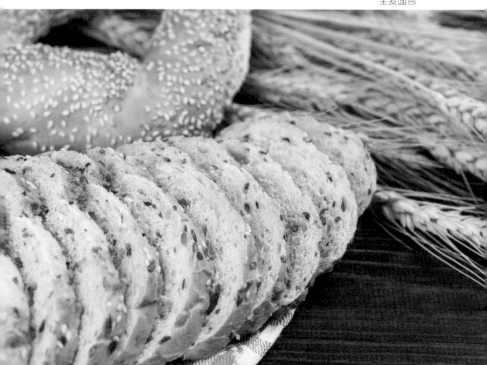

奇饼干以及薄煎饼等。

全谷物和精制谷物之间有什么区别？

所有谷物都有一个坚硬的外壳，这是不可食用的，食用前一定要去掉。一种谷物究竟是全谷物还是精制谷物，这取决于谷物在被摄入之前是如何被进一步加工的。全谷物含有植物的三个主要部分：麸皮（外纤维层）、胚芽（植物的生殖器官，富含不饱和脂肪酸、维生素和矿物质）和胚乳（富含可提供能量的淀粉）。曾经数千年期间，全谷物被广泛应用于粥、面包和其他饮食中。而后这一切在工业革命期间发生了变化，工业革命带来了机械化，以养活不断增长的人口。自动研磨过程去除了麸皮和胚芽，仅留下了更甜更白的胚乳，这些仅剩下胚乳部分的谷物现在被称为"精制谷物"。

精制谷物较容易实现快速烹饪，且由于去除了可能引起腐烂的含油胚芽，它们更容易储存。相较于之前色泽深、口感粗糙的食物，美国人和西欧人开始喜欢食用由精制谷物制成的口味温和的食物（如白面包）。

然而，精制谷物的加工过程会造成许多珍贵营养素的流失，例如维生素 B_1、维生素 B_2、烟酸、维生素 B_6、维生素 E、维生素 K 和叶酸，以及矿物质镁、钾、铁、钙和硒等。与全麦面粉相比，精制白面粉中的膳食纤维和蛋白质含量都较低。为了解决这个问题，人们将一些营养素添加到精制谷物中以实现营养强化，被添加的营养素包括硫胺素、核黄素、烟酸、叶酸和铁，但是未包括膳食纤维，这是饮食营养的重大损失，导致大多数人的饮食水平不足以保持健康。因此与精制谷物相比,全谷物的营养密度更高。

什么是麸质？　无麸质饮食对健康是否很重要？

麸质是一种不溶性蛋白质,主要存在于几种谷物中,特别是小麦、大麦和黑麦中。它的物理化学特性使其可提供理想的烘烤品质,例如富有弹性、便于成型和容易膨松,这就是为什么含麸质的面粉被优先选用于制作面包和糕点。与其他蛋白质类似,某些人可能对麸质产生过敏反应。当小肠的免疫反应导致肠道萎缩和消化吸收不良时,就会引起乳糜泻(又称麦胶性肠病,小麦过敏是具有其自身机制的另一种疾病)。尽管乳糜泻的筛查和诊断技术已有所改善,但诊断不足仍然是一个问题,在欧洲和美国,乳糜泄的发病率已从 20 世纪 70 年代的 0.03% 增加至 2017 年的约 1%($0.5\%\sim1.26\%$)。阿尔及利亚人发病率最高(5.6%),而日本人和中国人发病率最低。与麸质有关的疾病也有所增加,包括非乳糜泻性麦胶敏感症(non-celiac gluten sensitivity,NCGS)及麸质不耐受等。在美国,患有这两种疾病的人口约占总人口的 6%。非乳糜泻性麦胶敏感症表现出多种胃肠道疾病症状,但不是自身免疫病。

饮食、环境和遗传等因素会导致麸质过敏,但患乳糜泻和其他类型的麸质过敏的人口迅速增加的确切原因仍不清楚。在全球范围内,小麦和麸质(与小麦的淀粉成分分离以赋予所需的食品加工性能)的消费量有所增加。一些研究表明,在婴儿饮食中添加麸质和小麦粉,或者在母乳喂养期间引入麸质和小麦粉的做法,可能起到了关键作用。也有人质疑小麦产量的变化提高了麸质含量,尽管 20 世纪的农业数据并不支持这一假设,但这也许是一个影响因素。最近,可发酵的低聚糖、二糖、单糖及多元醇(一种在谷物及一些蔬菜和水果中发现的糖类),被发现与胃肠道不适有关,并且由于它们与麸质相关疾病高度相关,目前的研究正在探究它们在麸质相关疾病中的潜在作用。

在过去的十年中,无麸质饮食广受欢迎,部分原因是胃肠道疾病的发病率增加以及大众对胃肠道健康的关注度提高。但是有关麸质的误导性说明、"妖魔化"宣传,以及名人对无麸质的推崇(例如,无麸质饮食是好莱坞最受欢迎的饮食)也同样起了作用。实际上,最新民意调查显示,约 25% 的美国成人正在食用无麸质食品,特别是 20～39 岁的女性。无麸质食品的市场正在蓬勃发展,预估每年以 10.4% 的速度增长。然而如果有人患有的是与麸质无关的疾病,则没有理由减少含麸质食品的摄入。同时,没有证据表明无麸质饮食对减肥有帮助(除了因热量不足而引起的其他任何影响外),也没有证据表明含麸质食品对预防心脏病有益。虽然无麸质食品的味道和质地得到了显著改善,但相较于全谷物食品,无麸质食品中的糖、钠和饱和脂肪酸含量仍然较高,而膳食纤维、维生素 B、矿物质和植物营养素含量较低。因此,许多研究发现,遵循无麸质饮食的人,其整体饮食质量较差。因为如果没有详细的饮食计划,无麸质饮食可能会影响重要营养素的摄入,这就像从饮食中剔除所有重要食品组分一样。

全谷物和精制谷物对身体的影响不同吗？

　　虽然许多人以改善健康水平为借口而减少含麸质食品的摄入，进而减少谷物的摄入，但越来越多的科学研究表明，富含全谷物的饮食对胃肠道健康乃至整个人体健康有益。包含随机对照试验在内的研究表明，食用全谷物会引起人体低密度脂蛋白胆固醇水平的大幅下降，其中燕麦在降低人体低密度脂蛋白胆固醇水平方面尤为有效。2017 年的一项研究（包含 21 项荟萃分析）发现，每天摄入约 45 克全谷物的人，其心血管疾病和癌症死亡风险分别降低了 18％和 11％。研究还发现，全谷物对 2 型糖尿病、心血管疾病，以及结直肠癌、胰腺癌和胃癌有预防作用。从健康效果来说，每天摄入 90 克全谷物效果更佳。多吃全谷物可降低心血管疾病和全因死亡风险。另一项纳入了 20 项研究的荟萃分析显示，每增加 90 克全谷物摄入，由心血管疾病和癌症引起的死亡风险分别降低 25％和 6％。

　　全谷物的益处不是来源于其任何单一成分或生物学机制，而是由于它们在体内的叠加和协同作用。新的研究表明，全谷物对微生物群落有益，其作为益生元的膳食纤维和抗性淀粉成分能为那些对身体有益的细菌提供养分，此外可能还有其他未被发现的植物化学物发挥了作用。

　　许多观察性研究还表明，全谷物对体重的影响很小，但却是有利的，这是由于它们有助于控制食欲、增强饱腹感并促进新陈代谢。然而，来自随机对照试验的证据表明，影响全谷物减重效果的因素并不一致。食用谷物的类型和数量及食用方式都可能发挥作用。例如,热食及冷食都会影响血糖指数。

人们可能普遍认为精制谷物对健康有一定的负面影响,因为与全谷物相比,精制谷物的血糖指数更高,营养成分更少。有趣的是,虽然将全谷物换成精制谷物对糖尿病患者来说似乎是有益的,但现有文献的结论却模棱两可。由于与其他饮食和行为因素存在相关性,要研究单一元素(甚至是食物)的影响是具有挑战性的,并且影响代谢过程的因素可能还包括遗传和其他生物学因素。最近有几项有趣的研究表明,含有活细菌和酵母的白色酵母面包不会导致一些人体内的葡萄糖和胰岛素水平发生预期的变化,非酸面团面包也不会导致这种变化。研究人员假设酵母面包对个体微生物组的不同作用和其他因素可能影响了血糖反应。这些研究规模很小,研究结果需要进行重复验证,但强调了这样一种现象,即相同的食物可能对不同的人产生不同的影响,这是有关个性化营养的另一项先驱研究。

胰岛素敏感性也直接影响体重指数,因此那些体重正常的人能够更好地控制从精制谷物中摄取的糖分。人体对血糖的精确调控还与人体摄入的除精制谷物之外的其他食物有关。尽管精制谷物本身并不总是对健康产生负面影响,但研究表明,如果消费者摄入较多的精制谷物食品,例如饼干、煎饼、比萨、白面包、意大利面及大米等,那么他们的体重指数、患 2 型糖尿病和心血管疾病的风险都会升高。无论如何,营养丰富的饮食搭配比任何单一食物或食物组都要好。

如何确保自己买到的食品是全谷物食品?

由于食品包装上信息众多并且常含有误导性标签,想要确定哪些食品是全谷物食品,确实需要花点功夫。以下几点可能可以帮你做出更健康的选择。

(1)在食品成分表中查找与"全"相关的词(例如,全燕麦、全麦、全谷物玉米等),强化谷物并非全谷物。

(2)忽略食品的颜色,为了显得更加健康,商家往往会把食品的颜色调整成棕色。

(3)理解"杂粮"仅意味着包括多种谷物,例如,杂粮面包可能包含小麦、玉米和燕麦,但除非它是用全麦、全谷物玉米和全燕麦制成的,否则它就不是全谷物食品——即使其中添加了麸皮、膳食纤维或谷物种子。

(4)检查超市里散装售卖的货物中是否有全谷物,它们较便宜且外包装较少。

(5)记住一个基本的营养学原理:加工食品(如燕麦棒)可能是全谷物食品(因为它们是用全谷物制成的),但通常都添加了糖、钠和影响健康的脂肪。

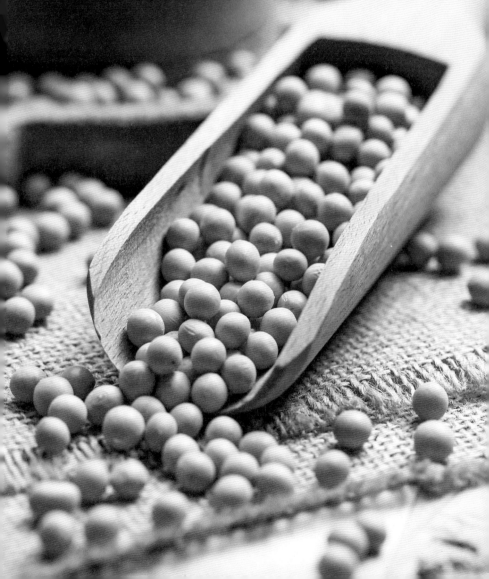

11 植物蛋白的力量：豆类 豆科植物，以及坚果和 种子

什么是豆类？ 为什么它们在营养学上和农业生产中独树一帜？

豆类是植物的果实或种子，包括大豆、豌豆和扁豆等。目前，可供人类食用的豆科植物大约有 20 种。与许多动物性食物相似，豆类中的蛋白质含量较高，一般为 $20\%\sim25\%$，约为谷物中蛋白质含量的 $2\sim3$ 倍。豆类的总脂肪含量低，富含铁、锌、钾、镁、磷、维生素 B、膳食纤维和植物营养素，例如植物甾醇和酚酸。虽然不同豆类在营养成分上存在差异——芸豆提供钼，而扁豆的抗性淀粉含量特别高——但总体来说，豆类中的膳食纤维和蛋白质含量较高，因此可缓释血糖并提供持续的能量。

有些豆科植物能产生可食用的种子，像谷物那样在成熟时收割。但有些则不能，例如三叶草、苜蓿、羽扇豆和花生。尽管按植物学分类是如此，营养学家还是经常根据营养成分或消费方式对食物进行分类（如全谷物和假谷物）。这就是为什么花生具有比其他豆科植物高得多的脂肪含量，但却被归为坚果和种子。同样，尽管豌豆本质上是豆类，但新鲜豌豆可视为蔬菜，而干豌豆则视为豆类。

豆科植物在植物中很独特，因为其可以通过与某些细菌（如根瘤菌、慢生根瘤菌）发生生物化学反应，将大气中的氮转化为氮肥，以滋养植物并肥沃土壤。一些豆科植物还可以释放土壤中的磷。出于这些原因，在生态农业中，豆科植物通常用于作物轮作和间作。豆科植物还具有广泛的遗传多样性，因此很容易进行气候适应性品种的选择和育种。与动物性食物相比，豆类提供单位能量所需的水、土地和燃料等资源较少；同时豆类便宜，保质期更长，是发展中国家自给自足的小农户的主要作物和蛋白质来源。豆类对人类和环境健康以及全球粮食安全至关重要，因此联合国粮食及农业组织将 2016 年定为"国际豆类年"。

豆类是如何影响体重和健康的？

豆类独特的营养成分有助于多种生理活动。例如，大肠中不溶性膳食纤维的发酵产生短链脂肪酸，为结肠细胞提供能量并且可以抑制肿瘤形成。含膳食纤维的食物（如豆类）也含有酚类抗氧化剂，由于其对胃肠道的有益作用，被认为可以在癌症预防中起作用。然而，2017 年针对 111 项前瞻性队列研究进行的回顾调查发现，食用豆类与结直肠癌患病风险之间没有关联。

然而，有充分的证据表明，每天食用 130 克豆类可显著降低人体内低密度脂蛋白胆固醇水平。在针对 21 项随机对照试验的分析中发现，与摄入相同热量的其他食物相比，摄入豆类有更显著的减肥效果，并有助于维持体重。基于较少数量的观察性研究和随机对照试验的综述表明，豆类还可能使心血管疾病和冠心病的患病风险降低约 10％。但还没有观察到豆类可使中风或 2 型糖尿病的患病风险显著降低。研究人员强调，还需要更多的参与者和长期随访研究。他们指出，研究结果可能反映了豆类的内在特性，替代不太健康的蛋白质来源时所发挥的替代效应，或者作为整体饮食模式一部分时所起到的总体作用。

尽管大多数有关人类的研究都是基于豆类总摄入量,但不同类型的豆类之间还是存在差异的,例如膳食纤维、低聚糖、多糖、蛋白质和植物化学物的差异,这些都需要进行单独研究。然而另一些研究考虑了整体饮食模式,发现那些富含豆类的饮食模式特别有益于健康,例如地中海饮食和冲绳饮食。像这样考虑整体饮食模式的研究是至关重要的,因为来自豆类食物的植物化学混合物的协同或拮抗效应,它们与饮食中其他成分的相互作用,以及它们的作用机理,是理解豆类食物保护作用的关键。

为什么豆类会导致胀气? 这种症状能否缓解?

豆类中所含的不溶性纤维会导致胀气。豆类中还含有难以消化的低聚糖——水苏糖、毛蕊花糖和棉子糖。这些糖通过肠道时会被肠道细菌发酵,从而产生气体。这些气体在通过肛门排泄之前可能会引起肠胃不适。但是,它们也可能会被肠道吸收,重新进入血液,或被肠道细菌消耗。

上述气体是在食用具有不易消化成分的食物时产生的健康代谢副产物。其实,豆类的一些有益作用就是通过发酵过程来体现的。一些研究表明,逐渐增加饮食中膳食纤维的含量有助于减少胀气的影响。食用 α-半乳糖苷酶(一种由黑曲霉产生的消化酶)可以改善低聚糖导致的胀气,但在某些健康状况下该物质被禁止食用。一些非处方药可以减轻腹部不适。

大豆为什么与众不同？　它与健康有何关系？

大豆之所以与众不同，是因为它提供了所有必需氨基酸、钙、硒、黄酮类化合物和植物甾醇，以及植物雌激素（通过模拟人类雌激素发挥作用）。新鲜大豆、干大豆都可以蒸制食用，新鲜大豆可以罐装或袋装冷冻保存。大豆富含多不饱和脂肪酸，每杯可提供约 300 卡热量、68 克蛋白质和 17 克膳食纤维。

几千年来，大豆一直被用来制作各种人类食品，例如将黄豆磨碎并加水煮熟后可制成豆浆；如果向豆浆中加入凝固剂，大豆蛋白可凝固形成凝胶体——豆腐；大豆可压榨生产大豆油，剩余的渣滓可以晒干磨成粉以作他用。市场上销售的大豆浓缩蛋白，如质构化大豆蛋白（TSP）或组织化植物蛋白，是由脱脂大豆粉经加压煮熟，然后再水化或干燥制成的。半杯干燥的质构化大豆蛋白中含有 24 克蛋白质和 8 克膳食纤维。其他很多的大豆食品是经微生物发酵制成的，所用发酵剂包含细菌、真菌及霉菌等几类。向发酵后的碎大豆中加入水，可制成酱油；向发酵后的大豆中加入盐和真菌，可生产味噌，这是一种浓稠的糊状物。豆豉则是用发酵后的整粒大豆制成的，比豆腐更有嚼劲，质地更紧实。

大豆因其独特的营养成分和在日本饮食中的突出作用，而受到了众多研究关注。居住在冲绳岛的居民是世界上寿命最长、最健康的群体之一。有充分的研究证据表明，大豆可以降低人体低密度脂蛋白胆固醇水平，特别是大豆蛋白的效果最为

明显;其中大豆对 2 型糖尿病患者和非 2 型糖尿病患者的作用
效果相似,但对家族性高胆固醇血症患者没有明显影响(与其
他饮食干预措施类似,这些研究并不总能克服遗传易感性)。
另有证据表明,大豆还可以降低血液甘油三酯水平,并提高
血糖对胰岛素的敏感性,例如 2010 年的一篇综述表明,发酵
后的大豆食品在此方面就特别有效。但目前尚无研究表明
食用大豆与个体罹患心脏病或 2 型糖尿病的风险降低之间
有直接联系。

有些人认为大豆可以预防激素相关疾病(如潮热)和乳腺
癌等疾病,但其实早期证据表明,大豆既有这方面的积极作用,
又有负面作用。2013 年,研究人员对 131 项关于大豆与安慰
剂的对比研究进行了荟萃分析(其中包括 40 项随机对照试验、
80 项观察性研究和 11 项其他类型的研究),结果发现,大豆并
不能帮助控制潮热,并且大豆与乳腺癌的发生或复发之间不存
在任何关系(即便是受试者服用了他莫昔芬,一种用于乳腺癌
二级预防的药物)。此外,大豆并不能使人体雌二醇水平升高,
也不会影响雌激素对靶器官的作用。但是,与日本传统饮食相
一致的较高的大豆食用量,即每天摄入 1～2 份大豆食品(含
25～50克异黄酮),可能会降低患乳腺癌的风险。有趣的是,一
些研究表明大豆仅对亚洲女性有益。生命历程流行病学认为,
时间安排很重要:如果生命早期食用大豆,可能会起到保护作
用,这也许是因为大豆在人体生长和发育过程中可以与人体激
素相互作用,以降低人体患病风险。遗传当然也起到一定
作用。

大豆科学在不断发展,一些研究显示,大豆可以降低人体

患子宫内膜癌和前列腺癌的风险并且可以促进骨骼健康，但这需要更有说服力的数据证实。较新的研究表明，食用完整的大豆，可能与只高剂量补充大豆蛋白或大豆异黄酮有不同的效果。大豆对人体的健康作用可能不仅源于其多样化特性，还源于它替代了饮食中营养价值较低的动物蛋白食品。同样，大豆可能仅仅是有益于降低心脏病和癌症患病风险的饮食模式的一个组成部分。因此，《2015—2020 年美国居民膳食指南》建议继续将适量食用大豆食品应用于疾病预防。

什么是坚果和种子？

像板栗一样，真正的坚果是生长在树上的果实，其最外层（子房壁）在成熟后成为一个硬壳。在植物学上，坚果和种子的分类非常复杂，它们在营养学和烹饪学上的分类对日常食用者更有用。树生坚果包括杏仁、巴西坚果、腰果、榛子、澳洲坚果、长山核桃、松子、开心果和核桃等。花生是一种豆科植物，其果实在地下成熟。所有坚果都是植物的果实（成熟的子房），而种子是成熟的受精胚珠。坚果和种子经过加工后可以生食（例如在食用杏仁前，要对杏仁做去皮处理，因为杏仁皮中含有天然氰化物），但是烘焙后食用风味更佳。

坚果和种子不仅营养丰富，而且能量密集，因为它们富含脂肪，脂肪含量可达 50% 或更多。坚果和种子都含有一些饱和脂肪酸，但皆因含有对心脏有益的多不饱和脂肪酸和单不饱和脂肪酸混合物而闻名。坚果和种子还含有蛋白质、维生素E、纤维素、锌、钙、镁、钾、硒、磷及各种植物化学物（如黄酮类化合物、木酚素、苯酚素、白藜芦醇、叶黄素）。它们是许多国家居民重要的营养物质来源。

　　不同种类的坚果和种子,其植物化学物和微量营养素的含量不同。杏仁以富含维生素 E 而闻名,巴西坚果(仅在亚马孙地区种植)以富含硒而闻名,花生中的微量营养素以多酚(尤其是白藜芦醇)为主,长山核桃中的类胡萝卜素含量相对更丰富,而核桃中的抗氧化剂含量相对更高。奇亚籽和亚麻籽富含蛋白质(两汤匙的奇亚籽和亚麻籽分别含有 11 克和 8 克蛋白质),而芝麻则包含多种必需氨基酸。核桃、亚麻籽和奇亚籽都含有 ω-3 脂肪酸。压榨坚果和种子可提炼油,每汤匙提炼出来的油约含 110 卡热量。提炼油的过程去除了整个植物部分中除脂溶性成分(如维生素 E)外的其他许多营养成分。

坚果和种子营养丰富

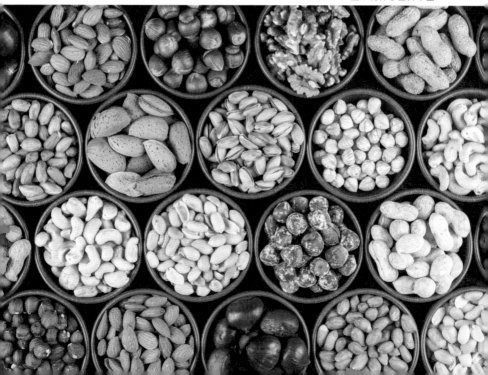

坚果和种子是否会导致发胖或与疾病风险增加相关？

像许多高脂肪食品一样，坚果和种子在 20 世纪 80 年代受到了排斥——许多人仍然依靠过时的科学理论来指导食物选择。但是，如果将两者作为平衡饮食的一部分适度食用，它们都可以成为健康饮食。蛋白质和脂肪都可以增加饱腹感，这可以帮助减少能量的摄入。坚果和种子还有其他有益健康的特性，包括增加脂肪的氧化作用和产热效果（能量消耗的一个方面）等。

包括前瞻性研究数据在内的观察数据表明，那些每周食用多达 4 份坚果的人，其体重与不食用坚果的人没有差异，换句话说，食用含坚果的饮食不会导致发胖。另有数据显示，与不食用坚果相比，每天食用大量坚果甚至可能导致体重指数和体重下降（种子的食用量较少，因此在流行病学研究中通常与坚果归为一类）。产生这种效果的部分原因可能是坚果在总体上起到的作用（坚果通常是健康的地中海饮食的一部分），也可能是坚果替代了薯条和饼干之类的营养价值较低的食品。无论如何，33 项随机对照试验的结果与观察性研究一致，即与控制饮食（包括选择低脂肪饮食）的人相比，那些食用各种坚果的人并没有发胖，体重指数也没有升高。

来自 61 项随机对照试验的强有力证据表明，坚果与低密度脂蛋白胆固醇水平和血压的降低有关。无数研究还表明，坚果与冠心病和高血压风险降低，以及冠心病和心血管疾病死亡率降低之间存在关联。大多数现有数据均未显示坚果与中风或 2 型糖尿病有显著关系,关于坚果和癌症关系的报道也很少。关于坚果对认知和大脑健康的作用的新假设,包括坚果与浆果的协同作用,现在正在进行进一步的检验。

目前预防坚果过敏的科学方法是什么?

在过去的几十年中,全球食物过敏的发病率呈上升趋势,在某些西方国家已经翻了一番,其中包括坚果引起的过敏反应。坚果过敏是很常见的,尤其是花生过敏。由于蛋白质的相似性,对一种坚果过敏的人往往对其他坚果也过敏。2015 年,一项针对全球 36 项研究进行的综述估计,坚果过敏的发病率约为 2%(从 0.05% 至 4.9% 不等)。在极端情况下,花生过敏可能致命。

针对许多与食物相关的严重健康状况,在研究数据不足的情况下,禁食往往是第一道防线。最初,许多母亲在怀孕和哺乳期间被提醒不能食用坚果,以减少后代过敏反应。但此后的许多研究表明,不食用坚果会产生相反的效果,母亲完全避免食用坚果实际上会使她们的后代过度敏感,从而更容易产生过敏反应。一项针对 640 个已知患鸡蛋过敏和湿疹风险较高的婴儿开展的,名为"早期了解花生过敏"(learning early about peanut allergy,LEAP)的随机对照试验发现,与完全不接触花生的婴儿相比,早期接触花生的婴儿 5 岁前出现过敏反应的概率要低得多。这项研究和其他相关研究表明,尽早接触潜在的过敏原会增强健康的免疫反应,从而降低发生食物过敏反应的可能性。

基于具有里程碑意义的 LEAP 研究和其他相关研究的数据，许多卫生机构于 2017 年 1 月修订了对父母的早期建议，其中包括美国国家过敏症和传染病研究所（National Institute of Allergy and Infectious Diseases，NIAID）。如今，研究何时向儿童提供含过敏原的食物，以及针对患病风险不同的儿童具体应提供多少，都是为了降低儿童发生花生过敏反应的可能性。

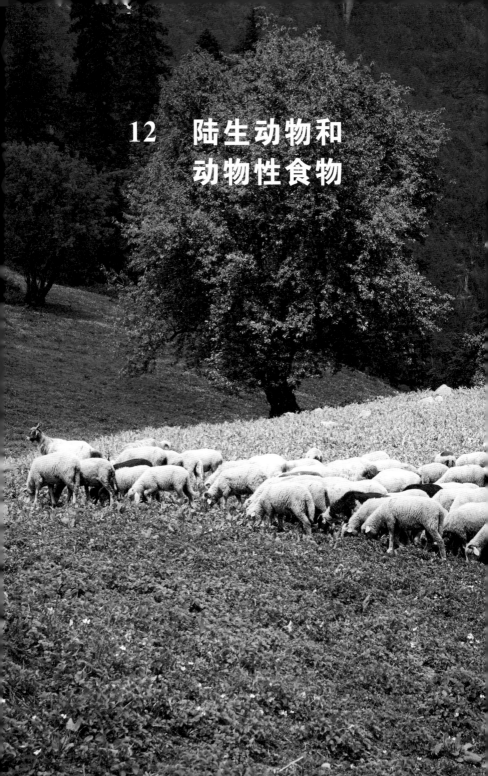

12　陆生动物和
动物性食物

有哪些可食用动物？ 它们在营养价值上有何不同？

在 1970 年至 2011 年间，人们饲养的供食用动物的数量从 73 亿增加到 242 亿，增加了 2 倍多。世界各地的可食用动物种类繁多，它们提供了全球近三分之一的蛋白质和 15％ 的热量。生活在南亚和撒哈拉以南非洲的 10 亿贫困人口主要以家畜为生。人们食用的通常是人工饲养的动物，如家牛、猪、家禽、绵羊和山羊等。世界上有超过 20 亿人（主要在非洲和亚洲）将昆虫作为食物，可食用昆虫的种类多达 1900 种，但通常是作为美味小吃食用，而非日常饮食。最常见的可食用昆虫有四类，分别为：鞘翅目（如甲虫）、鳞翅目（如毛虫、蝴蝶、蛾类）、膜翅目（如蜜蜂、黄蜂、蚂蚁）、直翅目（如蝗虫、蟋蟀）。

在全球范围内，人们食用猪肉的量比其他任何肉类都要多，猪肉摄取量占动物性食物总摄取量的 36％，其次是家禽肉（35％）和牛肉（22％）。山羊比其他动物更容易饲养，能适应不同的气候条件，并且能够产奶，因此在许多地方都很常见。例如，山羊在加勒比地区、东南亚及非洲地区很受欢迎。虽然山羊肉的总消费量没有超过猪肉，但它是消费范围最广的动物肉类之一：世界上约 75％ 的人食用山羊肉。虽然山羊肉在西方人的餐桌上还很少见，但作为一种营养含量高、可持续性更好的牛肉替代品，山羊肉的吸引力正在与日俱增。

动物性食物在美国人和英国人的饮食中占很大一部分。美国农业部估计，美国牛肉、猪肉和肉鸡（家禽肉）的人均消费量预计将增加，这在一定程度上是饲料谷物价格较低的结果。然而美国农业部高估了居民消费量（因为一些食物会被浪费），但是一旦考虑到进出口,这种趋势仍然是美国饮食习惯的缩影。尤其是到 2018 年,红肉和家禽肉的人均消费量达到222.2磅,总计超过 1000 亿磅,达到自 1970 年以来的历史最高水平。(相比之下,植物肉制品市场规模在 2018 年预计达到7.5 亿美元左右。)动物性食物消费量的增长大部分是由家禽肉推动的。自 1990 年以来,美国家禽肉的消费量在增长,牛肉的消费量在下降,猪肉的消费量保持相对稳定。自 1970年以来,美国家禽肉的产量已经增长了 5 倍,而牛肉的产量基本保持不变。尽管如此,目前美国的牛肉消费量仍然处于世界领先水平。

虽然蛋白质和几种微量营养素是动物性食物的主要营养成分,但同植物性食物一样,不同动物性食物的营养成分也略有不同。除蛋白质以外,西方饮食中常见动物性食物的主要营养成分如下。

奶牛肉:锌、铁、硒、磷、维生素 B_{12}、维生素 B_6、核黄素、烟酸、泛酸、饱和脂肪酸、单不饱和脂肪酸、胆固醇。

猪肉:硫胺素、烟酸、维生素 B_6、维生素 B_{12}、硒、磷、锌、铁。

鸡肉:硒、磷、烟酸、维生素 B_6、单不饱和脂肪酸、饱和脂肪酸(仅在鸡皮中含有)。

火鸡肉:烟酸、维生素 B_6、核黄素、钾、硒、磷、锌、铁、饱和脂肪酸(仅在火鸡皮中含有)。

山羊肉:维生素 B_{12}、铁、钾、锌、胆固醇。

绵羊肉:维生素 B_{12}、硒、维生素 B_6、锌、磷、单不饱和脂肪酸、饱和脂肪酸、胆固醇。

水牛肉:维生素 B_{12}、维生素 B_6、钾、铁、锌、铜、硒。

虽然不同肉类的蛋白质含量相似,但脂肪含量的差异会导致热量含量的不同(参见表 12.1)。值得注意的是,与植物性食物中的非血红素铁相比,动物性食物中的血红素铁更容易被人体所吸收(生物可利用性更强)。

表 12.1 五种常见肉类的营养成分比较,每 3 盎司,制法为烘烤

肉类名称	热量(卡)	蛋白质(克)	铁(克)	饱和脂肪(克)	总脂肪(克)
牛肉	245	23	2.0	6.8	16.0
鸡肉	120	21	1.5	1.1	3.5
猪肉	310	21	2.7	8.7	24.0
绵羊肉	235	22	1.4	7.3	16.0
山羊肉	122	23	3.2	0.79	2.58

数据来源:数据来自美国农业部国家营养标准参考数据库(2015 年 9 月发布,第 28 版,2016 年 5 月略有修订)。

红肉包括牛肉、猪肉、羊肉和马肉等肉类。加工肉制品一般是指通过加入盐和其他成分,在某种程度上得到改良的肉类,其更便于储藏且更美味。因为红肉和加工肉制品在西方饮食中的突出地位,它们在过去几年中受到了大量研究的关注。它们是公认的结直肠癌危险因素。许多研究表明,红肉和加工肉制品与 2 型糖尿病和心脏病之间存在显著的关联,尤其是加工肉制品。2017 年的一项研究显示,对于 2 型糖尿病患者而言,每天摄入 50 克加工肉制品,会导致患心脏病的风险增加 37%,而每天摄入 100 克红肉,会导致患心脏病的风险增加 17%。欧洲的一项大型研究也表明,每天摄入 50 克加工肉制品,会导致死亡率增加 18%(这主要是由心血管疾病引起的)。后来的一项研究证实了这些发现,但这些发现只在美国人身上表现明显;而在欧洲和亚洲人群中,可能是因为摄入量不够高,实验结果并不明显。

　　许多动物性食物都含有共轭亚油酸,这是一种只能通过饮食获取的必需脂肪酸。尽管一些植物性食物(如葵花籽油和红花籽油)中也含有微量的共轭亚油酸,但有些人仍称它为"动物营养素",因为它主要存在于动物性食物中。与用谷物饲养的动物相比,用草料饲养的动物体内共轭亚油酸含量更高。一些研究表明,高剂量的共轭亚油酸能够加速脂肪燃烧,减少炎症发生,并促进葡萄糖代谢。虽然共轭亚油酸常被吹捧为减肥的"灵丹妙药",但其实有关其对减肥或增肌有可见效果的证据仍然有限。

加工肉制品

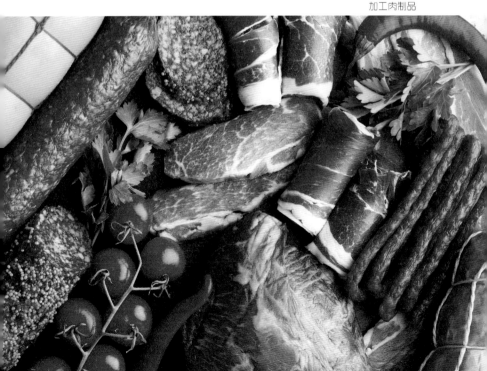

畜牧业生产需要什么资源？

地球上近 30％ 的无冰地表被用于放牧，致使世界上约 20％ 的草原退化。肉类生产需要大片土地，这是造成森林砍伐的最主要原因之一：每年约有 130 亿公顷的森林因农业用途被破坏。联合国粮食及农业组织估计，1990 年全球森林面积（约 41.28 亿公顷）占陆地面积的 31.6％，而 2015 年（约 39.99 亿公顷）占 30.6％，其中非洲和南美洲的森林损失面积最大。树木是降低大气中二氧化碳浓度的一种关键碳汇，而砍伐森林以开垦牧场或农田的行为会对树木造成极大破坏。森林砍伐是大气中二氧化碳（含量最高的温室气体）浓度升高的第二大原因，仅次于化石燃料燃烧。地下水对农业、工业、人类日常饮用及其他用途都至关重要，而森林对补充地下水供应来说是必不可少的。森林还能保护土壤和生物多样性，超过一半的陆生动物和植物生活在森林中。

部分农业用地（约占所有农田的三分之一）用于种植动物饲料。在美国，主要的饲料作物是玉米（96.2％），其次是高粱（2.5％）、大麦（1％）、燕麦（0.4％）。事实上，绝大多数玉米是用来饲养动物的，因此用于生产玉米的资源（如燃料、水、土地、肥料）也极大地增加了饲养食用动物的环境成本。地球上约 92％ 的淡水用于农业，其中约三分之一与动物性产品有关。

梅斯芬・梅孔嫩（Mesfin Mekonnen）和阿尔杰・胡克斯特拉（Arjen Hoekstra）使用中国、印度、荷兰和美国的数据比较了各种动植物的水足迹，发现单位热量牛肉的平均水足迹比谷物和根部含淀粉的农作物高出 20 倍左右。同样,牛奶、鸡蛋和鸡肉中每克蛋白质的水足迹比豆科作物高出 1.5 倍左右。而如果只比较动物性食物的水足迹,我们会发现,每吨牛肉的水足迹(15415 立方米)要远高于每吨绵羊肉或山羊肉(8763立方米)、猪肉(5988 立方米)以及家禽肉(4325 立方米)。畜牧业生产需要水,这些水主要用于动物饮用及饲料作物和牧场灌溉等。传统牛肉(与草饲牛肉相比)的生产极其耗水,因为种植饲料作物所需的水远远超过水化作用和管道护理(如清洗)所需的水。对于农作物而言,蔬菜、根部含淀粉的农作物、水果和谷物的水足迹(分别为每吨 322 立方米、387 立方米、962 立方米及 1644 立方米)相对较小。

《美国科学院院报》(*Proceedings of the National Academy of Sciences*)2014 年的一份报告称,科学家运用生命周期评价(量化农业生产中各种因素对环境影响的一种方法)计算了生产牛肉、猪肉、家禽肉、鸡蛋和牛奶的成本,其中包括土地成本、灌溉用水成本以及温室气体和活性氮(用作肥料)减排成本。结果表明,生产牛肉比生产同等热量的其他家畜肉平均多利用 28 倍的土地,多消耗 11 倍的灌溉用水,多产生 5 倍的温室气体以及 6 倍的活性氮;而生产牛肉比生产同等热量的马铃薯、小麦和大米平均多利用 160 倍的土地,多消耗 8 倍的灌溉用水,多产生 11 倍的温室气体以及 19 倍的活性氮。在资源利用方面,牛与其他家畜存在巨大差别的部分原因是牛将食物转化为蛋白质和能量的效率大约是其他家畜的六分之一至三分之一。因此,与其他家畜相比,牛需要更多的资源才能产出同样多的能量。牛也是反刍动物,可以重复利用和消化草料中的纤维素,并通过肠道发酵将甲烷释放到大气中;大气中的大量甲烷也由该过程产生。甲烷的温室效应至少是二氧化碳的 20 倍。事实上,与家畜相关的温室气体排放量约占农业生产中所有气体排放量的三分之二,前者的来源包括牧场上未处理的粪便(16％)、妥善管理的粪便(7％),以及家畜肠道发酵(40％)等。

人们已经在家畜饲养方面做出了一些改进。联合国粮食及农业组织估计,在 1990 年至 2015 年间,由于管理和保护水平提升,森林每年的净损失率从 0.18％减少到 0.08％,从而使碳排放量减少了 25％。此外,自 20 世纪 70 年代以来,营养学和遗传学领域的技术进步及农场管理水平的提升减少了牛肉生产对环境的影响,使饲料用量减少了 19％,用水量减少了 12％,土地使用面积减少了 33％,同时每单位牛肉的碳足迹减少了 16％。同样,2007 年每十亿千克牛奶的碳足迹比 1944 年减少了 37％。也就是说,其中一些成果是越来越多地建设集中型动物饲养场和利用促生长技术的直接结果,而这样做是为了提高生产率和缩短动物生长周期。此外,动物饲料中玉米(需要大量的水进行灌溉)使用量的增加使牛肉的水足迹在同一时间段内增加了 42％。

什么是集中型动物饲养场? 为什么它很重要?

动物饲养场(animal feeding operation,AFO)被美国环境保护署解释为能够在一年中的任何时间段内将动物圈养 45 天或更长时间的一个场所,并且其中生长的农作物、植被或草料作物无法维持动物正常的生长周期所需。“集中”一词进一步阐明了动物饲养场的含义,特别是动物的种类、数量和饲养密度("集中"一词有时也会用"封闭"一词代替)。毫无疑问,利用动物饲养场和集中型动物饲养场进行生产是高效、低成本的肉奶蛋生产方式。然而,这两种方式所提供的条件往往都是不人道的,由于生存空间拥挤、无法移动、缺乏通风设备、温度控制不当、卫生条件差以及精神压力,动物会遭受相当大的痛苦,进而健康状况不佳。这就需要在饲料中使用预防性抗生素。传统饲养系统倾向于优先选择少数物种以进一步提高效率。

1972 年,美国《清洁水法》将动物饲养场和集中型动物饲养场认定为污染源,原因是它们向环境中排放废物,包括固体废物(如动物粪便)和废水。美国环境保护署表示,家畜产生的固体废物要比所有美国人产生的多 3～20 倍,约为 12 亿～13.7 亿吨。而且与人类不同,家畜的生长环境中并没有安装能够处理固体废物的设施。家畜粪便作为一种天然肥料,常被施加在土地上,但它提供了过多的氮和磷,超过了保证土壤健康所需的水平。家畜粪便中也可能含有潜在的病原体(如大肠杆菌)或抗生素抗性细菌(它们对人类健康都有危害),同时还含有动物血液以及用于牛蹄浴的硫酸铜等化学残留物。家畜粪便也经常渗入地下水,人们在饮用水中已经检测到了病原体和微量的抗生素、疫苗与激素。氨、甲烷、氧化亚氮和硫化氢等气体产生的气味主要是由粪便释放出来的,也可能是由肉类加工和奶牛场的其他加工过程产生的。这种气味令人难以承受,还可能是附近居民哮喘和其他呼吸系统疾病的危险因素。鉴于以上所有情况,养殖场周围的房地产价值可能会越来越低。

农业从业者被认为是世界上最危险的群体之一。在动物饲养场和集中型动物饲养场工作的农场工人,已经越来越多地暴露于存在病原体、有害气体和有机粉尘的环境中,因此他们患各种呼吸系统疾病(如慢性支气管炎、有机粉尘毒性综合征以及与黏膜炎症和哮喘相关的综合征等)的风险更高。农场工人要承担重复性的工作,因此对他们来说,肌肉骨骼损伤也是很常见的。此外,他们还会遭受由危险的机器和工具造成的损伤。农场工人位于美国最危险职业的"前10名",每10万名农场工人中有22人发生致命性工伤,而在全行业,每10万名工人中有3.4人发生致命性工伤。2015年美国报告的4836起致命性工伤中,有252起属于上述人员,仅次于轿车司机和卡车司机。据美国劳工统计局统计,2015年,根据来自美国私营部门的数据,农业、林业、渔业和狩猎行业是非致命性职业伤害和疾病发生率最高的行业:每100名执业人员中就有5.7人,即共有56100人属于此情况。尽管一个多世纪前,在厄普顿·辛克莱的《屠场》出版之后,肉类加工业取得了一定进步。但在2005年,肉类加工业仍被列为美国最危险的行业之一。自那以后,这种情况只得到了微小的改善,并且人们担心这些行业漏报了事故、疾病和死亡人数。此外,这些行业还常缺乏健康保险和基本安全保障。

基于以上原因及其他更多原因,科学界普遍认为,肉类(包括牛肉、家禽肉和猪肉)生产正在导致气候变化以及一系列其他关键的社会、环境和健康问题,其中许多问题因集中型动物饲养场的存在而加剧。作为回应,美国牛肉行业目前正在分析具有代表性的饲养方式对环境的影响(但未分析其他关键问题),并考虑"从摇篮到农场大门"的温室气体排放、化石燃料使用、水的使用和活性氮损失的足迹。尽管如此,由于收入的增加和城市化进程的加快,一些中低收入国家的肉类消费量正在增长,特别是巴西的红肉以及加工肉制品的消费量正在增长。联合国粮食及农业组织估计,到 2050 年,全球肉类、乳制品、蛋类需求量都将实现大幅增长。如果不能将目前的生产方式变得更可持续、更健康、更合理,那么地球和人类会面临更严峻的问题。

为什么要在集中型动物饲养场使用抗生素? 抗生素对人类健康是否有影响?

世界卫生组织认为,大多数抗生素都用于畜牧业生产——在一些国家,大约 80％ 的抗生素都被用于畜牧业。然而,它们主要不是用于治疗,而是用作生长促进剂。这类物质能够刺激生长,从而降低生产成本。它们还被用于防止疾病在密集饲养作业的拥挤和不卫生条件下传播。在美国,抗生素主要用于牛、鸡和猪等物种养殖。

在畜牧业中使用抗生素始于 20 世纪中期,但是有条件限制。然而,有证据表明,在畜牧业生产过程中过度使用抗生素是抗生素耐药性问题的根源,这既是一个关乎动物健康的问题,也是一个关乎人类健康的问题。因为在畜牧业中使用的抗生素和用于人类的抗生素是一样的。抗生素原本是用来消灭动物体内的"有害"细菌的,但由于抗生素的过度使用,"有害"细菌产生了耐药性,并不断繁殖,进而变成了危险的"超级细菌"。通过直接的肉类消费,或间接的环境污染(由动物粪便或被污染的土地和水造成),这些抗生素抗性细菌会进入人体。

科学家得出的结论是,在畜牧业生产过程中过度使用抗生素在很大程度上导致人类对抗生素产生了耐药性。因此,人类医学中常用的抗生素会变得无效,这一情况增加了人类罹患重大疾病或死亡的风险。所以,世界各地的许多国家或组织都呼吁停止将抗生素用于促进动物生长和疾病预防,比如 1986 年的瑞典和 2006 年的欧盟就是这样做的。2010 年,美国食品药品管理局承认在肉类生产中使用的抗生素与人类对抗生素产生耐药性有关。美国疾病预防控制中心得出结论,人类对抗生素产生耐药性是集中型动物饲养场过度使用抗生素的直接结果。

人们对肉制品等动物性食物的喜爱,推动了世界范围内抗生素使用量的增加。这一情况正在加剧抗生素耐药性问题的进一步蔓延。世界卫生组织总干事谭德塞(Tedros Adhanom Ghebreyesus)博士说:"缺乏有效抗生素和暴发一场突发的、致命的疾病一样,都是一种严重的安全威胁。"幸运的是,可替代的办法还是存在的,包括减少集中饲养、使用疫苗和改善卫生条件等。事实上,2017 年一篇涉及 181 项研究的综述发现,限制或禁止抗生素使用的干预措施(比如有机农业)会让动物体内的抗生素抗性细菌减少 39%,而人类产生抗生素耐药性的风险也因此降低了 24%。这项研究促使世界卫生组织针对农业生产中的抗生素使用发布了新的指南,呼吁"农牧民和食品行业停止例行使用抗生素来促进健康动物生长和预防疾病"。必要时,应该选择那些被认为是对人类健康"最不重要"的抗生素,而绝非那些"优先级最高或至关重要"的抗生素。2017 年美国食品药品管理局要求肉制品行业停止将抗生素用作生长促进剂,但没有明确预防性抗生素的使用问题,因此抗生素仍继续被大规模使用。(即便如此,一些公司仍在加紧步伐:2017年,包括麦当劳和肯德基在内的 15 家主要门店,同意不再供应用抗生素饲养的家禽。)

生产过程中使用了抗生素的动物性食物,会给饲养相关动物的农业工人和食用这些动物性食物的人的健康,乃至公众健康带来更高风险。英国一份发人深思的报告指出,除非实施全民行动(贸易使超级细菌在全球传播,因此全民行动是十分必要的),否则抗生素耐药性这一问题仅在 2050 年就将造成1000 万人死亡,与目前每年造成约 70 万人死亡(医疗保健费用达到 8 万亿美元)相比,其增速是惊人的。

为什么要在畜牧业生产过程中使用激素?

自 1950 年以来,美国食品药品管理局已经批准在畜牧业生产过程中使用天然类固醇激素(如雌激素、孕酮、睾酮等)和合成类固醇激素。与抗生素一样,这些药物提高了动物将饲料转化为肉和奶的速率和效率。但与抗生素不同的是,类固醇激素只用于牛和羊,而不用于鸡或猪。而商家在家禽肉和猪肉的标签上注明"不含激素"的做法,只不过是用于增加销量的营销策略而已。

常用于奶牛的一种激素是重组牛生长激素,主要用于刺激牛产奶。从 1993 年开始,使用过这种激素的奶牛生产的牛奶及其制品就一直在美国市场上销售。美国食品药品管理局和其他机构在最初结论以及 2013 年的一份后续报告中阐明,使用过重组牛生长激素的奶牛生产的牛奶和未使用过重组牛生长激素的奶牛生产的牛奶一样安全,因为两者的蛋白质组成基本没有区别;即使前者中含有激素残留物,残留物也是无害的(此外,动物在被屠宰前已完全将这些激素代谢完毕,实际上已经消除了激素到达人体内的可能性)。因此,尽管生产商被允许在产品标签上标示"不含重组牛生长激素",他们在法律上也有义务声明,尚未发现这种牛奶与未使用过重组牛生长激素的奶牛生产的牛奶有何不同。即便如此,美国公共卫生协会(American Public Health Association, APHA)仍然反对在奶牛身上使用激素,欧盟也不允许在奶牛身上使用激素。

为提高牛奶产量而使用重组牛生长激素,会导致奶牛疼痛和痛苦的增加。这种行为不仅残忍,还会导致奶牛罹患乳腺炎等感染性疾病,进而导致抗生素使用量的增加,并形成一个对奶牛和人类都危险的恶性循环。出于这些原因以及其他原因,美国人道协会和美国人道养殖协会(Humane Farming Association)也反对在奶牛身上使用重组牛生长激素。

牛奶有什么营养价值?

人类婴儿体内会产生乳糖酶,它能够代谢母乳中的乳糖。然而,大多数人在生命早期,体内就不再产生乳糖酶,因此会出现"乳糖不耐受"的情况。在这种情况下,由于无法充分消化和吸收牛奶和乳制品,人体会出现肠胃不适症状。科学家估计,全球75%的人有乳糖不耐受的情况,这种情况会因各种因素而异。具有欧洲血统的人更有可能终生产生乳糖酶,这或许是人类进化过程中基因突变的结果。

即便如此,全世界仍有很多人喜欢喝牛奶,无论是来自奶牛还是水牛的奶。联合国粮食及农业组织表示,全世界约有60亿人饮用牛奶和乳制品。人均牛奶消费量最高的地区是欧洲,尤其是芬兰和瑞典。牛奶营养丰富,是蛋白质的极佳来源,特别是酪蛋白和乳清蛋白的极佳来源。牛奶中也含有维生素(如核黄素、维生素 B_{12}、泛酸、维生素 A 和维生素 D 等)和矿物质(如钙、碘、硒、镁、磷、锌和钾等)。全脂牛奶的丰富性来自它的脂肪。脂肪在低脂牛奶中被部分去除,在脱脂牛奶中被完全去除(同时也造成了牛奶中脂溶性维生素,如维生素 A 和维生素 D 的流失,不过这些脂溶性维生素通常可通过营养强化的方式得到补充)。如果牛奶来自用草料饲养的牛,其中会含有植物性 ω-3 脂肪酸和共轭亚油酸。

牛奶及其营养成分与骨骼健康有关吗?

虽然植物性食物(如深色绿叶蔬菜、豆类、豆腐等)和膳食补充剂是钙的良好来源,但牛奶和乳制品是主要来源。2014 年的一项研究认为,有 1020 万 50 岁及以上的美国成人(约十分之一)患有骨质疏松症;而在 65 岁及以上人群中,有 5.1% 的男性和 24.5% 的女性患有这种疾病。在全球范围内,骨质疏松症每年造成超过 890 万例骨折,影响了日本、欧洲和美国的7500 万人。国际骨质疏松基金会(International Osteoporosis Foundation,IOF)估计,骨质疏松症比哮喘、类风湿性关节炎、高血压和心脏病等非传染性疾病造成的残疾更多。

与其他许多疾病一样,骨质疏松症有很强的遗传基础,但饮食等生活方式因素也起着一定作用。骨质疏松症和低骨量都是衰老的原因。一般来说,成人在 30 岁时骨量开始减少,所以在此之前,尤其是在早期生长和发育期间,尽可能地构造最强壮的骨骼是至关重要的。减缓衰老过程中骨质流失的速度也很重要。由于钙在骨骼健康中起着不可或缺的作用,牛奶引起了人们的广泛关注,大多数相关研究都集中在钙本身上,其次是维生素 D。

成千上万的研究已经分析了钙在骨骼健康中的作用。它们假设钙的摄入量越高,就可以构造越强壮的骨骼,更有效地减缓骨质流失,并降低骨质疏松和骨折发生的风险。早期研究表明,钙补充剂在减少骨质疏松和骨折的发生方面有潜在的作用,但包括长期前瞻性研究和随机对照试验在内的更多的近期

牛奶富含蛋白质

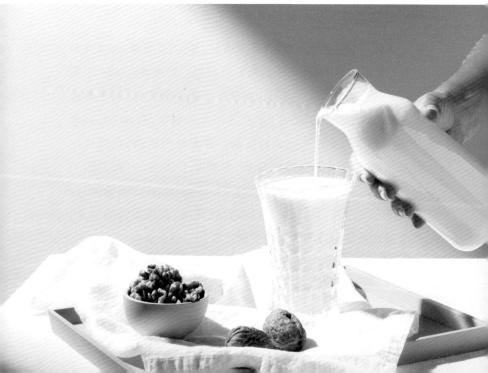

研究并不支持两者之间有明确的关联。还有研究表明,补钙对女性骨折风险的影响因部位而异,例如补钙会造成髋部骨折发生的风险增加 50%;这一结果得到了骨质疏松性骨折研究的认证。即使健康儿童积极地提高峰值骨量,目前的证据仍不支持大量摄入钙或钙补充剂对优化骨骼健康有作用。

维生素 D 对维持人体的钙代谢是不可或缺的,它通过增加食物中钙的吸收或增加骨骼中钙的再吸收来维持健康的血钙水平。因此,维生素 D 对骨骼健康十分重要,进而成了人们关注的焦点。2014 年,科克伦综述综合分析了 53 项随机对照试验的结果后发现,单独使用维生素 D 不能有效减少骨折的发生。这一结果在其他研究中也被证实。许多这类研究都表明,即使同时服用维生素 D 和钙,骨折发生的风险也只会适度降低。然而,一些研究确实证明,补充剂可能对那些钙和维生素 D 摄入量特别低的人有帮助。值得注意的是,补钙还与胃肠道不适、肾病风险增加,甚至心肌梗死相关;这可能是由于钙具有广泛的生物活性,而不只是影响骨骼健康。然而,富含钙的食物一般没有健康风险,只有高剂量的钙补充剂才会有。

此后,研究人员将目光投向了牛奶和乳制品与骨骼健康的关系。2017 年的一项综述指出,在整个生命周期中,从儿童到绝经后的女性,牛奶、奶粉补充剂和乳清蛋白都与骨转换减慢有关,进而导致骨密度增加。然而,关于牛奶对骨折发生风险影响的研究很少,且缺少随机对照试验;而且关于牛奶与骨骼相关数据之间关系的结果也不明确。

牛奶和乳制品与肥胖、前列腺癌和其他疾病有关吗？

众多研究表明，摄入牛奶和乳制品与体重增加或肥胖风险无关。只要牛奶和乳制品是平衡饮食的一部分，儿童和成人都可以摄入。一些研究表明，牛奶甚至可能有助于减肥，其中全脂牛奶效果更好，部分原因可能是与脱脂牛奶相比，其多出的脂肪可提供更强的饱腹感。

其他一些研究分析了牛奶和乳制品与慢性病（如 2 型糖尿病和心血管疾病）之间的关系，结果喜忧参半，大多数研究结果是中性的，有些甚至是负面的。对于激素敏感型癌症（如乳腺癌、子宫内膜癌、卵巢癌和前列腺癌等）来说，牛奶和乳制品中的雌激素和胰岛素样生长因子可能起到促进肿瘤形成和生长的作用，因此牛奶和乳制品与癌症的关系受到了广泛关注（尽管许多研究表明，市面上可以买到的牛奶和乳制品中所含的具有生物活性的雌激素含量很低，不会对消费者产生不利影响）。举个例子，在实验室研究中，科学家已经证实牛奶能刺激前列腺癌细胞的生长，这可能是牛奶对血浆胰岛素和胰岛素样生长因子以及细胞信号传导和细胞生长产生影响的结果，也可能是牛奶本身所含有的乳清蛋白和酪蛋白产生的结果。一些研究表明，在生命早期生长发育过程中，过量饮用牛奶可能严重危害前列腺的健康发育。例如，2015 年一篇涉及 32 项前瞻性研究的综述反映出，牛奶（包括低脂牛奶和脱脂牛奶）和奶酪等乳制品或膳食钙（不包括通过钙补充剂补充的钙）摄入过多与前列腺癌的患病风险增加有关。但目前尚未观察到前列腺癌患病风险与单一食物（如冰激凌或黄油等）之间有任何联系。这些不同的研究结果表明,要弄清牛奶和乳制品与疾病之间的关系,我们还需要进行进一步的研究。当然,饮食与基因之间也存在相互作用,最近的一项综述显示,不同类型的乳糖不耐受对前列腺癌和其他癌症的影响不同。

与关于牛奶和乳制品的单一食物研究和食物组研究相反,关于整体饮食模式的研究一致表明,摄入高甜度的牛奶和乳制品(如冰激凌、酸奶和风味咖啡饮料等)会导致糖分摄入过多,从而增加人体罹患 2 型糖尿病和心脏病的风险。相反,包含低脂牛奶和低脂乳制品在内的饮食模式,通常与较低的心脏病、肥胖患病风险和较长的寿命有关,这可能是因为低脂牛奶和低脂乳制品经常被当作健康饮食的一部分。与此同时,地中海饮食[包含低至中等水平的全脂牛奶和全脂乳制品摄入,富含植物性食物,更倾向于富含不饱和脂肪酸的饮食(如含有橄榄和坚果的饮食)]也显示出类似的降低疾病风险的效果(但有关地中海饮食与前列腺癌患病风险之间关联的研究很少)。新的数据表明,如果将全脂牛奶和全脂乳制品作为健康饮食的一部分适量摄入,则不会有罹患心血管疾病的风险,这可能是因为全脂牛奶和全脂乳制品的营养密度超过了其饱和脂肪酸含量。

总之,关于牛奶和乳制品在健康和疾病预防方面的作用的研究是相当复杂的,就像关于补充钙和维生素 D 对防治骨质疏松症的作用的研究一样。与营养学中的许多情况一样,单一的食物、食物组和营养素对整体的健康和寿命可能不那么重要,整体饮食模式才更重要。

为什么酸奶与众不同？

酸奶的发现可能是偶然的，它是大约 6000 年前在动物驯化初期由羊奶转化而来的。尽管酸奶的饮用方式因文化和烹饪风格而异，但其仍旧是当今世界许多饮食模式的一部分。土耳其人和印度人喜欢喝酸奶制成的饮料来补充水分和享受乐趣，例如用以补充水分时用盐来调味，用以享受时用糖或水果来调味。西方人更喜欢将酸奶作为早餐、零食或甜点食用，其中美国人通常会选择添加了大量糖的水果酸奶。

将活细菌（如保加利亚乳杆菌、唾液链球菌、嗜酸乳杆菌）加入牛奶中后，无论是否加热，牛奶都会进行乳酸发酵，从而形成酸奶。细菌以牛奶中的糖为食，并将其转化为乳酸，从而赋予酸奶浓郁的风味。制作酸奶的方法各不相同，希腊酸奶中的"希腊"是指其生产过程，而不是原产地。在制作希腊酸奶的过程中，牛奶发酵后要将混合物过滤以除去（液态）乳清。与稀释的美式酸奶相比，希腊酸奶的蛋白质含量更高且更浓稠。希腊酸奶在整个东欧都很常见，在冰岛，除去乳清的酸奶被称为 skyr。可饮用的开菲尔（kefir）酸奶在中亚和欧洲某些地区很常见，其中添加的酵母菌（与细菌一起）会产生轻度的碳酸化作用。

酸奶与牛奶中含有许多相同的营养素，尤其是它们均含有蛋白质、钙、磷、核黄素和维生素 B_{12}。酸奶之所以出名，是因为其中含有益生菌。尽管通过观察和听闻一些趣闻，有关酸奶对健康的有益作用人们已经称赞了几千年，但直到 1908 年，一位俄罗斯科学家才首次报道了酸奶的益处:他假设,保加利亚人长寿的原因是酸奶中的"有益"菌抑制了消化道中的致病("有害")菌。之后的科学研究显示,酸奶的作用是有菌株特异性的,而且与饮用的剂量和频率有很大关系:不同菌株的生理效应各不相同,有些菌株通过消化道后根本无法存活或者定植,所以无法产生积极的影响。其他菌株为结肠提供"有益"菌,这是益生菌的一个例子。酸奶给胃和小肠带来的益处也很明显。动物模型显示,肠道细菌与肠上皮细胞相互作用,能够增强肠道免疫反应以起到消炎的作用,也能够改变影响肠道功能和营养吸收的肠屏障上的其他条件。由于乳酸菌具有乳糖水解酶,它也能减轻与乳糖消化不良有关的症状。一些细菌的菌株甚至能够合成几种 B 族维生素。

有充分的证据表明,酸奶可以改善和调整肠道的整体功能,并减少与胃肠炎和肠易激综合征等疾病相关的症状。2014年,一篇涉及 43 组随机对照试验的综述将益生菌与安慰剂进行了比较,其中有些益生菌是以酸奶的形式出现的,另一些则是以发酵乳制品的形式出现的。该综述称,益生菌可使肠易激综合征症状(如腹痛和腹胀等)出现的概率减少 21%,类似的结果在 2015 年的一篇综述中也可以看到。还有一些研究表明,酸奶能够帮助控制因使用抗生素而引起的腹泻,这是一些药物的常见副作用。但是,总体而言,细菌对健康的影响取决于细菌菌株的种类。

想要明确酸奶对健康的影响,人们还需要进行进一步的调查研究,但更多近期的研究已将研究范围扩展到了肠道之外。例如,2017 年的一篇综述反映出,当时美国只进行了 10 项有关酸奶与肥胖和体重增加之间关联的研究,但结果与预想中的并不一致。其他研究表明,酸奶对降低 2 型糖尿病发病风险具有积极作用,其中一项研究显示,每日酸奶摄入量为 80～125 克的消费者患 2 型糖尿病的风险降低到了 14％以下。饮用酸奶的人,其生活方式可能也更健康。例如,他们的整体饮食习惯可能更健康,他们可能更喜欢参加体育活动或者可能没有吸烟行为等。因此,需要进行随机对照试验来更好地理解酸奶独有的健康益处,并且试验需要在对细菌菌株进行特定的控制和校准的基础上进行。例如,一项针对 15 项随机对照试验进行的综述发现,持续饮用酸奶 8 周或更长时间,可以显著降低血液中的低密度脂蛋白胆固醇水平;嗜酸乳杆菌的作用最强,但含有多种细菌菌株的酸奶最为有效。

如今的酸奶研究令人振奋,最近的一项随机对照试验显示,含有特定菌株的酸奶能增强自然杀伤细胞的活性,这是免疫功能的关键。一些关于肠-脑轴(gut-brain axis)的研究表明,酸奶可以影响心理健康和认知,不过人们还需要进行更多的研究以进一步明确酸奶的影响。似乎有理由推测,以大豆、杏仁和椰子等为原料的植物奶,其制成的酸奶可能会提供与动物乳制成的酸奶相同的益处(同样,这也取决于细菌菌株的种类和数量),不过目前人们还没有进行过这样的研究。

蛋清煎蛋卷是预防心脏病的最佳选择吗?

鸡蛋在旧石器时代饮食中发挥的作用尚不清楚,但鸡蛋的生产在新石器时代就真正开始了,这始于东南亚人对鸡的驯化。后来,人们也开始食用鸭蛋、鹅蛋、鹌鹑蛋和鸽子蛋。很久后到中世纪时,鸡蛋在欧洲开始流行起来,如今在全球许多菜系中都很常见。

　　鸡蛋是一种相对便宜的蛋白质来源,一个大的鸡蛋约含75卡热量、1.6克饱和脂肪酸,以及1.8克单不饱和脂肪酸。此外,鸡蛋中还含有铁、叶酸、维生素 D、维生素 E、维生素 B_6 和维生素 B_{12} 等营养素。蛋黄中富含叶黄素和玉米黄质(使蛋黄呈现黄色的两种物质),它们是类胡萝卜素,可以降低老年人患年龄相关性黄斑变性的风险,这种疾病会导致失明。蛋黄还富含胆碱,胆碱是一种对大脑健康和认知很重要的营养素。

　　鸡蛋的胆固醇含量较高,每个鸡蛋大约含有 185 毫克胆固醇。由于公认的高血脂对心脏病的影响,1968 年美国心脏协会建议每天摄入膳食胆固醇的量不超过 300 毫克,每周食用不超过 3 个鸡蛋。这一指导方针持续了数年,导致了鸡蛋消费量的减少和蛋清煎蛋卷的兴起。然而,从那以后的研究表明,膳食胆固醇并不是导致血液中低密度脂蛋白胆固醇水平升高的罪魁祸首,这种情况很大程度上是由反式脂肪酸引起的,饱和脂肪酸只占一小部分原因。此外,很少有研究专门分析鸡蛋在冠心病发生发展中的作用。1999 年,哈佛大学前瞻性队列研究中的一项开创性调查发现,即使每周吃 5～6 个鸡蛋,吃鸡蛋与冠心病或中风的患病风险之间也没有显著关联。然而,该研究也表明,与每周吃 1 个鸡蛋相比,每天吃 1 个鸡蛋的男性糖尿病患者患冠心病的风险增加了 2 倍,而每天吃 1 个鸡蛋的女性糖尿病患者患冠心病的风险升高了 49%。许多其他的观察性研究也印证了此结论,例如 2013 年某项涉及 9 项前瞻性对列研究的分析表明,吃鸡蛋与冠心病患病风险之间没有显著的关联,每天多吃 1 个鸡蛋也不会造成更高的冠心病患病风险。但同样的分析也证实,在糖尿病患者中,与吃鸡蛋最少的患者相比,吃鸡蛋最多的患者患冠心病的风险增加了 54%。

在糖尿病患者中发现的这一出乎意料的结果,促使研究人员通过一些随机对照试验分析了鸡蛋对冠心病危险因素的影响(尽管没有一项是针对冠心病本身)。其中一项小型研究发现,对于冠心病患者来说,早餐吃鸡蛋和不吃鸡蛋都不会对血脂产生不利影响。另一项在患有 2 型糖尿病或处于糖尿病前期的超重或肥胖人群中展开的小型研究发现,与每周吃鸡蛋数少于 2 个相比,饮食中含更多鸡蛋(如每天 2 个鸡蛋,每周 6天)并不会造成患者体内的低密度脂蛋白胆固醇或高密度脂蛋白胆固醇水平发生显著变化,但会造成患者饱腹感更强。因此,对于糖尿病患者来说,要明确鸡蛋对冠心病危险因素的影响还需要进一步的研究。遗传学研究将有助于澄清鸡蛋是否会增加一些人罹患冠心病的风险。即便如此,《2015—2020 年美国居民膳食指南》不再建议减少鸡蛋摄入或将每日胆固醇摄入量限制在 300 毫克以下。

有些鸡蛋是否比其他鸡蛋更健康、更具有可持续性?

世界上鸡的数量比其他任何鸟类都要多,全球每年为了食用而饲养的鸡数量惊人,约为 500 亿只。仅在美国,每年就生产 500 亿个鸡蛋。与此同时,英国人每天要吃掉 3300 万个鸡蛋。

商业化鸡蛋生产主要由集中型动物饲养场主导。效率和
成本是推动生产的主要因素,但这却造成蛋鸡和其他牲畜长期
生活在不人道的混乱环境中。蛋鸡通常被关在层架式鸡笼里,
一个鸡笼里关有 4~12 只鸡,它们几乎没有活动空间或可展开
拍打翅膀的空间。尽管一些"强化"鸡笼的空间增加了,但每只
鸡的平均空间也只有大约 67 平方英寸①(比一张 A4 纸还小)。
这些鸡笼被堆放在巨大的建筑里,鸡笼里的鸡也从不离开它们
的笼子。在美国,大约 95% 的鸡蛋来自关在笼子里的鸡。这
些鸡的平均寿命为 72 周,在这期间每只鸡要产大约 320 个鸡
蛋。由于选择性育种和饲养条件的提高,它们的产蛋速度已大
大加快。

在选择鸡蛋时,虽然有很多不确定因素,但也有可供选择
的方法。有许多让人感觉不错的产品标签(比如"纯天然"和
"农场散养"),但这些标签除了促使你消费外没有任何意义。
然而,也有人确实提到了一些关于通过标签区分鸡蛋生产方法
和营养成分的解决方案。常见标签包括:

无笼饲养:无笼饲养的鸡生活在大型仓库(饲养场)中,但
不外出;平均每只鸡有大约 144 平方英寸的空间,但空间大小
各不相同;它们能够进行一些自然的行为(如行走、栖息及展开
拍打翅膀等);拥挤会造成卫生条件和空气质量差等问题。

散养:虽然散养鸡的活动空间差异很大,而且可能只需跨
过几扇门,它们就能通向外面的水泥围栏,但因为它们本就生
活在户外,所以很多鸡即使能跑出去也不会跑出去。

---

① 1 平方英寸≈6.45 平方厘米。——译者注

有机认证:尽管具体做法各不相同,但鸡蛋必须产自散养鸡,并符合美国农业部有机认证标准。

牧场放养:牧场放养的鸡白天大部分时间在户外活动,晚上在谷仓里睡觉;它们的饮食中通常有天然食物(如虫子和草),还可能有玉米;尽管饲养空间和条件各不相同,但很多人依旧认为这是最人性化的饲养方式。

ω-3 脂肪酸:养殖过程中,鸡饲料中通常添加了亚麻籽粉或亚麻籽油,因此鸡蛋中富含 ω-3 脂肪酸。

巴氏杀菌:通过巴氏杀菌处理,鸡蛋中的有害病原体已被杀死,因此这类鸡蛋更安全,更不可能引起食源性疾病。

注意,许多这类标签并不是相互排斥的,这就是纸箱上的标签非常拥挤的原因:一些标签反映了生产条件,一些反映了饲料种类,还有一些反映了营养成分。不管怎样,绝大多数的生产商都会切断鸡喙,以防止鸡伤害自己或其他鸡,否则它们会很容易因应激反应而受伤。生产商还采用饥饿法对鸡进行"强制换羽",以操纵产蛋周期并满足生产需要。这种方法生产的鸡蛋,其标签上很少会标注鸡吃了什么,除非有特殊要求。"素食饲养"是另一种常见的标签,通常用来表示鸡不是用动物副产品饲养的(动物副产品用作饲料在畜牧业中很常见)。鸡是杂食动物,除了吃玉米外,还吃蠕虫和昆虫,但大多数商业化饲养的鸡都是用以玉米为原料的饲料饲养的。

在美国,有各种各样的认证项目都致力于动物福利。动物福利认证项目有最高标准,例如禁止切喙和强制换羽。其他认证(例如美国人道协会认证、美国食品联盟认证)项目会对动物提供一些保护,但允许切喙和强制换羽。而"美国蛋农联合协会认证"计划只是针对鸡蛋行业的一个项目,在这个行业中,大多数鸡要么是在层架式鸡笼中饲养,要么是进行无笼饲养(法律不允许在家禽或蛋类生产中使用激素;抗生素通常用于家禽生产,但不用于蛋类生产)。

如果条件允许,从本地的小农户那里购买鸡蛋是一种更容易了解鸡蛋来源的方法。你可以询问小农户鸡是如何饲养的,用什么饲养,鸡蛋是否经过巴氏消毒,鸡是否生活在笼子里,是否可以到户外去,等等(如果愿意,你甚至可以问问它们过得是否开心,有没有朋友)。和其他本地食物一样,本地鸡蛋也种类繁多,这一点值得欣慰。常见的是棕色鸡蛋,但也有白色、蓝色和绿色的鸡蛋(事实证明,绿色鸡蛋是真实存在的,而且有趣的是,与只渗透在蛋壳上的其他颜色不同,绿色色素覆盖了整个鸡蛋和蛋黄)。尽管有传言说棕色鸡蛋更健康,但白色鸡蛋和棕色鸡蛋的营养价值并没有显著区别。它们只是来自不同品种的母鸡,基因变异(类似于控制人类头发或眼睛颜色的基因变异)导致它们具有不同的颜色。

虽然麦当劳可能不会供应绿色鸡蛋(麦当劳每年购买超过20亿个鸡蛋,是美国最大的鸡蛋买家之一),但该公司在2015年9月宣布,将逐步停止购买笼养鸡产的鸡蛋,并转而购买散养鸡产的鸡蛋。这一决定促使其他200家公司纷纷效仿。虽然散养鸡蛋越来越受欢迎,但集中型动物饲养场仍然继续存在。

13 水生生物和水产品

海鲜有什么营养益处？

像其他动物性食物一样，海洋鱼类和贝类也是极佳的蛋白质来源，它们还含有多种 B 族维生素、维生素 D 和矿物质（如铁、锌、硒等）。软体类海鲜（如牡蛎、蛤、贻贝等）的热量很低，其中每只牡蛎约含 10 卡热量；牡蛎含有 ω-3 脂肪酸，贻贝含有维生素 B_{12}。软体类海鲜处于食物链底层，所以也是最可持续的海鲜种类之一。有些软体动物属于滤食动物，它们通过过滤摄食直接消耗微生物、有机物和浮游植物，从而可以净化水质。例如，牡蛎是通过减少过量养分来修复生态系统的关键种，否则过量的养分会使海洋超负荷，并导致死区的出现。甲壳类海鲜（如螃蟹、虾等）中硒含量特别丰富，粉红色的类胡萝卜素（如虾青素）赋予了它们颜色；有些有可食用的软壳，软壳可以提供钙。白鱼（如比目鱼、罗非鱼、鳕鱼、狭鳕、鲶鱼、剑鱼）可能小而扁平或大而圆，与鲑鱼、金枪鱼及鳟鱼等多脂鱼相比，白鱼更瘦。但上述多脂鱼是有益心脏健康的 DHA 和 EPA 的最佳来源；小型银鱼（如鲱鱼等）也含有这些必需脂肪酸，它们的可食用骨骼也富含钙。

海鲜对人类全身都有益处，尤其是在预防心血管疾病方面具有积极作用。海鲜对认知和心理健康以及其他健康结果也有望产生影响，但这需要更多的研究来证实。尽管世界卫生组织并未将海鲜作为其饮食建议的一部分，但它的确强调了食用富含蛋白质和不饱和脂肪酸的食物（如海鲜、豆类等），而非像红肉那样富含饱和脂肪酸的食物的重要性。英国和美国的居民膳食指南均建议每周至少食用两次海鲜，并强调食用多脂鱼,因为多脂鱼富含功能强大的海洋脂肪酸。但是,大多数人都没有达到这个目标,而是优先选择了牛肉、猪肉和家禽肉。此外,美国人食用的海鲜种类有限,近 75% 的摄入量来自虾、鲑鱼、金枪鱼罐头、罗非鱼和阿拉斯加狭鳕。

海鲜可以预防心脏病吗? 那鱼油呢?

20 世纪 70 年代的早期调查表明,在爱斯基摩人和因纽特人中,海洋哺乳动物的食用量很高,而心血管疾病的患病风险较低。海鲜对心力衰竭的影响尤其明显,研究发现,与最低水平的消费者相比,最高水平消费者的患病风险降低了 15%,ω-3 脂肪酸 DHA 和 EPA 也有类似的积极作用。其他一些观

海鲜是很好的蛋白质来源

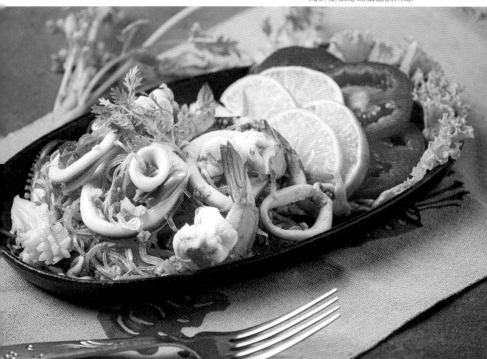

察性研究证实了这些结果,表明每周食用一次鱼具有类似的可降低冠心病患病风险的作用。同时,许多观察性研究证明了海鲜对心脏健康的其他方面也有积极作用,而针对包括海鲜和其他健康食品在内的整体饮食模式的研究,也得出了相似的结果。

早期的随机对照试验表明,补充 ω-3 脂肪酸可以减少致命的心血管事件的发生,因而美国心脏协会在 2002 年发表声明,建议冠心病患者每天摄入 1 克 EPA 和 DHA,最好是从多脂鱼中摄取,但在与医生协商后,也可以摄入 EPA 和 DHA 补充剂。请注意,此建议仅限于冠心病患者,因为随机对照试验研究的是此类人群,并没有对非冠心病患者进行研究。

从那时起,研究持续围绕海鲜、ω-3 脂肪酸和鱼油(ω-3 脂肪酸补充剂)对心血管疾病的作用而展开。关于食用海鲜和 ω-3 脂肪酸的观察性研究持续显示出海鲜和 ω-3 脂肪酸对心血管健康的有益影响,包括它们对非心脏病患者健康的有益影响。然而,研究 ω-3 脂肪酸补充剂作用的后续随机对照试验,却得到了不一致的结果。具体来说,研究结果因心血管疾病的类型和研究对象而异,而规模较大、随访时间较长(这是高质量研究的一个衡量指标)的试验不太可能显示出 ω-3 脂肪酸的益处。然而,针对心脏病患者精心设计的随机对照试验,通常可表明 ω-3 脂肪酸对心血管具有保护作用。也有一些科学家认为,由于针对心脏病的治疗和预防措施得到了改善,无论是可降低胆固醇水平的他汀类药物还是其他管理心脏健康的措施,可能都会掩盖(相对微弱)饮食因素如 ω-3 脂肪酸和鱼油的作用。也可能是因为摄入量太低,所以无法显示出有益作用。

此后,基于 2003 年前后的矛盾数据,美国心脏协会重新审查了当时最新的最佳证据以确认是否有必要更新 2002 年的声明。该协会审查了来自特定子组的数据,包括处于不同风险级别子组(例如 2 型糖尿病患者组和非 2 型糖尿病患者组)的数据,最终决定维持 2002 年的建议不变,即建议冠心病患者每天摄入 1 克 EPA 和 DHA,最好是从多脂鱼中摄取,但在与医生协商后,也可以摄入 EPA 和 DHA 补充剂(来源于藻类的 ω-3 脂肪酸补充剂可供素食者食用,但它们尚未进行过科学研究的检验)。请注意,建议仍侧重于"二次预防"以减轻后续事件(如心脏病二次发作)的影响。数据表明,二次预防可能会降低 10% 的后续风险,以及减少后续的可能性伤害。虽然有一些针对特定临床条件的其他策略,但目前还没有针对普通人群(即患心脏病的风险不高的健康人群)心脏病一级预防的海鲜或 ω-3 脂肪酸摄入量建议,因为人们尚未对这一群体进行任何试验。对于这一群体来说,最好的证据仍然来自观察性研究,这类研究证实了饮食(包括海鲜和 ω-3 脂肪酸)对预防心血管疾病的有益健康作用。

目前的环境污染状况如何？ 我们可以放心食用海鲜吗？

食用海鲜会导致很多污染物进入我们的餐盘,这些污染物被称为"持久性生物累积性有毒污染物",也称为"持久性有机污染物"。常见类别包括汞和甲基汞;滴滴涕,一种在美国被禁止使用但仍在其他一些地方使用的农药;多氯联苯和二噁英,主要来自有毒废物;以及在阻燃剂中发现的多溴联苯醚。其中大多数污染物并非来自自然过程,而是来自制造业等工业生产过程,工业生产过程中产生的化学品会浸入水体或被直接排入水体中,并随着时间的推移积聚在海鲜中。其他污染物也可能用于水产养殖或农业中。

汞是一种无味的持久性有机污染物,具有神经毒性,如果长时间大量服用会导致脑损伤。它自然存在于环境中,也是各种工业生产过程(例如煤燃烧)中产生的重金属副产物。它在海洋和水道中积累,并转化为甲基汞,甲基汞是在水生生物体内发现的含碳污染物。几乎在所有类型的海鲜中都可以找到甲基汞,但含量随种类而异。较小的鱼类食用了受污染的浮游植物,而捕食性鱼类,例如鲭鱼、剑鱼、鲨鱼、方头鱼和金枪鱼等又食用了较小的鱼类。因此,与较小的鱼类相比,汞在大型鱼类中的生物累积量要多得多,而最终会到达人类体内。在过去的几十年中,越来越多的证据表明海鲜已被汞和其他持久性有机污染物污染,加上媒体关注度的提高和公众意识的增强,人们对食用海鲜的安全性问题越发担忧。

然而,营养学研究已经显示出了食用海鲜的好处,特别是食用富含对心脏有益的海洋脂肪酸的鱼类很有好处。同时研究食用海鲜的风险和益处的研究也已经阐明食用海鲜是否安全,哪些人可以食用海鲜,应食用什么种类,以及食用多少合适等。目前的科学共识是,对于普通成人来说,食用海鲜的好处多于可能摄入汞的风险。关于摄入多氯联苯和二噁英的风险,一项引人注目的研究回顾并分析了美国环境保护署和其他组织的数据,并得出结论,如果有10万人每周食用两次养殖鲑鱼长达70年,那么因此而多摄入的多氯联苯可能会导致24例癌症死亡,但至少7000人可以避免死于心脏病。美国医学研究所参考这项研究和其他研究的成果得出结论,从公共卫生的角度来看,因食用海鲜导致多氯联苯暴露而增加的癌症患病风险可以忽略不计。联合国粮食及农业组织和世界卫生组织得出了类似的结论,因食用海鲜而降低冠心病患病风险所带来的好处,要远远超过由海鲜造成的多氯联苯和二噁英暴露引起的潜在癌症风险。

有一个听上去还不错的消息,美国斯克里普斯海洋研究所的科学家 2016 年进行的一项研究表明,近年来全球野生海产品受到的污染一直在减少。该研究所调查了 1969 年至 2012 年间的相关研究结果,评估了一系列持久性有机污染物的范围、数量和可变性,结果表明,由于水污染缓解计划的有效实施,所有类别的持久性有机污染物的减少幅度为每 10 年 15％ 到 30％。

对于孕妇、哺乳期女性及幼儿来说,食用海鲜健康吗?

孕妇和哺乳期女性有特定的营养需求。ω-3 脂肪酸 DHA 和 EPA 对人体全身细胞的细胞膜,尤其是对脑部和眼部细胞膜至关重要。但是汞对婴儿具有异常的毒性作用,子宫内胎儿和新生儿大量接触汞,会导致无法弥补的脑损伤。然而,研究也表明,即便如此,海鲜仍是哺乳期女性和幼儿健康饮食的一部分。实际上,在某些研究中,未食用足够的 EPA 和 DHA 的幼儿在后期的视力和认知测试中表现较差。但由于汞的严重影响,母亲们有着有关食用海鲜的严格饮食指导。一些与孕妇、哺乳期女性和幼儿有关的专业卫生组织已就食用海鲜建议达成共识,其中包括 2021 年由美国食品

药品管理局和美国农业部联合发布的鱼类消费建议[①],部分内容如下:

(1) 孕妇和哺乳期女性每周食用 8～12 盎司含汞量较低的"最优选择"清单中的鱼类,包括多脂鱼(如鲑鱼、鲶鱼、沙丁鱼、比目鱼、罗非鱼、牡蛎等)和罐装淡金枪鱼(鲣鱼是其中最小、最丰富、受污染最少的物种之一);或者每周食用 4 盎司"次优选择"清单中的鱼类(如石斑鱼、长鳍金枪鱼、黄鳍金枪鱼和鲷鱼等),这些鱼类含汞量较高。寿司的制作材料常选用黄鳍金枪鱼,但能否食用由黄鳍金枪鱼制成的寿司是有争议的,这主要是因为鱼肉是生的,所以食用者患食源性疾病的风险更高,不过一些科学家认为偶尔可以食用。

(2) 1～3 岁幼儿每周食用 2 盎司含汞量较低的"最优选择"清单中的鱼类,4～7 岁幼儿每周食用 4 盎司含汞量较低的"最优选择"清单中的鱼类。

(3) 一定要食用不同种类的鱼。

(4) 避免选择任何含汞量非常高的鱼类,包括剑鱼、鲨鱼、方头鱼(产自墨西哥湾)及大眼金枪鱼等。

(5) 要小心从河流和湖泊等本地水体中捕获的鱼类(如鲤鱼、鲶鱼、鳟鱼及鲈鱼等)。如果要食用的话,每周食用不超过一次,因为这些鱼通常受污染更严重,并且安全食用水平可能未知。食用前请向专业机构咨询有关本地捕捞鱼的具体食用建议,如果其未提供任何建议,则每周仅食用一次,除此之外,不再食用其他海鲜。

---

① 该建议将鱼类和贝类统称为"鱼类"。——译者注

此鱼类消费建议是针对日常食用者做出的,对用户很友好。其主旨是鱼类和其他富含蛋白质的食物所含的营养物质可以帮助儿童的成长和发育。然而,部分研究称,从6个月大时开始,海鲜便可以与其他固体食物一起食用,这不仅是因为海鲜对视力和智力发育有益处,而且是因为生命早期就接触海鲜可以降低海鲜过敏的风险。

鉴于汞对婴儿发育的较强影响,关于汞暴露和其神经毒性的研究仍在继续。2014年,一份有关海鲜消费影响的报告审查了来自全球43个国家的164项针对女性和婴儿消费者的研究,并将消费者头发和血液中的汞水平与联合国粮食及农业组织发布的参考水平进行了对比。结果发现,居住在北极地区和金属矿区附近的海鲜消费量高的消费者,其头发和血液中的汞水平已大大超过参考水平,而居住在东南亚沿海地区、西太平洋地区和地中海地区的海鲜消费者,其头发和血液中的汞水平低于(但接近)参考水平。我们必须继续监测世界各地海洋、水道中和海鲜消费者体内的汞含量,以确保汞含量不会引起认知障碍,尤其是考虑到人们越来越关注食用海鲜是否健康。

水产养殖的好处和风险是什么？

全球人均鱼类消费量以每年约3.2%的速度增长,已从20世纪60年代的每年9.9千克增加到2013年的每年19.7千克。纵观人类历史,绝大多数海鲜来自捕捞渔业。然而,由于捕捞渔业造成了水体污染和渔业资源枯竭,近来海鲜需求和野生海鲜供应都变少了。自20世纪80年代末以来,来自捕捞渔业的海鲜量保持相对稳定,但水产养殖规模(类似于陆地农业)却表现出了巨幅增长:目前,约有 50％的海鲜来自水产养殖,从 1974 年的 7％到 1994 年的 26％,再到 2004 年为 39％,数值一直攀升。绝大多数水产养殖活动与动物有关,相比之下,海藻等植物的市场规模要小得多,但也在不断增长。

水产养殖从公元前 2500 年的埃及就开始了,后来在中国和北非出现,到现在已经有几千年的历史。法国在公元前 600 年开始养殖软体动物,而日本在公元前 400 年开始生产海藻。就像农业一样,在这一进程中,随着工具的改进和机械化程度的提高,水产养殖的方法和工艺也得到了发展。20 世纪 60 年代,欧洲开始了集约化虹鳟鱼养殖,随后是大西洋鲑鱼。如今,联合国粮食及农业组织将水产养殖解释为包括鱼类、软体动物、甲壳动物和水生植物在内的水生生物的养殖,在养殖过程中,人们会采取干预措施以提高产量,例如定期放养、喂养、防止捕食者捕食等。联合国粮食及农业组织称,是否采取干预措施很重要,因为它表明了水产养殖生物与水生野生生物的区别(水生野生生物严格来说不属于任何个人或者实体)。

美国国家海洋大气局将水产养殖分为两种类型,海水养殖和淡水养殖。海水养殖物种主要是牡蛎、蛤、贻贝、虾和鲑鱼,也有鳕鱼、鲈鱼、鲷鱼和黄鳍金枪鱼,它们在海洋中(通常在网箱或水柱中)或在池塘和水箱中生存。淡水养殖主要在池塘或水箱中进行,在河流、湖泊和溪流中生活的物种,在美国主要是鲶鱼,但也有鲈鱼、罗非鱼和鳟鱼。与农业一样,水产养殖业使用了多种饲养、繁殖和废物管理系统。联合国粮食及农业组织进一步将水产养殖划分为粗放型水产养殖,即自然资源与生产相协调;集约化水产养殖(和超集约化水产养殖),即需要在施肥、疾病控制、饲养、种群控制和收获等方面进行高水平投入，以最大限度地提高生产效率；半集约化水产养殖，介于粗放型水产养殖和集约化水产养殖之间。根据集约化程度、资源和消费市场的不同，水产养殖还可分为自给性水产养殖、手工水产养殖、特色水产养殖和工业化水产养殖。

集约化水产养殖是一个连续的过程，因此在考虑可持续性时，采用的特定耕作方法至关重要。水产养殖中有饲料物种和非饲料物种，后者不需要饲料，因为它们是滤食动物（例如牡蛎）。养殖物种以何为食会影响环境足迹。养殖系统可以基于海洋（例如近岸或近海网箱、围栏），也可以基于陆地（例如天然或灌溉的池塘、水箱、水道）；可以是循环系统（受高度控制，对周围水域进行循环开放和关闭），也可以是集成系统（例如包括牲畜和鱼类）。人工养殖鲑鱼的事例堪称典范：由于消费者需求旺盛，野生鲑鱼的数量锐减，但新型水产养殖技术使养殖鲑鱼在北欧的斯堪的纳维亚半岛，尤其是在挪威蓬勃发展，这就减少了人类对野生鲑鱼的威胁。随着时间的推移，野生鲑鱼种群开始恢复，使得该物种得以保存下来。

如今，养殖鲑鱼约占全球鲑鱼供应量的 70%（根据世界自然基金会的数据，鲑鱼养殖系统是世界上增长最快的食品生产系统之一），主要的消费者是美国人。但早期的养殖方式及今天仍存在的一些养殖方式，对社会和环境的影响值得深思：鲑鱼是用鱼油或由小型银鱼制成的粗粉饲养的，这使得野生种群中的这些饲料物种数量减少，并破坏了水生生态系统；一些饲料被毒素污染，进入食物供应链；废水（包括粪便和抗生素残留）排入露天水域，污染环境；一些养殖鲑鱼逃至野外（2017

年,由于转基因鲑鱼从围栏中脱逃,鱼类逃逸引发了前所未有的关注,但后来脱逃的鲑鱼还是被捕获了),影响野生鲑鱼及其所在的生态系统。在一些鲑鱼养殖场,温度和其他饲养条件的不当使得鲑鱼的生长速度加快,并导致它们罹患骨骼畸形和脊椎疾病。此外,在水产养殖中使用化学品(包括农药、抗生素等)对饲养的动物、农场工人和环境都会产生潜在危害。

水产养殖业面临的许多问题与农业并没有太大不同,许多志同道合的群体正在涌现,他们要求提高水产养殖从业者的环境保护意识。值得注意的是,鱼类养殖通常比饲养陆生动物更具可持续性:鱼类养殖产生的温室气体总排放量较低,消耗的土地资源和水资源较少,同时饲料转化率更高。然而,随着水产养殖业蓬勃发展,整体的环境足迹将随着时间的推移而显著增加,同时将饲料转化为鱼类能量远比消耗用以饲养鱼类的植物(或较小的动物)更消耗资源,效率也更低。

随着人们对养殖鲑鱼带来的环境问题的认识不断提高,人们开始对养殖鲑鱼持反对意见,这进一步促使该行业不断进行自我净化,以变得更加可持续。荷兰和英国于 2004 年共同组建了水产养殖管理委员会(Aquaculture Stewardship Council,ASC),其愿景是"在利用水产养殖为人类提供食物和社会福利的同时,将其对环境的负面影响最小化"。2010 年,该非营利组织为鲑鱼养殖和其他 11 个物种的养殖设定了 7 个标准:(1)保护生态系统并维护生物多样性;(2)控制抗生素的使用,并减少农药和其他化学品的使用;(3)防止物种逃逸并造成寄生虫传播,进而危害野生物种;(4)规范使用饲料并确保可持续发展;(5)保护水质;(6)保护濒危物种分布区;(7)通过公平的工资和劳动条件捍卫工人的权利和安全,禁止奴役儿童。此后,鲑鱼产量占全球鲑鱼总产量70％的15家鲑鱼养殖公司达成了全球鲑鱼倡议(Global Salmon Initiative, GSI),旨在到2020年完全达到水产养殖管理委员会设定的鲑鱼养殖标准。尽管人们已经在规范水产养殖方面取得一些成就,但正如在农业经营中遇到的那样,新问题总是会不断出现。例如,2017年海虱感染了英国苏格兰一半以上的养殖鲑鱼种群,这在30年前闻所未闻。海虱已经成为世界范围内日益严重的问题,虽然人们已采用杀虫剂和抗生素来应对其带来的威胁,但海虱的耐药性越来越强,这就迫使人们使用毒性更强的化学品和非人道的方法来应对,由此便造成了养殖产量下降、成本上升以及来自废水的化学残留物进入水体。

即便如此,许多科学家、政府组织、非营利组织和国际非政府组织(如联合国粮食及农业组织、世界卫生组织和其他组织)还是认为,水产养殖对于减轻全球贫困、改善粮食安全和营养状况至关重要。贫困社区为满足家庭消费或增加家庭收入而进行的自给性水产养殖和农村水产养殖被认为是实现这一目标的关键。时间会证明,与陆地养殖相比,水产养殖在成功满足人们的食物和营养需求的同时,对环境的损害是否更小,或者正如许多人关心的那样,水产养殖对养活2050年的全球人口来说,是否真的有必要。这一切都取决于养殖物种种类,尤其是其在食物链中的位置,以及人们采用的具体养殖方式。并且,尽管过去几十年来人们在生产技术和环境可持续发展方面取得了进步,但仍有许多工作要做。此外,最需要富含蛋白质的海鲜的人,例如撒哈拉以南非洲人口,尚未从水产养殖中显著受益。

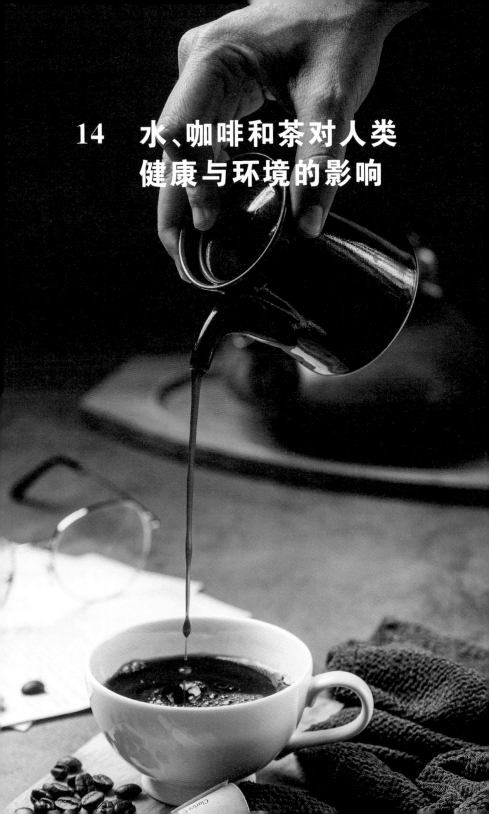

14　水、咖啡和茶对人类健康与环境的影响

为什么水对于生命如此重要？ 我们需要摄入多少水呢？

水是生命所需的几种基本营养素之一。人体内水分质量占比约为 70%，水对于各种生理过程至关重要。婴儿体内的水分质量占比约为 75%，老年人约为 55%。血液的主要成分也是水，血液中水分的职责是将氧气、维生素和矿物质输送至细胞和器官，并协助清理废弃物。细胞也主要是由水构成的，人体内三分之二的水储存于细胞内，主要用于促进化学反应、细胞间通信以及细胞分裂和凋亡（细胞死亡）。此外，人体内的其他流体也主要是水（例如脑脊液、滑膜液、眼液等），可为器官和系统提供润滑作用。体液稳态与钠、钾等电解质密切相关，并受其影响，此类电解质会影响我们心脏的搏动和泵血效率。因此，体液失衡问题若未及时解决，将带来致命后果。人类在没有食物的情况下尚可存活数周，但若失去水分补给，人体各器官可能将在 72 小时后完全丧失功能。尽管我们的身体能自储能量，并可在食物短缺时根据需要缓慢分解能量，但是人体每天正常的代谢过程（例如呼吸、排汗等过程）会造成水分流失，因此我们必须不断地补充水分。

补水对健康至关重要，因此在有补水需求时我们的大脑通常会告知我们。通过复杂的器官间、细胞间通信，人体对水的需求最终会传至大脑，此时我们便会有一种口渴的感觉。换句话说，我们并不需要某个应用程序来提醒我们该喝水了（但它确实被研发出来了），而且我们大可不必每天都定量喝八大杯水，这听起来好像很明智，但背后并没有任何有效研究依据。美国医学研究所的报告估计，女性的每日需水量约为 91 盎司，

男性则为 125 盎司。欣慰的是，水果、蔬菜和乳制品等富含水
分的食物可满足每日约 20％的摄水需求，例如酸奶含水量可
达 85％，西瓜含水量可达 92％，而生菜含水量可达 95％。饮
用水及饮料则满足剩余的 80％的摄水需求。咖啡、茶、果汁、
苏打水和啤酒都可以补充水分，因为它们都含有水。早期研究
表明，咖啡因和酒精具有利尿作用，但如今研究却证明，尽管饮
用后尿液增加，但效果微乎其微且持续时间较短（不过酒精的
作用因其类型及使用方式而异，例如在某些情况下，酒精会抑
制抗利尿激素的产生，这种激素会导致通过尿液流失的水分比
通过饮用获得的水分更多）。个体摄水需求取决于性别、年龄、
气候（例如温度和湿度）、身体成分和体力活动等多种因素。由
于排汗是身体失水的主要原因之一，影响汗液分泌的代谢因素

补水对健康至关重要

也是十分重要的。虽然这些差异会影响个体所需摄水量,但人体在口渴时处理水平衡失调的能力却十分出色。

即便如此,部分群体在如何保持健康的摄水量方面可能仍需要帮助。老年人可能出于习惯,对于识别口渴信号并不灵敏,或出于认知障碍而忽略大脑发出的口渴信号,而且他们的小便较为频繁。此外,幼儿脱水的风险也较大,这是因为他们无法明确表达自己的摄水需求。与高温或失水相关的疾病(例如腹泻、呕吐等)也是脱水的危险因素之一。在超负荷或长期体育活动中,人体的水合作用较为复杂,这是因为排汗量的增加会导致电解质的流失增多,而电解质之于细胞和血容量的作用至关重要。因此,严肃认真的专业运动员通常会制定补水时间表,以确保自己满足但不超出对水和电解质的日常需求。虽说脱水可能是致命的,但水中毒(以及相关的低钠血症或低血钠浓度)也可能致命,不过这种情况极为罕见。

自来水与瓶装水区别何在?

自 20 世纪中叶以来的研究表明,在使用氟化水的社区中,居民龋齿的情况至少减少了 25%。其实美国疾病预防控制中心早就将社区饮用水氟化列为 20 世纪十项重大公共卫生成就之一。氟化水的浓度在 0.5 毫克/升到 1.5 毫克/升之间,该浓度已满足摄入人群对于氟化物的基本摄入量需求。氟化水有助于使牙齿更坚固,尤其在预防儿童龋齿方面大有成效。然而,氟化物反对者也提出了许多反面论点,比如氟化物会增加人们罹患出生缺陷及癌症等疾病的风险等,不过目前还没有科学证据支持这些论点。摄入过多的氟化物(每天 6 毫克/升至

14 毫克/升),就如同摄入过多的其他营养素一样,会带来负面影响,比如会导致牙齿和骨骼氟中毒(牙齿和骨骼变弱)。不过这种情况很少见,也不太可能发生,因为这远远超出了氟防龋公共卫生服务项目所使用的剂量(即便如此,那些临床诊断为氟化物代谢受损的肾功能障碍患者还是应在摄入前咨询医生)。

大多数情况下,瓶装水可以起到救命的作用,尤其是在饮用水不安全或是难以获取的地方;通常,前一种情况可以通过使用过滤器(或是某些净水片)对水进行高效又经济地处理。然而,饮用瓶装水在 20 世纪末成为一种潮流,所以自 20 世纪 90 年代以来,瓶装水的消费量翻了两番。2015 年,约半数美国人主要饮用瓶装水来代替自来水。我们现在已经被各种各样的瓶装水淹没,包括进行了营养处理(例如,使用电解质)的高价瓶装水,或是声称具有优质口感、水源纯净的瓶装水,不过这些说辞往往只是营销噱头而已。有时,瓶装水还会被贴上错误的水质标签来误导消费者。

仅仅在美国市场,2015 年的瓶装水消费量就达到了惊人的 500 亿瓶,与此同时亚洲的瓶装水消费量也在飞速增长。世界经济论坛、艾伦·麦克阿瑟基金会(Ellen MacArthur Foundation)和麦肯锡咨询公司(Mckinsey & Company)2016 年联合发布的一份报告估计,到 2050 年,地球各海洋中的塑料重量将超过鱼类重量,其中塑料瓶便是罪魁祸首之一。

但仍有大量研究表明,瓶装水的营养价值并不比自来水的高。因为总体来说,大多数人都不需要摄入富含维生素和矿物质的水。那些饮用瓶装水的人,很可能已经通过饮食获得了足够多的微量营养素,多余的营养素只能排出体外(所以说,这只是在制造昂贵的尿液,费钱又费力)。

　　倘若处理不当,瓶装水也可能含有污染物。一些研究表明,瓶装水包装中使用的某些化学物质会渗入水中。人们已经将昂贵的瓶装水、便宜的瓶装水及自来水进行了盲测对比,结果表明,自来水的口感与瓶装水并无差异,在某些研究中,自来水甚至更受欢迎。

　　除上述负面影响外,瓶装水成本还相对昂贵且浪费现象严重,制作瓶装水的成本相当大,制作一个1升容量的塑料瓶需要用3～7升水,具体用水量取决于计算中所包含的变量。最保守的估计是,制作一个1升容量的塑料瓶所需用水为1.39升,这比瓶装容量本身多出39％。与旋转水龙头相比,瓶装水的生产、运输和冷藏所消耗的能源大约要高出2000倍。塑料瓶通常是由聚对苯二甲酸乙二醇酯制成的,一个塑料瓶完全分解所需时间约为400年。塑料瓶具有很高的可回收性,但只有约32％的美国人会对塑料瓶进行回收处理。在全球范围内,只有约14％的塑料包装(包括塑料瓶及其他塑料包装)被回收,还有14％的通过燃烧的方式处理。回收也是需要消耗能源的,但是与填埋法相比,这种方式产生的温室气体排放量相对少些,因为经填埋处理的塑料包装占比高达40％。

　　剩余的32％的塑料包装属于"管理不当"一类,主要为塑料水瓶,并且绝大多数都进入了海洋。全球每年约有800万吨塑料垃圾进入海洋,这对于环境来说简直就是巨大灾难。随着时间的流逝,许多塑料垃圾最终会被分解成细小的碎片,然后被海洋动物或海鸟误食。一些研究表明,在海鲜消费者体内,可检测到一定的塑料含量。而较大的塑料碎片则聚集在巨大的垃圾堆中,形成塑料垃圾漩涡。最大的两个塑料垃圾漩涡分别位于北太平洋和大西洋。但令人惊讶的是,据环境科学家估计,仅有约1％的塑料垃圾位于这些漩涡中,也就是说,其余部分可能已沉入海洋、被消耗或被冻结。另一个假设则是,微生物分解了这些塑料垃圾,同时产生了有毒的副产物,如多氯联苯。

喝水有助于减肥吗？ 有助于预防肾结石吗？

据推测,每天多喝水尤其是饭前喝一两杯水,有助于减肥。然而这种说法缺乏证据支持,部分原因是,水进入人体后便会被迅速吸收。但是,若用水取代汽水、果汁和牛奶等高热量饮料,以减少热量摄入,这便有助于减肥。此外,从理论上讲,水也会影响生理参数(例如能量消耗和脂肪氧化等生理参数),并对体重有一定影响,但影响程度取决于基线体重和饮食组成等多种因素。因此,需要进行更多的研究来确定水在什么情况下可以有效减轻体重。但是,富含水的食物(例如汤、炖菜等)会以较少的热量填充胃部空间,这或许是水可以减少热量摄入和减轻体重的原因之一。

水对于肾脏功能来说尤为重要。部分荟萃分析及系统综述(包括随机对照试验)表明,液体摄入量增加将导致尿量增加,这有助于预防肾结石和降低肾结石的复发率。据观察,水、咖啡、酒和茶具有一定的肾脏保护作用,但含糖、咖啡因的饮料或乳制品饮料则不具有保护作用。除补水作用外,咖啡、茶和酒的作用可能与它们自身所含的植物化学物有关。

咖啡和咖啡因有何独特之处？

欧洲人享用咖啡的时间比美国人长，咖啡消费量也要高出美国人许多。2014 年，芬兰人均咖啡消费量当属全球最高，芬兰每年人均消费咖啡 1252 杯，而美国仅为 369 杯。阿拉比卡（arabica）咖啡和卡内弗拉（canephora）咖啡［罗布斯塔（robusta）咖啡为其突变种］是商业生产中的两种当红咖啡作物，其中阿拉比卡咖啡的首选风味占据世界咖啡贸易的大半江山（约占 80％）。巴西是世界领先的咖啡生产国。

咖啡包含 1000 多种已知的植物化学物，这就是为什么它口感极好，且在一定程度上有助于身体健康。咖啡是饮食中抗氧化剂多酚的重要来源，提供的多酚相对来说比其他植物性食物要多。咖啡富含绿原酸、咖啡酸及阿魏酸，可以给对人体有益的肠道细菌提供养分。不同咖啡的生物活性存在显著差异，这是由以下因素所致：物种和地理因素的差异，生产、收获和储存方式的差异，加工工艺和加工程度的差异，以及冲泡方法的差异等。这其中许多因素也会影响咖啡中的咖啡因含量（它是咖啡的名片之一），每 8 盎司的滴滤咖啡中，咖啡因含量从 95 毫克到 330 毫克不等（每 8 盎司速溶咖啡中的咖啡因含量则是 30 毫克到 70 毫克不等）。

多年来，考虑到咖啡中各种化学物质对健康的影响，人们对饮用咖啡的态度由"支持"变为"反对"。早期研究仅关注咖啡因——咖啡的许多成分之一，人们从研究发现中推断出咖啡其实属于饮料一类（因为相关性较高）。此外，咖啡因是世界上最常用的精神活性药物,是在 60 多种植物中发现的一种兴奋剂。咖啡是饮食中最常见的咖啡因来源,已被证明有助于增强运动员和军人的身体机能及耐力,也有助于提高注意力、记忆力、认知能力和反应机敏性。在普通人群中也显示出了类似的效果,这也许就是为什么每天早上有那么多人直奔咖啡壶。但咖啡和咖啡因可能会对一些人的睡眠量和睡眠质量产生负面影响,尤其是那些对咖啡因较为敏感的老年人。咖啡因对年轻人睡眠的影响各不相同,这其中部分原因是与咖啡因代谢有关的遗传多态性在起作用。科学家克拉克(Clark)和兰多尔特(Landolt)在他们2017 年的综述中指出,有关咖啡、咖啡因和睡眠的研究远比人们预期的要少得多,而且研究主要是在欧洲男性中进行的。因此他们表示,还需要在不同人群中进行更多

咖啡是饮食中最常见的咖啡因来源

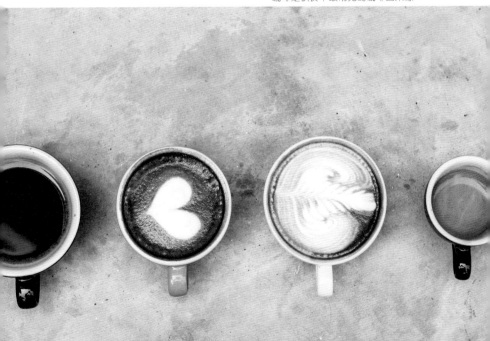

的研究。另有研究表明,咖啡因在不同人体内的作用机制各不相同,因此正面或负面影响皆会产生。例如,咖啡因对血压的影响部分取决于是否在饮用后直接测试其效果,或测试对象是否为咖啡的惯性消费者(这反映潜在的药物耐受性)。对随机对照试验进行分析后发现,虽然咖啡因本身会导致血压升高,但咖啡却产生相反的效果。这可能是由于咖啡中含有一些具有抗炎作用的化学物质(如多酚和矿物质),这些化学物质本身就具备降血压作用。

20 世纪 80 年代伊始的另一组研究证明,咖啡会使得血液中低密度脂蛋白胆固醇水平升高,而胆固醇是导致心脏病的主要危险因素之一。但接下来的研究却表明,咖啡的这一影响(源于咖啡中含有咖啡醇以及咖啡豆醇等二萜类植物化学物)会因咖啡制备方法的不同而呈现较大差异:煮沸的咖啡(如土耳其式、希腊式和法国压榨式咖啡)中保留了这些成分,但过滤式冲煮法则将其去除了。目前我们已知的是,基因在咖啡因的心脏代谢作用中同样发挥重要作用,2015 年在欧洲及非裔美国成人中进行的一项研究确定了与习惯性咖啡消费有关的 8 个遗传位点,它们位于与咖啡因代谢相关的基因附近。

咖啡与心脏健康和 2 型糖尿病有何关系?

谈及咖啡对健康的影响,多数人很容易只见树木,不见森林。咖啡中有许多独特的成分,它们会因其他不常被纳入考虑的因素的变化而发生变化。营养学研究和临床研究关注咖啡的冲泡过程,因为这是饮用咖啡常经历的过程。尤其是流行病学研究还能够解释咖啡制备过程中的某些差异,但这些差异可能会混淆研究结果。这些研究对于心血管治疗益处重大。
2014年,人们对36项前瞻性队列研究进行了荟萃分析(包含
研究对象120万余人),结果发现,与不喝咖啡的人相比,每天
喝3～5杯咖啡的人患心血管疾病的风险最低。据某一研究小
组调查,虽然较高的咖啡摄入量不会对心血管产生保护作用,
但每天喝6杯或以上的人罹患心血管疾病的风险并没有增加。
来自同一小组的另一项调查发现,与不喝咖啡的人相比,每天
喝1杯咖啡的人罹患2型糖尿病的可能性要低8%,每天喝
3杯咖啡的人罹患2型糖尿病的可能性低21%,而每天喝6杯
咖啡的人罹患2型糖尿病的可能性则低33%。即使饮用未添
加咖啡因的咖啡,结果也与上述结果类似,但是说服力要弱些。
有关心血管疾病和2型糖尿病的研究结果存在差异,其部分原
因可能是,咖啡因对某些人心脏健康的有害影响较大。而咖啡
对预防糖尿病的积极作用可能不仅仅与咖啡因有关,还与改善
血糖情况和胰岛素敏感性的矿物质及植物化学物(如绿原酸)
有关。

以下是部分关于咖啡的消费提示。

咖啡因是一种兴奋剂,摄入这种兴奋剂会导致血压、心率
和睡眠受到有害影响。过量摄入可能会引起头痛、恶心、焦虑
和不安等症状。由于遗传和其他因素(例如年龄、性别、体重、
耐受力等)的不同,受影响程度因人而异。孕妇最好饮用不含
咖啡因的咖啡,否则可能会对胎儿的成长造成潜在的负面影
响,并增加自然流产的风险。对于部分人来说,大量摄入咖啡
因是一种上瘾的表现,这是十分危险的,还可能会产生戒断效
应(例如头痛、烦躁和疲劳等)。脱咖啡因咖啡中的多酚和咖啡

因含量较低,每 8 盎司中约含 3～12 毫克,某些研究已显示它与普通咖啡具有相同的健康益处。但研究依据不足,这是因为食用脱咖啡因咖啡的人相对较少,进而导致通过数据统计检测各研究关联性的能力受到了限制。

在添加奶油和糖,包括调味糖浆等之后,咖啡的总体健康益处会减少。

咖啡对抑郁症等其他疾病是否有益?

人们对咖啡的研究已经再次兴起,科学家——假设咖啡对于预防肝病、胆囊疾病、癌症、肥胖和抑郁症等疾病都具有积极作用。已经有强有力的研究证据表明,咖啡对于预防多种肝病都具有积极作用,可以改善人们的肝脏功能,甚至是肝病患者的肝脏功能。此外,越来越多的证据表明,咖啡和咖啡因均可预防抑郁症。2016 年针对 11 项观察性研究进行的荟萃分析显示,咖啡与抑郁症患病风险的降低呈线性相关,其中与不喝咖啡的人相比,每天喝 4～5 杯咖啡的人患抑郁症的风险低17%。据观察,咖啡因与抑郁症患病风险的降低呈非线性关联,从日摄入量 68 毫克至 509 毫克,其降低患病风险的作用增强但至此之后,作用便开始减弱。这些作用与咖啡因的药理作用是一致的,因为咖啡因是一种已知的可以改善情绪的药物。然而由于其副作用,摄入过高剂量会导致益处减少。咖啡和咖啡因对诸如帕金森病、阿尔茨海默病的神经退行性疾病的治疗似乎是有帮助的,但目前进行的研究尚少,无法总结它们之间的具体关系。2017 年的两项重大研究发现,咖啡还与长寿有关。其中一项研究的研究对象包括欧洲 10 个国家的 45 万余人,另一项研究则在美国进行。研究表明,咖啡摄入量最多的男性,其死亡率(因各种原因致死)降低了 12%,而咖啡摄入量最多的女性,其死亡率降低了 7%。此外,据观察,咖啡摄入量较多的人,其消化系统、心血管系统、循环系统和脑血管系统的患病风险也有所降低。

综上所述,最近大部分关于澄清咖啡对健康的影响作用的研究,皆是出于科学家转变了饮食观念及衡量标准。在这种情况下,混淆"咖啡因"与"咖啡"的概念会导致误解,除含有咖啡因外,咖啡中还含有其他成千上万种成分,这些成分皆有其独立的效用,且皆与咖啡因无关。困扰营养学界及医学研究的另一个例子是,将"咖啡"还原为"咖啡因"这一做法。咖啡因是一种有效药物,但咖啡的整体效用大于包含咖啡因在内的各种成分独立效用的总和。此外,咖啡是整体饮食模式的一部分,要想生活得健康并预防疾病,那么整体饮食模式比任何单一营养素都更为重要。

咖啡生产的背后是什么?

咖啡是世界第二大交易商品,仅次于原油。传统的咖啡种植方法会破坏环境,这点与其他农作物类似:森林被砍伐,以留出大片土壤种植单一作物,即咖啡。这种做法严重影响了生物多样性,不仅危害土壤健康,还导致碳汇的减少(碳汇有助于减少大气中碳的积累)。(相比之下,在树下种植咖啡将更有益,能保护生态系统以及土壤健康。)在咖啡生产中使用的大量杀虫剂将进一步损害土地。此外,在某些国家,咖啡种植者其实是被剥削的对象,他们经常得不到补助,辛辛苦苦种植咖啡却收入很少。

所有这些因素最终引发了一场消费者运动,消费者要求咖啡种植方式更可持续、更合乎道德,这不仅可以保护环境,也能确保种植者得到公平对待。如今,这从许多咖啡包装上的各种标签中就能看出。

有机咖啡主要指的是其生产方法,但这尚未有定论。"雨林联盟认证"(Rainforest Alliance Certified)致力于坚持环境可持续发展论;"国际公平贸易组织"(Fair Trade International)致力于以合理的报酬支持小农合作社;最严格的认证项目,由史密森尼候鸟研究中心(Smithsonian Migratory Bird Center)开展的"鸟类友好"(Bird Friendly)认证项目,主张在树荫下种植有机咖啡来保护生物多样性。许多企业都有自己的认证项目,例如星巴克的 C.A.F.E.Practices(咖啡和种植者公平规范)认证鼓励保护环境和遵守道德规范,尽管大多数通过其认证的咖啡都不是有机咖啡。

很少有咖啡生产商和经销商会为保护生态环境而付出所有努力。如今,对于那些具有环境保护意识和社会意识的咖啡爱好者来说,尚有更多的方式可以使早间生活变得更好。

茶的主要类型是什么? 什么是红茶菌?

茶是世界上最受欢迎的饮料之一。与不干净的饮用水相比,茶更安全些,因为茶具有抗菌性能,煮沸后的茶能杀死许多病原体。茶起源于公元前 2737 年的中国,因其广受赞誉的药效及水合作用而大受欢迎,也有一部分原因是出于愉悦、礼数等需求。在 17 世纪的英国,茶成为最受欢迎的饮料,随后在遭受英国殖民统治的地区广为流传,尤其是印度。如今,中国依旧是世界产茶大国。印度也是,其生产的奶茶(chai)受到一致好评,这是一种辣甜风味奶茶。

品质好的茶是用世界各地温带地区的干茶叶制成的。在印度等地,人们(主要是女性)弯腰在山坡上采茶,在炎炎烈日下辛勤劳作。茶树可用于制作八种不同类别的茶,其颜色、风味、咖啡因含量及植物营养素含量都各不相同。茶叶在晾干过程中会发生氧化反应(即吸收了更多的氧气后,水分蒸发,叶子变老)。如果长时间不使用,某些茶叶便会因微生物作用而自然发酵。茶叶种类、生长气候、种植和加工方法等也会影响茶的颜色、风味、咖啡因含量及植物营养素含量。

茶主要分为以下五种类型:(1)红茶:完全成熟的茶叶经氧化,变得干燥、枯萎且发黑,但氧化程度较低的茶叶会呈现棕色;(2)乌龙茶:整体较干燥,呈枯萎、扭曲状,只发生部分氧化,呈红棕色;(3)绿茶:由未成熟的茶叶经干燥和炒制制作而成,且只发生轻微氧化,整体为浅绿色;(4)白茶:叶片最嫩的茶芽长有绒毛,未发生氧化,颜色为白色;(5)普洱茶:在其自然发酵过程中会产生有益细菌,这种茶叶颜色通常较深。在全球范围内,上述五种类型中,红茶最受欢迎,其次是绿茶和乌龙茶;西方国家偏爱红茶,而东方国家钟爱绿茶(但中国人偏爱普洱茶)。

真正的茶出自好茶叶,但仍有许多人用"茶"来形容那些用热水及晒干后的植物制成的饮料。草本茶较为常见,例如用干薄荷制成的茶。水果茶(添加或不添加草本成分)以及用干花制成的茶也十分常见,例如用玫瑰花蕾、洋甘菊或芙蓉花制成的茶。纯草本茶不添加茶叶,可提供与自身的营养成分一致的营养益处。此外,用于制造草本茶的植物是不含咖啡因的,也就是说,草本茶天然是不含咖啡因的。为了避免混淆,许多地区将不添加茶叶的饮料统称为"冲泡饮品",例如薄荷茶既可以指不含咖啡因的冲泡饮品,也可以指用薄荷精华调味的红茶(含有咖啡因)。平时要仔细阅读产品标签,以防影响睡眠,并向餐厅服务员咨询茶叶信息,因为许多人并不知道各类茶的区别(例如流行于南美洲的马黛茶由冬青科植物制成,既不是茶也不是草本植物,其含有咖啡因以及丰富的维生素和植物化学物)。

美国最近掀起了红茶菌热,而红茶菌和其他发酵饮料已成为中国、俄罗斯和德国等地几千年来传统饮食的一部分。红茶菌是通过向酿造好的红茶中加入细菌和酵母菌的共生培养物以及糖,催生发酵从而制作而成的。这种化学反应会产生碳酸和营养成分,例如维生素 B 以及一系列赋予其酸味的有机酸。发酵过程还会产生酒精,但可以用各种加工方法控制化学反应和产物,以提高或降低最终的酒精含量(设想将苹果酒做成可供儿童饮用的非酒精果汁饮料,而不是酒精含量不同的成人饮料)。此外,还可以添加草药、糖和益生菌等成分来增加风味或促进健康。由于上述因素和其他原因,红茶菌产品差别较大。因此,阅读营养成分表至关重要。

虽然红茶菌在一些健康爱好者心中已属"超级食品",但很少有研究支持商业(或轶事)对其功效的各种主张,不过目前已有相关研究在进行当中。其实,红茶菌可能是一个潜在的健康隐患,因为它可能未经巴氏杀菌等安全的制备方法处理,也可能是提供糖分或额外热量来源的罪魁祸首。部分研究还表明,过量饮用红茶菌甚至可能带来严重的健康风险,如代谢性酸中毒或肝损伤,尽管这种影响较为罕见。

茶的营养价值和健康益处是什么？ 绿茶有何特色？

　　茶叶中含有六类黄酮类化合物,包括儿茶素、花青素苷等。这些物质大多具有抗氧化、抗癌、抗突变、抗菌和抗炎活性。茶叶中还含有咖啡因、茶氨酸(一种氨基酸)以及维生素 C。按重量计,绿茶中儿茶素的含量(约为 30％～40％)高于红茶(约为10％),维生素 C 和茶氨酸的含量也较高。细胞培养和动物研究表明,绿茶提取物对代谢、认知、神经和血管有广泛的影响,这进一步刺激了越来越多的人体研究。绿茶对健康有益的最有力证据之一是它对降血压(特别是对于高血压患者来说)以及降低血液中低密度脂蛋白胆固醇水平有好处。此外,绿茶对于平均收缩压为 130 毫米汞柱或以上的人群,以及食用绿茶提取物的人群有很大影响。值得注意的是,许多研究显示红茶也具有类似效果。虽然仍需进行更多更大样本量的随机对照试验,但根据已有的涉及 22 项前瞻性研究的荟萃分析结果,每天饮用 3 杯茶有助于显著预防冠心病(27％)、中风(18％)及降低死亡率(24％)。最近,一项涉及9组研究的小型荟萃分析证实了上述发现,其结果显示,与每天喝不到 1 杯绿茶的人相比,每天喝 1～3 杯绿茶的人患心肌梗死和中风的风险要分别低19％和 36％。对于那些每天至少喝 4 杯绿茶的人来说,效果更为明显,可使心肌梗死的患病风险降低 32％。

关于绿茶在对抗癌症中发挥的作用,研究结果参差不齐。从生物学差异的角度分析,由于人体不同部位癌症发展情况各异,许多饮食成分都会产生影响。虽然部分研究表明,摄入红茶可能有助于降低癌症死亡率,但其他研究却显示出不一致的结果。茶对人体健康的影响因人口统计数据(例如性别、种族等)、癌症类型以及茶叶类型而异;对此,人们尚需进行更多的研究。绿茶在对抗口腔癌方面作用很强,这与其他研究共同证明了一点,即儿茶素有良好的抗病毒、抗菌和抗氧化作用。

饮用泡好的绿茶对健康的影响比正常摄入绿茶原料要大,也许这就是抹茶(一种传统的茶叶粉末,由磨细的绿茶制成)在美国广受青睐的原因之一(人们通常在水或牛奶中添加抹茶,

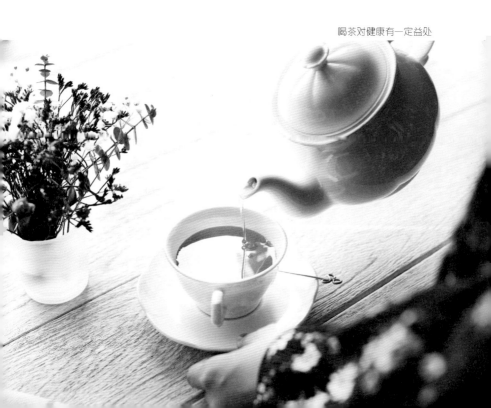

喝茶对健康有一定益处

以制成比泡好的绿茶更浓的热饮品；抹茶也可以添加到其他食物中，以增加营养和风味）。过量饮用绿茶的风险可能微乎其微，但如果摄入高剂量的黄酮类化合物（如高剂量摄入含黄酮类化合物的膳食补充剂，或高剂量摄入抹茶），则可能会产生毒性作用。这是由于促氧化剂与较低水平的良性抗氧化剂的作用相反，会损害 DNA 和细胞膜。而且，膳食补充剂（无论其种类如何）可能会受到污染。绿茶中的儿茶素可能会损害药物代谢，那些服用 β 受体阻滞剂、锂制剂、雌激素和其他药物或补充剂的人应该及时咨询医生。此外，大量饮用红茶和白茶都会损害铁代谢，因此缺铁性贫血患者应谨慎饮用。与咖啡类似的是，茶的咖啡因含量对某些人来说可能也是个问题，尤其是过量摄入时。所有这些影响都具有高度的个体化特性和剂量依赖性，不过对大多数人来说，喝茶的好处远远大于其带来的潜在风险。

15　酒精与健康：
来干杯吗？

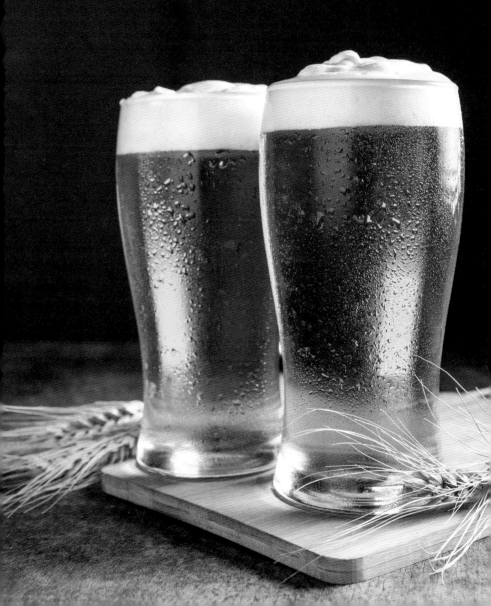

酒精在体内是如何代谢的？

除了咖啡因之外，酒精在饮食中也很常见。酒精是水溶性的，被人体吸收后会按一定比例聚集在人体组织中。由于不同组织内脂肪和肌肉的比例不等，等量的酒精可以产生不同的血中酒精浓度（blood-alcohol concentration，BAC）。女性的体脂率通常高于男性，所以酒精在女性各组织中的分布较少，这导致摄入相同量的酒精时，女性的血中酒精浓度更高。

跟其他食物成分一样，酒精通过食道进入胃部，它进入小肠的运动与胃排空的速度有关。接着，酒精（事实上作为一种有毒性作用的物质）穿过细胞膜达到吸收平衡。因此，与长时间内摄入相同剂量相比，短时间内摄入造成的血中酒精浓度更高。科学家之所以建议"不要空腹饮酒"，是因为空腹饮酒会导致胃排空速度加快，即酒精吸收速度更快。

酒精其实也是一种常量营养素，每克可提供 7 卡热量。但是酒精无法储存在体内，会被代谢和排泄掉，因此酒精是先于其他营养物质为人体提供热量的。由此可见，减少饮酒量对于一些人的体重管理非常重要，尤其是对于那些酗酒者来说，情况更是如此。这是因为酒精取代了其他营养物质参与氧化反应，所以除非有额外的反应消耗了这些营养物质，否则这些营养物质将以脂肪的形式储存在体内。抗利尿激素有促进水分吸收、减少水分排泄的作用，而酒精在一定程度上则会抑制它的产生，所以喝酒会导致排尿增多（即酒精的利尿作用）。正是因为如此，高含水量的酒精饮料也有助于水的补充，尤其是在口渴的时候（这反映了体内水分不足）。其实在人类历史上，很多人都经常饮用稀释的啤酒和葡萄酒来补充水分，因为它们比不干净的水安全得多。

肝脏是酒精代谢的主要部位，一个体重为 70 千克的人，每小时可代谢约 7 克酒精。但由于存在个体差异，不同个体的酒精代谢能力差异很大。例如，在亚洲人群中可以观察到"喝酒脸红"的现象，这是由于基因多态性阻碍了酒精代谢，进而导致酒精副产物乙醛在血液中积聚。

葡萄酒、啤酒、烈性酒和鸡尾酒的热量及营养成分有何不同？

美国的酒精饮料是根据每"饮料当量"的酒精含量来划分的，每"饮料当量"中酒精含量约为 14 克。这相当于 12 盎司的普通啤酒（5％的酒精）、5 盎司的蒸馏酒（12％的酒精）和 1.5 盎司的 80 度蒸馏酒（40％的酒精）中的酒精含量。酒精含量取决于发酵、蒸馏等酿造过程。

酒精对体重的影响可能会因饮料成分（含有的热量）而异。通常，酒精含量不同的啤酒，其碳水化合物和水含量各不相同，因此所含热量也不同。但由于含水量高，啤酒有助于补充水分。此外啤酒中还含有少量的维生素 B、磷、钾、钙、硅和锌，这些成分的含量取决于酿制啤酒的谷物来源。

葡萄酒和啤酒一样，制备方式多样，这反过来又影响其酒精和水分含量。毫无疑问，甜葡萄酒含有更多的碳水化合物，且所有的葡萄酒都含有钾元素。一杯 5 盎司的葡萄酒（无论是红葡萄酒、白葡萄酒还是玫瑰红葡萄酒)的热量约为 120 卡。与啤酒相比,葡萄酒中的水分含量(约为 87%)和碳水化合物含量(约为 3.8%)都较少。红葡萄酒中含有许多植物化学物,尤其是多酚,这是因为葡萄酒都是带皮(葡萄皮富含多酚)制作的。

不同酒所含热量的不同是由不同的酒精含量或酒精度造成的。比如啤酒和葡萄酒,其酒精含量越高,所含热量越高,所含水分越少,例如一杯 1.5 盎司的 80 度伏特加含 97 卡热量(67% 的水),一杯 1.5 盎司的 90 度威士忌含 110 卡热量(62% 的水),而一杯 1.5 盎司的 100 度龙舌兰酒则含 124 卡热量(58% 的水)。烈性酒中含有微量的铁和锌,而杜松子酒中含有的植物营养素种类取决于其中添加的调味料(例如杜松子)成分。显然,酒的种类的不同会影响其热量含量,不过这首先取决于其酒精含量。虽然一杯 1.5 盎司的伏特加苏打水所含热量只有 97 卡,但从逻辑上讲则翻倍。一杯 1.5 盎司的石榴马提尼可以提供 250 卡以上的热量,具体取决于特定的混合原料。而普通的大杯甜菠萝朗姆酒则可提供 700 多卡热量,其中添有 94 克糖。

饮酒对健康的危害和益处是什么?

酒精和许多药物一样,既能提供快感,也容易致瘾。然而适量饮酒也有独特的益处。酒精到底是有助于健康还是有害健康,这主要取决于个人的饮酒习惯和遗传特征。

一般认为女性每天喝一杯酒(含 15 克酒精)、男性每天喝两杯酒(含 30 克酒精)属于适度饮酒,适度饮酒可以带来多种健康效益，比如提高血液中的高密度脂蛋白胆固醇水平、促进葡萄糖代谢和增强胰岛素敏感性、减少动脉粥样硬化的发生和预防高血压，以及减少血小板聚集、炎症和血液凝固的发生等。这些作用可能总体上降低了罹患各种疾病的风险。有研究结果表明，酒精对心血管系统具有保护作用，有关酒精与心血管疾病关联性的课题已被研究了数十年。举例来说，2011 年，一项针对 84 项前瞻性研究进行的荟萃分析发现，与不饮酒者相比，饮酒者的心血管疾病死亡率、冠心病死亡率和全因死亡率都更低（分别降低了 25％、39％和 23％），其中每天摄入 2.5～14.9 克酒精的人的患病风险最低。许多其他的研究报道了类似的健康防护效果。

还有大量数据证实，与不饮酒者相比，适度饮酒者患 2 型糖尿病的风险更低。一项针对 38 项研究进行的荟萃分析显示，每天摄入酒精超过 63 克时，罹患 2 型糖尿病的风险会增加；而每天摄入 10～14 克酒精时益处最大，患病风险可降低 18％。有趣的是，这项研究还表明，酒精的这种影响仅限于女性和非亚裔人群，但这一出乎意料的结果仍需要进行重复验证。另有研究表明，大脑血管炎症的减少可能有助于降低阿尔茨海默病和帕金森病的患病风险——2013 年的一项综述发现适度饮酒可以预防阿尔茨海默病，但有时也会带来不利或无效的结果，在某种程度上这可能是由于这些疾病本身的复杂性和多因素性。因此人们仍需要进行更多的研究来加以证明。

尽管酒精有好处，但它也会导致整个消化系统出现各种各样的问题，包括轻度的消化不良、胃酸反流，以及罹患某些癌症的风险升高等。长期饮酒会逐渐破坏小肠内壁，弱化营养吸收，严重时会导致营养不良和贫血，甚至酒精中毒。正常的血糖控制也会受到酒精影响。酒精也会影响其他器官和系统，包括骨骼(例如骨质疏松)和免疫系统(例如更高的感染风险)。久而久之，酒精还会损坏肝脏，引发急性酒精性肝炎、慢性肝炎或肝硬化等肝脏疾病。过度饮酒还会导致认知障碍。这些影响大多是由酗酒引起的。酗酒是一种生理性依赖，会使身体系统和器官受到损害和破坏，如果不加以合理控制，盲目戒断可能会致命。即使没有酗酒，长期大量饮酒也是导致高血压、2 型糖尿病、心脏病和中风等疾病的危险因素，致使总体发病率和死亡率增加，还会对很多器官产生毒性作用。酗酒还与更高的受伤风险以及酒精使用障碍有关。

尤其值得注意的是，目前已经明确，酒精会增加女性罹患乳腺癌的风险，这部分是由激素在某种程度上的改变所致。这种影响最初主要出现在每天饮酒超过 2 杯的情况下，但最新的研究表明，即使是轻度饮酒者，患癌风险也有所增加。涉及 15 项荟萃分析的最新研究表明，饮酒与乳腺癌存在剂量-反应关系。据估计，全球有 14.4 万例乳腺癌病例和 3.8 万例死亡可归因于酒精，而其中分别有 18.8% 和 17.5% 的人是轻度饮酒者。因此，具有健康意识却喜欢喝酒的女性面临着一个难题，那就是尽管饮酒可能增加患乳腺癌的风险，但是适量饮酒可促进心脏健康；而且对女性来说，心脏病是比乳腺癌更致命的"杀手"。

美国临床肿瘤学会根据世界癌症研究基金会、美国癌症研究所，以及国际癌症研究机构广泛审评的最新动态，在 2018 年更新了其关于酒精和癌症的声明。关于酒精在除乳腺癌以外的其他几种癌症发生发展中的作用，目前人们已达成共识。已有可信研究表明，酒精是导致口腔癌、咽癌、喉癌、食管癌、肝癌和结直肠癌（在男性中更为常见）的病因之一，甚至在轻度饮酒者中也有部分人患有口腔癌、食管癌和乳腺癌。对于重度饮酒者来说，他们直接接触酒精的部位（即喉、食管、口腔和咽部）发生癌变的风险最高，而且无论是长时间内饮用哪种类型的酒（如葡萄酒、白酒或啤酒等），都会导致人们罹患癌症的风险升高，尤其是会导致人们罹患颈部和头部癌症的风险升高。据此，酒精和烟草都被国际癌症研究机构列为 1 类致癌物。

　　上述关于饮酒的正负面影响反映出一种 J 型关系，即与戒酒者或酗酒者相比，适度饮酒者可获得最大健康效益，这也再次说明酒精的毒性影响取决于它的使用量。此外，酒精影响的差异还取决于癌变部位（如酒精摄入量和乳腺癌的发生率之间

饮酒需适度

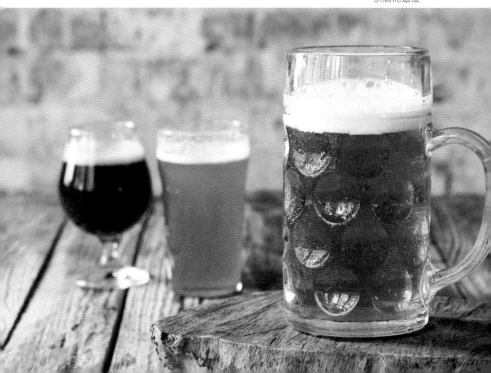

可能呈线性关系）以及年龄、性别、种族和其他因素。例如研究发现，遗传因素会影响酒精对韩国男性血压、血糖、甘油三酯、腰臀比指数的不良作用，但对女性却没有影响。值得一提的是，也有一些健康饮食模式可以延长寿命，这类饮食模式与远离肥胖、患病少有关，而且通常不含酒精。有专家认为，即便是适度饮酒，酒精带来的潜在风险及其毒性作用也是远远超过它的益处的。

红葡萄酒在预防心脏病方面有特殊作用吗？

葡萄酒在 20 世纪的最后十年成了研究焦点，原因是人们对"法国悖论"（French paradox，发生于 1991 年）产生了兴趣。在这一悖论中，尽管法国吸烟者较多，饱和脂肪酸摄入量较高，但是法国的心脏病发病率却低于美国和英国。法国人的葡萄酒摄入量高于美国人，尤其是红葡萄酒，人均每日摄入量为 20～30 克；观察性研究表明，在这种摄入水平下，法国人患心脏病的风险降低了约 40％。红葡萄酒中含有一种叫作白藜芦醇的植物营养素，它是一种有效的多酚类抗氧化剂，也存在于葡萄、花生、石榴、人豆、树莓、蓝莓、苹果和李子中。葡萄、葡萄酒、苹果、花生和大豆是西方饮食中白藜芦醇的主要来源。其实日本虎杖（蚕茧草）中的白藜芦醇浓度最高，在日本和中国，其常常被用来制作虎杖茶。

最新研究表明，在动物实验中高剂量摄入白藜芦醇的作用显著，特别是在减少氧化应激方面效果明显，并且在降低心脏病以及其他疾病患病风险方面可能也有效果。然而，由于难以准确评估单一成分的作用，要想在人体研究中得到一致结论是具有挑战性的。白藜芦醇的影响因其食用方式、化学结构（有许多类似物的生物活性不同）、其他饮食成分的存在和其他因素的作用而存在差异。在这方面临床试验的结果并不一致。白藜芦醇很可能有益于心脏健康，但目前估计的有效剂量为每天 1 克，且这种剂量只能以药丸的形式获得。因为若要通过饮食获得这么多量，你需要喝 505～2762 升红葡萄酒或者吃 7143～33333 千克花生。

关于酒精饮料之间潜在差异的研究仍在继续，特别是关于白藜芦醇和葡萄酒的研究。例如，近期一项针对 13 项前瞻性研究进行的荟萃分析（涉及 397296 人）发现，酒精和 2 型糖尿病之间存在预期的 J 型关系，每日摄入 20～30 克葡萄酒或啤酒，或者每日摄入 7～15 克烈酒时，酒精的预防效果最佳，分别降低了 20％、9％和 5％的患病风险。这样的研究虽然有趣，但是许多观察性研究并未充分控制其他饮食和生活方式等变量；而且仍需注意的是，葡萄酒饮用者与啤酒或烈酒饮用者之间存在的个体差异，往往会混淆或者导致难以确定酒精与 2 型糖尿病之间的关系。

16 甜饮料:果汁、含糖饮料、无糖汽水(气泡水)

我们到底喝了多少含糖饮料？ 它们与肥胖有关吗？

在美国饮食中,47％的添加糖来自饮料,其中 39％来自含糖饮料。这些含糖饮料包括软饮料(25％)、果汁饮料(11％)及运动和能量饮料(3％)等多种形式。当然,饮料的含糖量各不相同,并且毫无疑问,含糖饮料与龋齿密切相关。

美国人从含糖饮料中摄取的热量一直在急剧增加,从 1965 年的日均 95 卡增加至 2010 年的 155 卡。2015 年,4～18 岁的美国儿童和青少年平均每天摄入 15～17 茶匙的糖,其中大部分来自含糖饮料。家庭社会经济地位不同的儿童,其含糖饮料摄入量不同,其中低收入家庭儿童含糖饮料摄入量较高。在中低收入国家,含糖饮料也越来越被广泛饮用,尤其是汽水。在某些地方,含糖饮料甚至比不纯净的饮用水更安全。

含糖饮料会引起儿童和成人的体重增加和肥胖,支持这一结论的证据确实、充分且令人信服,其来源包括 2006 年对以往 30 项调查的回顾研究,以及 2015 年涉及 13 项系统性文献综述和荟萃分析的研究结果。造成这种影响的部分原因是过量的热量摄入,因为液体热量"缺乏补偿",在这种情况下,人体似乎无法从液体中"补偿"热量。换句话说,高热量饮料并不能取代其他含热量的食物,它们只是额外增加了热量摄入。因此,当饮食中包含含糖饮料时,人体会因摄入热量过多而处于热量正平衡状态,进而导致体重增加。

含糖饮料属于高血糖指数食物,会导致血糖和血液中胰岛素水平的骤升,从而使胰岛素受体受损,最终导致部分人罹患胰岛素抵抗综合征和 2 型糖尿病。2016 年一项针对 9 组人的集中测验发现,含糖饮料消费者患 2 型糖尿病的风险增加了26％,而甜味果汁饮料消费者患 2 型糖尿病的风险增加了28％。在纵向研究和干预研究中发现,含糖饮料还与血压、血脂和血糖升高以及其他与心血管疾病风险增加相关的代谢因素有关。

近年来,围绕汽水和其他含糖饮料不利于健康的有力科学依据和媒体热议,引发了一系列旨在减少含糖饮料摄入(尤其是减少儿童和青少年的摄入)的公共卫生措施和政策措施。部分研究表明,用水或其他低热量饮料代替含糖饮料,或采用征收汽水税之类的政策来抑制含糖饮料消费,可以帮助人们减轻体重。尽管有研究表明,含糖饮料只是糖和热量的输送工具,几乎没有营养,然而难以想象的是,可能很多阅读本书的人都没有意识到含糖饮料不是健康的最佳选择。

即便如此,最新研究成果却发现,有些人喝含糖饮料比其他人更容易发胖,这可能是由遗传差异造成的。同样,由于饮食来源丰富,很少有单一因素会致病或对健康产生影响。实际上,在肥胖、2 型糖尿病和其他慢性病流行之前,含糖饮料已经存在了一个多世纪。作为一种健康饮食模式和生活方式的一部分,偶尔喝含糖饮料也是一种不错的选择,但是如果拿当今大多数美国人的普遍饮用量作为参考(尤其是当他们的饮食模式中还存在其他的不良选择时),那么含糖饮料显然不是健康和长寿的最佳选择。

虽然在 1998 年至 2014 年间美国人削减了汽水的摄入量,使得人均摄入量下降了 25％,而且此后又进一步下降,但汽水在其他地区的销量仍居高不下。例如,墨西哥的人均汽水消费量比其他任何国家都多,并且墨西哥儿童肥胖率最高,多年前就超过了美国儿童。喝汽水的习惯在一定程度上是文化使然,孩子胖乎乎的显示其摄入了充足的营养而不是处于营养不良状态,而且汽水也是水质不安全时的一种选择。鉴于以上原因,墨西哥开征了国家汽水税,希望由此改善居民健康。早期结果显示,这种做法似乎起了作用。与此同时,根据美国消费者权益组织"公共利益科学中心"2016 年发布的报告《碳酸化的世界》(*Carbonating the World*),大型汽水公司正在向发展中市场投资逾 400 亿美元,其目标客户包括非洲、中国、印度尼西亚、巴西、印度、菲律宾以及墨西哥等地的潜在消费人群。

喝果汁等于吃水果吗?

果汁的营养价值取决于其加工方法和主要成分。一些果汁损失了水果本身所含的膳食纤维成分,但保留了大部分维生素(如维生素 A 和维生素 C)、矿物质和植物化学物,而另一些则没有。与果汁饮料和果味汽水相比,果汁一般是最佳选择,而等量的果汁饮料和果味汽水,其含糖量和热量都相近。例如,一份 8 盎司的橙汁含有 112 卡热量和 21 克糖,同样一份含5％果汁的橙汁饮料含有 120 卡热量和 29 克糖,而同样一份橙味汽水则含有 120 卡热量和 32 克糖。果汁富含钙和蛋白质。虽然果汁和果汁饮料都含有维生素 C,但果汁里的维生素 C 含量要比很多果汁饮料中的高得多。因此学会阅读营养成分表和配料表很重要。

果汁中糖分和能量的快速输送不利于控制食欲和血糖。

研究证实,相比固体食物,液体食物消耗得更快,胃排空速率也更快,且不同来源的液体食物传递给大脑的饱腹感程度不同。试想一下你喝一杯橙汁和吃一整个橙子所需的时间,要知道吃整个橙子是需要咀嚼纤维状固体物的。这种说法同样适用于果汁饮料和果汁,甚至是任何液体食物,即与固体食物相比,人体似乎较不容易感受到液体食物带来的饱腹感。这意味着,喝果汁和其他补充能量的饮料会导致更高的总能量摄入。换句话说,固体食物(如比萨)会以能量形式被身体感知,最终引起饱腹感,但液体食物(如果汁、汽水或啤酒)往往会以一种身体无法感知的形式携带着能量快速进入。这种食物被身体感知,最终引起饱腹感的现象被称为"能量补偿",可帮助人们控制能量摄入,从而保持健康的体重。而由于液体食物没有这种作用(缺乏能量补偿),它们更有可能导致肥胖。许多研究表明,儿童比成人具有更强的能量补偿能力,这可能是因为儿童能够更好地感知饱腹感。另外,超重者的能量补偿能力特别弱,他们可能已经无法感知饱腹信号了。

果汁到底是营养饮料还是导致肥胖、2 型糖尿病和龋齿的危险因素? 榨汁是有益健康还是多此一举?

虽然果汁也含有热量和(天然非添加)糖,但大量研究表明,它有助于改善膳食模式,这可能是因为数十年来它一直是健康饮食的标志,而且与其他健康行为相关(比如早餐喝一杯橙汁)。

果汁可能对儿童成长特别有益。2015 年的一项研究发现,按照美国儿科学会的建议,饮用推荐水平的果汁可以帮助儿童满足营养需求,尤其是满足儿童对于维生素 C 和钾,以及其他植物营养素的需求,这取决于果汁的种类和生产方法。另一项针对 1995 年至 2013 年间的研究进行的回顾研究发现,大多数研究并未发现饮用果汁与肥胖之间存在关联。一些研究还表明,喝果汁的儿童会摄入更多的膳食纤维、维生素 C、镁和钾,并且喝果汁不会导致肥胖。2017 年的一项研究证实了这些结论既适用于儿童,也适用于成人。

尽管如此,若过量摄入,果汁(和含糖饮料)可能会引发龋齿。此外,某些含有果糖和山梨糖醇(一种糖醇)的果汁可能会导致幼儿腹泻。出于各种原因,美国儿科学会在 2017 年颁布的指南建议,1 岁以下儿童不要喝果汁,而 1～3 岁儿童的摄入量应限制为每天不超过 4 盎司(约占每日水果推荐量的一半)。

饮用果汁需适量

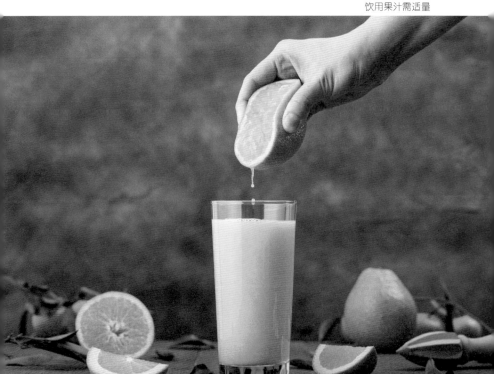

指南还指出，尽管过量饮用果汁可能会导致儿童肠胃不适和体重增加，但果汁仍然是健康均衡饮食的一部分。果汁为低收入家庭提供了经济并且有价值的营养成分和植物化学物，帮助他们满足了对水果的营养需求。

"榨汁"在健康和健身爱好者中已成为一种时尚，这是一种快速传递能量、维生素和植物营养素的方法，鲜榨果汁既赏心悦目又入口美味。许多家庭的榨汁方式都去除了水果中的膳食纤维。然而鲜榨果汁和其他果汁一样会快速提供能量，使血糖和血液胰岛素水平飙升（这受果汁成分和其缺乏能量补偿的影响）。仅仅榨取 1 杯果汁就需要大量的原料（通常还需要专用设备），因此果汁通常要比水果贵得多。

2017 年的一项研究发现，果汁是一种极其丰富的抗氧化剂来源，它可以快速促进某些组织的生长。但是，果汁的功效会因果汁的类型（如包含哪些水果）以及食用量和食用频率而异。个人的基本健康状况、性别、年龄和基因状况也很重要，此外也不能忽视整体饮食模式和运动的重要性。因此，对某些人来说，果汁可能是有益健康的饮食模式的一部分，但它绝不是促进健康的灵丹妙药。直接食用水果通常性价比更高，热量摄入更少，能量可以得到更好的补偿，并且产生的食物浪费也更少。

减肥饮料有助于控制体重吗？

鉴于含糖饮料的大部分问题是由其所含糖分引起的，我们很有理由怀疑，添加了低热量甜味剂或非营养型甜味剂的饮料

(本书中统称为"减肥饮料")是否可以用来控制热量摄入和减肥。关于减肥饮料对减肥和控制体重是否有帮助,或者减肥饮料对人体是否有害,现有的科学证据并不一致。消费者选择减肥饮料是因为含糖饮料是不健康饮食的一部分吗,就像人们印象中的"薯片和可乐"一样? 还是说消费者是将减肥饮料作为营养饮食和健康生活方式的一部分,以帮助自身减少糖分和热量的摄入? 此外,饮用减肥饮料对食欲、体重和健康的影响是积极的还是消极的?

近十年的动物模型研究表明,低热量甜味剂的甜味和热量摄入是彼此分离的,这将会破坏动物预测甜味剂代谢结果的能力,从而破坏动物对甜食做出适当反应的能力。具体来说,长期接触低热量甜味剂(包括三氯蔗糖、糖精、乙酰磺胺酸钠、阿斯巴甜以及赤藓糖醇和阿斯巴甜的组合物)的动物,由于过度食用甜食和高脂肪食物,并且热量消耗不足,其体重往往会增加。与喝水的动物,甚至和摄入其他高热量食物的动物相比,这一长期接触低热量甜味剂的动物群体中有一些动物的血糖和血液胰岛素水平明显要高许多。此外,在具有肥胖遗传倾向和食用典型西方饮食的动物身上,不良反应尤为明显。

此外,有些动物模型研究中的发现与一些前瞻性观察研究结果相辅相成,这些研究往往与很多人的直觉相反,它们认为减肥饮料增加了消费者患肥胖和心脏代谢疾病的风险。在纵向研究中,也可能存在反向因果关系,比如那些饮用更多无糖汽水的人可能正在尝试减肥,但并未成功;由此可知,无糖汽水饮用量增加与体重增加相关。而且研究中存在一些潜在的干扰因素,比如其他的饮食行为和健康行为,如果没有对其进行调整也可能导致意外的发现。

　　因此,低热量甜味剂或非营养型甜味剂到底对消费者有帮助还是有害尚不能确定,而且人们正在对与饱腹感、味觉和食欲有关的生理效应进行调查研究。不过已有多项研究表明,整体来说,减肥饮料消费者比非减肥饮料消费者的习惯更健康。一项研究表明,有 19.5％的美国成人饮用减肥饮料,并且其摄入量与体重或健康无关。减肥饮料消费者的总体饮食评分更高,吸烟量更少,运动量也更大,这表明饮用减肥饮料已经是健康行为中的一环。

　　在过去几年间,鉴于有关减肥饮料与体重或健康之间关系的观察性研究结果一直不一致,许多随机对照试验陆续开展,这其中包括 2014 年的一项荟萃分析,它进一步揭示了上述三者之间的关系。该项研究涉及饮料等食物中的低热量甜味剂,其中 15 项随机对照试验表明,低热量甜味剂与体重、体重指数和脂肪质量较低以及腰围较小有关;而其中 9 项前瞻性队列研究则表明,低热量甜味剂与体重和脂肪质量无关。总而言之,减肥饮料在一定程度上可能有助于减轻体重。

　　由于随机对照试验中的替代饮料各有差异,人们又进一步研究了减肥饮料和水对减肥和维持体重是否具有相似的作用。例如 2016 年,针对 303 名正在参与减肥项目的体重稳定者,人们开展了一项随机对照试验,该试验研究了在为期 1 年的研究时间内,对照组和试验组每天分别饮用 24 盎司的水与等量的非营养型甜味剂饮料时,他们的体重和心脏代谢危险因素是否会受到影响。结果显示,饮用非营养型甜味剂饮料者与饮水者相比,前者体重减轻的幅度明显更大(分别为 6.21 千克和

2.45 千克),且腰围也明显减小。有趣的是,饮水者表示在受到干预后更容易感到饥饿,而饮用非营养型甜味剂饮料者则称饥饿感没有变化。这些结果也都需要进一步重复验证,并且新的试验正在进行中,以便更好地确认减肥饮料与水(或其他不含糖的饮料,甚至是咖啡或茶)相比,是否可以带来更好的健康效益。

体内脂肪过多往往会增加健康风险,因此通过合理的方式减肥是至关重要的。随着肥胖等慢性病的流行,关于减肥饮料在控制体重方面具有积极作用的研究成果意义重大。不过,如果选择个含糖的咖啡或茶来替代减肥饮料,就能在减少热量和糖分摄入的同时,训练味觉偏向于少糖食物,而且这种做法也相对更健康,毕竟减肥饮料对健康并没有促进作用。

第五部分

追求健康、长寿、
可持续的饮食模式：
今时与明天

　　就饮食而言，整体饮食的效用大于各部分饮食之和。单一饮食模式并不适用于所有人。随着时空、文化和地点的推移，以及信息的不断积累，有益人类和地球健康的饮食模式应运而生。来自社会科学界的有力数据进一步阐明了如何创造持久变化的饮食模式。科学发展与技术革新将如何契合消费者生活方式和饮食喜好的变化，从而更好地创造属于食物的未来？我们如何确保明天的世界对我们和我们的星球来说更健康、更可持续？

17 整合一切资源：创造一种有益于你和地球健康的饮食模式

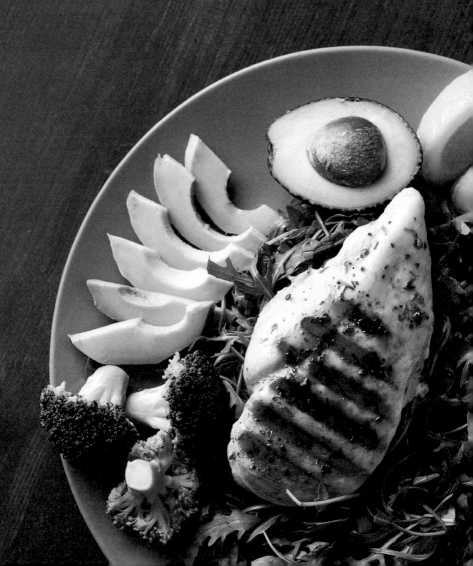

关注个人营养和饮食对健康而言重要吗？

营养学是一门基于分析化学的生物医学科学。从传统角度来说,营养学源于还原论,即主导传统西医学的哲学,它主张将物质还原成其最小的成分。在营养方面,这意味着要经常研究单一营养素或食物,以揭示饮食与疾病之间的关系。关于"单一营养素"(又称"单一食物")的调查研究是十分必要的,尤其对于建立解释因果关系的生物机制而言,但它们能阐明的问题较为有限。此外,观察性研究可能会因未考虑饮食变量而产生偏差。随机对照试验通过将研究对象随机分组和设置对照组的方式,克服了部分方法论层面的挑战,但仍可能受到还原论思维的困扰。对于寻求实用饮食建议的个体饮食者而言,单一营养素研究能提供的帮助有限,因为这类研究无法对有益健康的每种单一营养素及其含量(如脂肪克数)进行合理追踪。

由于受上述因素以及其他因素限制,营养学家逐渐开始呼吁将注意力集中在整体饮食,即日常摄入的各种食物上,因为它们共同决定了人们的饮食模式和内容。"饮食模式"不仅能更好地反映实际的饮食行为,还能说明体内营养素的协同作用和相互关联。举个例子,食用谷物早餐的人,也可能同时摄入了牛奶、水果或咖啡,这些都会影响人体的消化和吸收。但真正重要的是,除了这些食物和其他膳食搭配之外,还有人们一天、一周甚至一年里摄入的其他所有东西。目前,这一观点得到了大量研究的支持。

如今,许多国家和组织正在制定基于总体原则的膳食指南,这些指南反映的是整体饮食模式而非单一营养成分。然而,这并不意味着有关特定食物组或营养成分的建议不重要。举个例子,根据"单一食物(组)"研究,增加蔬菜和水果的摄入量是一个重要的饮食目标。同样地,美国和加拿大的膳食营养素参考摄入量(以前被称为膳食营养素推荐供给量)提供了以营养素为基础的指导方针和策略,以确保充足、安全的营养素摄入,并防止营养缺乏或毒性发作,因为这两种情况都是致命的。

但是不要只见树木,不见森林,你的整体饮食模式才是对健康、幸福和疾病预防最有利的贡献者,而非任何的单一营养素或食物,包括那些被吹捧为"超级食品"的食物。格式塔理论强调整体作用大于各部分之和,该观点既适用于我们的饮食,同样也适用于其他任何事物。

有没有用于预防慢性病的普遍饮食原则?

饮食建议有很多种形式,包括特定营养素的推荐摄入量,或以食物为基础的膳食指南,这些指南会随着营养知识的发展而不断更新。世界卫生组织以健康饮食五项原则为依据,帮助其成员国制定了符合各国特色的指导方针,以减轻慢性病负担,这五项原则包括:(1)通过能量平衡实现健康体重;(2)增加植物性食物的摄入量,如蔬菜和水果、豆类、全谷物和坚果等;(3)限制含糖食物的摄入量;(4)限制盐的摄入量,并食用加碘食盐;(5)限制脂肪摄入量,从饱和脂肪酸转向不饱和脂肪酸,并降低反式脂肪酸摄入量。世界卫生组织进一步指出,改善饮食习惯属于社会问题,而不仅仅是个人问题。此外,改善饮食习惯的方法需要以人口为基础,需要跨部门、跨学科并且根据当地文化来制定。

通过关注与核心营养问题相关的常见消费类食物,各国皆制定了符合本国情况的膳食指南,来指导公民如何提高健康水平。这些指南不仅适用于指导政府制定营养或食物政策和教育举措,也适用于其他公共用途。此外,在美国,各个州及地方组织和机构也致力于制定指导方针,来满足其人口的具体需求。

大多数国家的膳食指南,其核心内容差别不大,它们大都强调以下几点:多食用不同种类的食物;注意平衡能量摄入;保持健康体重;限制饱和脂肪酸、糖和钠的摄入量;增加植物性食物的摄入量,尤其是增加蔬菜和水果的摄入量;鼓励食用全谷物、豆类以及乳制品。《美国居民膳食指南》在"我的餐盘"(MyPlate)信息图中强调了整体饮食模式的重要性,图中主要包括一个盘子和一个用以描述乳制品的杯子或碗。该指南强调了每种膳食成分之间的相互关联,建议全面应用健康饮食模式。英国的膳食指南"吃好指南"(Eatwell Guide)以饼状图的形式提供了类似建议,并明确指出虽然不必每顿饭都追求膳食平衡,但至少要努力在一天甚至 周内保持这种平衡。用以描述水或其他可饮用液体的杯子也作为图的一部分出现。该指南鼓励人们在选择饮食时,要注意参考成分标签。

印度的膳食指南强调的食物类别和饮食原则与美英两国类似,并以图像形式呈现于食物金字塔中。不过,印度膳食指南的核心建议还包含了 15 项原则,旨在解决弱势群体的需求,包括儿童在成长和发育期间的营养需求、儿童和老年人的营养不良问题、女性健康问题、孕产妇保健和母乳喂养问题,以及食

品安全问题等内容。造成这一差异的主要原因在于，印度除了
要应对日益加重的慢性病负担外，还必须关注粮食安全、孕产
妇和儿童死亡率等问题，这些问题至今依旧是印度面临的主要
公共卫生类难题。

然而，在政策制定者和教育工作者如何阐明科学问题，以
及如何向公众传播科学知识这两方面，仍然存在一些变数。除
食品、农业和经济领域外，突出社会中其他重点领域也是至关
重要的。与其他领域类似的是，针对营养学领域的一些问题，
科学家根据现有数据得出了不同的结论。举个例子，哈佛大学
提议的"健康饮食餐盘"（Healthy Eating Plate）与美国农业部
提出的"我的餐盘"相比，既有相似之处，也有自身独特之处。
哈佛大学的"健康饮食餐盘"不鼓励食用土豆和精制谷物（来自
全面饮食研究的证据表明，虽然这些食物在健康饮食中发挥一
定作用，但要注意适度原则），而且与来自世界卫生组织和其他
许多组织的指导方针不同，它并不强调总脂肪含量，这在很大
程度上是因为大量的科学证据都取自地中海饮食相关研究。
地中海饮食以食用橄榄油为主，而橄榄油的总脂肪含量较高，
但是这对心脏能起到一定的保护作用。科学界的普遍共识是，
不饱和脂肪酸比饱和脂肪酸更健康。大量研究数据表明，限制
总脂肪摄入对部分人来说很重要，尤其是对于想要控制体重的
人来说，情况更是如此。即便如此，专家也一致认为，单一饮食
模式并不适合所有人，对健康有益的饮食模式可以在控制脂肪
摄入上有所不同，前提是它们既能保证以健康的方式维持体
重，也能保证食物的多样性、平衡性和适度性。被人们广泛采
纳的一点是，创造一种富含蔬菜、水果、全谷物、瘦肉蛋白和健
康油脂的健康饮食模式是至关重要的。

1 卡真的就只是 1 卡吗？ 哪种脂肪、碳水化合物和蛋白质的组合对体重管理最有效？

美国对脂肪的"诋毁"刺激了 20 世纪 80 年代至 90 年代的低脂肪、高碳水化合物热潮，在这段时间里，美国民众的体重增加了。其他一些国家的民众体重也很快增加了，进而造成肥胖大流行，这与世界范围内不断增加的慢性病负担直接相关。然而，相关并不等同于存在因果关系，自肥胖大流行以来，美国和其他西方国家的饮食模式和生活方式发生了很多变化。在 20 世纪末，人们外出用餐的次数增加了，但活动量却减少了。这些因素加上其他因素都可能导致肥胖大流行。

尽管如此，饮食还是起着关键作用。那么，若要管理体重，热量应该是我们选择食物的唯一标准吗？ 饮食结构重要吗？过去的几十年间，这类问题一直是研究焦点。低脂肪饮食的出现与肥胖的升级之间有着明显的时间关联，这使得一些人开始质疑脂肪是否真的是造成肥胖的罪魁祸首。最初的研究重点是高蛋白饮食，已有大量文献比较了脂肪、蛋白质和碳水化合物占比不同的等热量（即等能量）饮食，例如中等脂肪、低蛋白、高碳水化合物饮食，中等脂肪、中等蛋白、中等碳水化合物饮食，高脂肪、高蛋白、低碳水化合物饮食，以及类似的饮食组合对体重的影响。

虽然个别研究的结果有所不同，但某些精心设计并至少随访 1 年的研究表明，营养结构不同的等能量饮食在减肥效果方面没有显著差异。举个例子，2015 年某项涉及 19 组随机对照试验的荟萃分析显示,低脂肪饮食与中等脂肪饮食的减肥效果没有明显不同。其他研究也发现,高蛋白饮食和低脂肪饮食,低碳水化合物饮食和高碳水化合物饮食的减肥效果也比较相近。此外,一项趣味试验表明,除了 2 年后的减肥效果相似外,营养结构不同的等能量饮食所提供的饱腹感、饥饿感和满足感也是相似的。只有随访参与率与减肥效果之间呈正相关(减肥效果的好坏反映了受试者是否遵循了特定类型的饮食模式)。

部分特定类型的饮食模式(碳水化合物摄入量处于极端范围内)是值得注意的。比起低脂肪饮食(脂肪提供的能量少于30%),控制碳水化合物摄入量的生酮饮食(这种饮食通过燃烧脂肪而不是碳水化合物来获取能量,并产生可在尿液中检测到的酮副产品)更有利于减肥,对心脏代谢危险因素也能产生更有利的影响。生酮饮食可以有效地控制癫痫发作,这对部分患者来说至关重要,但绝大多数人很难长期坚持低碳水化合物饮食(每天碳水化合物摄入量不足 50 克),因为它限制了面包、面条等主食的摄入。

富含碳水化合物的素食饮食属于另一个极端现象。一项涉及 12 组随机对照试验的荟萃分析显示,与杂食者相比,素食者的体重下降幅度更大。然而,这种差异却在 1 年后消失,这意味着随着随访时间的延长,素食的减肥效果逐渐减弱,该结果与其他研究结果一致。虽然素食者往往也有其他积极的生活习惯,但大量的观察性研究表明,与杂食者相比,食用富含膳食纤维的食物(如蔬菜、豆类和全谷物)的素食者往往更瘦、体脂率更低。这些研究强调了基本营养原则的重要性,即碳水化合物、脂肪和蛋白质的来源和类型才是关键所在,而不是摄入量。

减肥的部分要素在于生理性别、临床状况或基因等因素是否与饮食相互影响。一项系统综述显示，无论遵循什么样的饮食模式，平均下来男性都比女性减重更多。有趣的是，尽管差别甚微，但很多女性还是意识到了这一令人沮丧的事实。此外，减肥效果也可能因健康状况而异。一项研究将超重的 2 型糖尿病患者随机分为两组，即高蛋白、中等碳水化合物和低蛋白、高碳水化合物的中等脂肪饮食组。两组受试者参加了为期 12 个月的 18 项疗程。在长达 2 年的随访研究中，他们的体重和腰围变化相似。值得注意的是，研究结束时，两组受试者实际的蛋白质摄入量几乎没有差异，这再次说明了对许多人来说，长期坚持高蛋白饮食是不容易的。

虽然我们还将继续研究不同群体对不同饮食模式的反应，但可以确定的是，许多饮食模式都能产生积极的结果。因此从很多方面来说，1 卡就是 1 卡，即热量摄入量大于消耗量时（热量正平衡）会导致体重增加。个别研究发现，某些饮食模式比其他饮食模式效果更佳，部分原因在于未纳入考虑的食物及饮食偏好会对长期参与、短期随访或遗传差异产生影响。即便如此，大多数研究证明，无论哪种特定营养搭配都比不上坚持的力量，毅力才是最重要的，即坚持任何能促进热量负平衡的计划才是关键。

也就是说，饮食结构具有功能性，它有助于营养素对新陈代谢产生各种作用。至关重要的一点是，如何做到在意识不到的情况下控制食欲，这时候摄入蛋白质和脂肪就有用了，因为它们比碳水化合物更能提升饱腹感，更有助于抑制热量的摄入。另一项研究表明，摄入大量低能量密度的食物，如富含膳食纤维和水分的蔬菜和汤也有助于减少热量摄入，使人产生饱腹感。此外，不同饮食结构对心血管危险因素的影响也不同，如高密度脂蛋白胆固醇和低密度脂蛋白胆固醇、空腹血糖和胰岛素等危险因素。鉴于脂肪、碳水化合物和蛋白质独有的生物化学特性，1卡就不仅仅是1卡了。再者，总体代谢水平和临床特征也很重要。一项研究发现，地中海饮食或中等脂肪饮食，有助于提高2型糖尿病或糖尿病前期患者的胰岛素和脂质敏感性，这比高碳水化合物、低脂肪饮食带来的效果要强——尤其是，如果这些碳水化合物源自精制谷类食品，且这些精致谷类食品对血糖和胰岛素有负面影响，那么对比效果会更加显著。

无论采取哪种减肥方法，保持体重才是最重要的。许多研究表明，增加日常体育活动量、寻求社会支持、药物治疗、针灸治疗、参与商业减肥计划、限制购物清单等方法皆能产生有益效果，其中某些因素具有遗传基础，就好比饮食本身也有自己的遗传基础一样。举个例子，专家针对932个欧洲家庭进行了饮食、肥胖和基因关系试验研究，比较分析了在5种自由饮食模式（不限制热量摄入，可自由进食）下的体重维持情况，这5种饮食模式下的脂肪摄入量相同，蛋白质摄入量和血糖指数不同，研究发现，高蛋白、低血糖指数的饮食最有助于减肥。这类饮食的有效性可能是遗传变异的结果。另一项研究发现，*FTO*基因与肥胖有关，对于携带这类基因的人群来说，摄入蛋白质有益于减肥。随着时间的推移，我们正慢慢走向个性化营养方向，更多类似的研究将阐明，若要管理体重，什么样的饮食模式以及什么样的行为策略对于哪些个体来说是最成功的。

最适合减肥的流行饮食模式是什么？

时尚饮食、名人饮食以及合法的商业减肥计划一直都在为食客提供节食选择，每一种都被吹捧为最好的。但真的只有一种最佳减肥方法吗？这种方法真的最好吗？流行减肥食谱的功效基础可以追溯到生物化学方面，关键在于脂肪、碳水化合物和蛋白质对食欲、食物摄入量和能量消耗的不同影响。不同的饮食模式不仅营养结构不同，其他方面也不尽相同，包括社会支持、饮食量控制和食物供应等方面。

虽然许多个案研究带来了极具蛊惑性的话题，但由于后续随访不足，这些研究的结果是带有偏见的。与 1 年或 1 年以上的减肥时长相比，短期减肥取得的成效往往不同。2015 年，科克伦综述对减肥机构的减肥效果进行了比较分析，结果发现，最初观察到的减肥效果差异会随着随访时间的延长而逐渐消失。此外，在针对 12 项随机对照试验的严格审查中也发现了类似的结果，这些试验比较了阿特金斯饮食、南海滩（South Beach）饮食、慧俪轻体饮食和区域饮食这 4 种饮食模式，结果显示所有受试者的体重都减轻了。另一项纳入了 48 组随机对照试验的荟萃分析也发现了类似的结果，该研究比较了广为流行的低脂肪或低碳水化合物食谱。结果证实了一点，与只接受饮食教育、常规护理（例如锻炼、心态、营养等）或普通营养咨询的对照组相比，无论试验组遵循何种饮食模式都能取得更好的减肥效果。

美国心脏协会、美国心脏病学会（American College of

Cardiology)和美国肥胖协会(The Obesity Society)等专业组织一致认为,各种流行饮食模式的减肥效果是相似的,目前的科学证据不足以说明哪种饮食模式更佳。

综上所述,制订减肥计划是很重要的,而遵循适合自己的减肥计划更重要。一项又一项的研究表明,坚持不懈才是减肥的关键,而不是饮食模式(一位聪明的营养学教授通过"蛋糕减肥法"成功减脂,他在10周内减掉了27磅,其实在减肥期间他也忍不住吃了饼干、玉米片和沾了糖粉的甜甜圈。虽说这位教授减脂成功,但本书并不推荐你这么做)。

限制热量摄入和禁食能使人更长寿、更健康吗?

所有动物都倾向于根据新陈代谢需要、年龄、性别和体力活动来消耗热量,以维持稳定的体重;这就是为什么当热量消耗和热量摄入相当(即热量平衡)时,体重基本不会波动。人类也是如此。我们摄入和消耗的总热量决定了体重,而饮食结构则严重影响患病风险和健康程度。总热量消耗与生物需求有关,无论热量的来源如何,它在长寿中都起着至关重要的作用。事实上,营养学界广受支持但鲜为人知的事实之一是,热量限制(caloric restriction,CR)有助于延长寿命,并有助于延缓许多物种因衰老而引发的慢性病的发生,进而降低患病风险。

1935年,人们首次在啮齿动物身上进行了相关实验,以验证在满足营养需求的条件下,减少热量摄入能延长寿命的假设。此后,该项研究被复制于数百个动物模型中。流行病学观察也表明,食用天然低热量饮食的人寿命更长,患慢性病的风险更低。其中包括极端素食主义者和纯素食主义者。虽然尚未发现确切的机制，但热量限制可以通过多种途径来提升新陈代谢（如改善胰岛素敏感性和炎症反应）以及神经内分泌水平，显然这些都有助于延长寿命。

20 世纪 90 年代，旨在研究人类在自给自足的生态系统中的生活状况的生物圈 2 号（Biosphere 2）项目，在无意中首次进行了热量限制"试验"，以应对预料之外的粮食短缺问题。营养丰富但能量不足的饮食会导致血糖、胆固醇、甘油三酯、血压和体重的降低。美国热量限制协会（Calorie Restriction Society）成立于 1994 年（由生物圈项目的首席医疗官和其他专家发起），旨在为热量限制爱好者提供资源和支持，为了长寿，热量限制爱好者努力减少了 10％至 40％的热量摄入。

2006 年，人们首次在非肥胖人群中进行了热量限制随机对照试验，受试者被随机分为 1 组对照组和 3 组试验组：第一组将每日摄入的热量减少 25％；第二组将每日摄入的热量减少 12.5％，并且每日增加 12.5％的运动消耗；第三组每日摄入极低的热量（890 千卡），直至体重减轻 15％，接着采用维持体重的饮食模式。6 个月后，与对照组相比，各试验组的代谢增加量明显高于预期，并且空腹胰岛素水平和体温有所降低，这便是体重减轻的结果。此外，各试验组耗氧量有所减少，低耗氧量会导致活性氧种类减少和 DNA 损伤减少，这两者都与衰老和疾病有关。

这项小型试验的结果激发了人们更大的研究动力，由此产生了名为 CALERIE（Comprehensive Assessment of Long-term Effects of Reducing Intake of Energy，综合评估减少能

量摄入的长期影响)的临床试验。这项试验总计有 218 名非肥胖受试者参与,他们被随机分配到每日热量摄入减少 25％ 的试验组和随意(即非限制性)控制饮食组,为期 2 年。研究发现,热量限制对体重、器官和心脏代谢危险因素的有益影响在研究结束后仍持续了 2 年。CALERIE 临床试验小组发表了许多同行评审报告,表明热量限制是安全有效的,不会产生负面后果(如情绪低落、睡眠问题或性功能障碍)。2017 年的一项调查还发现,热量限制有助于降低受试者的生物衰老率。虽然数年的 CALERIE 临床试验研究仍无法确定热量限制对寿命本身是否产生影响(如果有影响,那么这些研究都是不成立的),但迄今为止的数据以及针对其他物种的科学研究证据皆一致表明,热量限制有助于延长寿命。

虽然研究结果已经摆在眼前,但营养学家一般不将热量限制视为一种健康策略。这涉及多方面的原因,其中包括一点,即热量限制可能会诱发易感人群的进食障碍。为了达到试验预期效果,需要受试者限制大量热量的摄入,这意味着他们要经常挨饿,所以热量限制对普通人群来说并不具诱惑力。对此,许多科学家正在探索如何创造一种类似的方法,以做到"鱼和熊掌兼得"。这种方法将模拟热量限制对长寿的影响,但实际上不需要限制热量摄入。有趣的是,一些研究表明,在红酒和其他食物中发现的具有生物活性的植物化学物白藜芦醇,或许可以借助它对乙酰化酶的影响来模拟热量限制的效用(乙酰化酶是一种通过基因转录和 DNA 修复作用,来影响能量代谢和胰岛素反应的分子)。但这种方法能否让人长寿还有待观察。对此,一些科学家致力于延长健康寿命,而不屈服于由衰老引发的慢性病或快速无痛死亡,这一概念被称为"发病率压缩"。

要想延长寿命,不仅需要预防疾病,还需要显著地延缓衰老。部分人认为,将死亡推迟相当长一段时间甚至无限期推迟是可能实现的。到那时,下一个关于长寿的重大进展将与目前或将来的尖端科学和工程创新相融合。相关设想包括利用基因工程培育新的器官、破解长寿基因并进行编辑、操纵表观基因组(影响 DNA 如何翻译其指令,从而改变其功能的化学成分)、创造适合个人独特基因组的最佳营养食物,或制造可能延长人类寿命的药物。未来学家雷·库日韦尔(Ray Kurzweil)预测,智人将融合机器人技术(或云技术)与人工智能,利用纳米机器人净化血液和去除抗衰老元素。无论如何,基因、大数据、高科技和机器学习等技术无疑会在一定程度上延长寿命(谷歌的工程师和科学家,以及其他领域人员都已经在着手研究了)。

虽然离实现超长寿命和(潜在的)永生还有相当长一段时间,但热量限制仍然是目前已知的有助于延长寿命的唯一方法。禁食是一个与热量限制相关的概念,现已引起研究界(和媒体界)的广泛注意。长期以来,禁食已被应用于一些古老的治疗实践中。近几年来,禁食已经成为控制体重、改善健康和延长寿命的一种流行方式,这或许是因为它比严格削减热量摄入量更有吸引力。

禁食的形式多种多样,包括间歇性禁食,如定期长时间禁食(如连续禁食 2 天或 2 天以上)、限时禁食(如延长禁食时间,将一天当中进食的时间限制在 8 小时的时间范围内)和隔日禁食等。某项研究的结果令人振奋不已,研究表明,长时间禁食会改变细胞活性,有助于促进抗逆性以及干细胞再生;多次禁食甚至有助于减轻小鼠因化疗而引起的免疫抑制，并降低小鼠死亡率。部分有关人类癌症患者的初步研究数据同样验证了这一论点。此外，其他动物研究也进一步证实，长时间禁食与热量限制类似，不仅有助于预防或延缓疾病发作，还可能有助于治疗陈年旧病。另一项以小鼠为实验对象，并在小部分人类志愿者身上进行了试验的研究表明，禁食减脂法，即每月禁食 5 天，剩下的日子照常进食，以低热量、低蛋白饮食为主，有助于产生与长寿密切相关的生物标志，如器官和系统的再生。

这类研究结果虽振奋人心，但仍需要进行大量试验验证，仍需要大量（人类）志愿者以及后续更长时间的观察随访研究。某项小型研究对 30 个人进行了为期 24 小时只喝水的禁食试验，结果显示，他们体内的血红蛋白、生长激素、红细胞计数、红细胞比容和高密度脂蛋白胆固醇等生物标志的水平存在差异，但甘油三酯水平和体重均有所下降。禁食完成后，他们又进食常规饮食并被监测另外 24 小时，结果显示，除了体重和甘油三酯之外，大多数受试者的其他生物标志的水平皆恢复至最初水平。包括随机对照试验在内的许多其他小型研究都显示了长时间禁食对类似的疾病生物标志的有益影响。

间歇性禁食也是一种减肥策略，研究界通常将它与其他形式的热量限制策略进行比较。2015 年的一项系统综述显示，仅有 6 项小型研究证实了间歇性禁食与持续的热量限制取得的减肥效果类似。其中，某项研究表明，间歇性禁食减掉的体脂较多，而另外 2 项研究则表示，间歇性禁食导致的胰岛素抵抗下降的幅度更大。另有 1 项研究比较了间歇性禁食与持续的热量限制对于 2 型糖尿病患者的疗效,结果显示二者的疗效相似。

无论是动物还是人类,不同类型的禁食方法似乎会引起不同的代谢效应。举个例子,刊登于 2014 年的某篇文献综述汇总了 59 项动物研究结果,比较分析了热量限制、生酮饮食和间歇性禁食对癌症的影响,并由此发现热量限制和生酮饮食都具有抗癌作用,但间歇性禁食却没有抗癌疗效。其他文献总结则显示,长时间禁食或间歇性禁食对治疗多种疾病都具有积极作用,这种作用与热量限制对人体的作用类似,其中不仅包括癌症,还包括阿尔茨海默病、帕金森病和中风等神经系统疾病。

限时禁食属于间歇性禁食的一种,以睡眠和进食周期的交汇点为基础,禁食时间可长达 12 小时或以上。以动物为实验对象的限时禁食实验得出了关于葡萄糖和脂质生物标志的可靠结果,但是人体试验数据不足。新的研究正在探索在促进长寿方面,蛋白质(或特定氨基酸)的摄入量及微生物组与昼夜节律协同作用之间究竟有多大程度的关联。

尽管仍存在许多研究空白,但目前的研究结果还是值得期待的。鉴于各种形式的禁食方法对预防慢性病、治疗疾病以及延长寿命等方面都具有一定的潜在影响,那么进行更多的研究就显得十分有必要了。

长寿的秘诀是什么? "蓝色地带"指的是什么?

未来的科学技术或许可以解决衰老和死亡这两个令人烦

恼的问题,但如今我们只能遵循本书探讨的基本饮食原则,用低技术含量的方法来促进健康和长寿。但每个人还是必须以一种适合自己的方式将所有资源组合在一起,这种方式可能会因传统文化、味觉喜好和生活方式等因素的不同而有很大差异。"蓝色地带"(Blue Zone)以百岁老人的高占比作为衡量标准,且与平均长寿率相关,这一概念提供了有关五个人口繁华地带的相似性和差异性的有价值见解。

人口统计学家米歇尔·普兰(Michel Poulain)于 2000 年提出"蓝色地带"的概念,用来描述寿命更长、患慢性病更少(如果有的话)、身体和精神灵活性比一般人更强的群体所在地区。普兰和同事在 2004 年的一项研究中描述了第一个"蓝色地带",该研究显示,意大利撒丁岛的奥利亚斯特拉地区是世界上百岁老人比例最高的地区。后来又发现了四个"蓝色地带"。冲绳岛居住着全世界人数最多的百岁女性;哥斯达黎加的尼科亚半岛则是第二大男性百岁老人集中地带,而且这里的中年死亡率最低;在希腊的伊卡里亚岛,痴呆的发病率是世界上最低的,中年死亡率也是最低的;来自美国加利福尼亚州洛马林达地区的某些居民,他们比其他美国人平均多活 10 年以上。

虽然这些地带的长寿和健康衰老特征大同小异,但不同地带的饮食组成却存在显著差异(参见表 17.1)。居民食用的主食几乎都不相同,由于地形和地理条件各异,不同地带土生土长的农作物和牲畜便塑造了居民独特的烹饪传统。通常产自草饲绵羊或山羊的乳制品,也属于饮食的一部分,这反映了传统的农业和田园生活方式。在美国洛马林达地区,动物性食物的消费量较低。在大多数"蓝色地带"里,咖啡、茶和水广受欢迎。酒精在地中海饮食中所占比例适中,在冲绳饮食中所占比例较低,而在洛马林达居民的饮食中占比最低。意大利撒丁岛和希腊伊卡里亚岛这两个地区的饮食模式是最接近的,说来这并不奇怪,因为二者都以橄榄油、面包、豆类和奶酪为特色。但由于意大利撒丁岛山脉环绕,便于牧羊和种植葡萄,这里的饮食则包含更多的碳水化合物、乳制品和酒精。相比之下,伊卡里亚岛居民的饮食中脂肪含量要高得多,且肥沃的农田里出产的蔬菜和水果种类也更多些。

本书所探讨的蔬菜和水果、咖啡、茶、豆类,以及全谷物食品在所有"蓝色地带"都很常见,它们都可增进健康、对抗疾病。但是,不管是何种肉类,都建议适量食用,并且制作肉类食品时最好不要添加钠、硝酸盐和其他对健康可能产生危害的成分。

表 17.1　五个"蓝色地带"的饮食组成

蓝色地带	饮食组成(每日热量百分比从高至低排序)	常见饮食
撒丁岛	谷物:47% 乳制品:26% 蔬菜:12% 红肉、鱼、家禽:5% 豆类:4% 糖:3% 添加脂肪:2%	皮大麦、蚕豆、鹰嘴豆、西红柿、茴香、全麦酸面包、杏仁、羊奶(山羊奶或绵羊奶)、乳制品(尤指佩科里诺奶酪)、葡萄酒(每天3~4小杯,每杯3~4盎司)

续表

蓝色地带	饮食组成(每日热量百分比从高至低排序)		常见饮食
冲绳岛	红薯:67%		紫薯或黄心红薯、糙米、豆腐、苦瓜、海藻(尤指昆布和裙带菜)、香菇、猪肉、大蒜、姜黄,绿色茉莉花茶、当地酿造的泡盛酒、清酒
	大米:12%		
	其他蔬菜:9%		
	豆类:6%		
	其他谷物:3%		
	红肉、鱼、家禽:2%		
	其他食物:1%		
伊卡里亚岛	其他蔬菜:20%		橄榄油、野菜和香草、马铃薯、羊奶乳酪、豇豆、鹰嘴豆、柠檬、蜂蜜,咖啡、花草茶、红酒
	绿叶蔬菜:17%		
	水果:16%		
	豆类:11%		
	土豆:9%		
	橄榄油:6%		
	鱼:6%		
	面食:5%		
	红肉:5%		
	甜食:4%		
尼科亚半岛	谷物:26%		玉米饼、南瓜、黑豆、大米、山药、木瓜、香蕉,水
	乳制品:24%		
	蔬菜:14%		
	添加糖:11%		
	水果:9%		
	豆类:7%		
	红肉、鱼、家禽:5%		
	坚果和种子:2%		
	添加脂肪:2%		
	蛋:2%		

续表

蓝色地带	饮食组成(每日热量百分比从高至低排序)	常见饮食
洛马林达	蔬菜：33% 水果：27% 豆类：12% 乳制品：10% 谷物：7% 红肉和家禽：4% 坚果和种子：2% 添加脂肪：2% 鱼：1% 蛋：1% 添加糖：1%	鳄梨、豆类、坚果、燕麦片、全麦面包、鲑鱼；水(每天至少6杯)、豆浆；不允许喝酒，但仍有人会喝

数据来源：根据《蓝色地带：长寿的科学》(*Blue Zones：The Science of Living Longer*)总结。

"蓝色地带"饮食中的含糖量和含盐量较少，这在一定程度上反映了"蓝色地带"的大多数饮食是未经加工的。

虽说"蓝色地带"饮食的营养组成较为特殊，但大致皆以优质未加工的碳水化合物、植物蛋白，以及有益心脏健康的多不饱和脂肪酸、单不饱和脂肪酸为基础。表格中有些地带的饮食中碳水化合物占比较高，提供的热量约占总热量的65%～80%。由于伊卡里亚岛居民喜欢食用橄榄油(每天超过4汤匙)、全脂乳制品、红肉和鱼，他们的饮食中脂肪含量偏高。撒丁岛和尼科亚半岛饮食中的脂肪含量则处于中等水平，以乳制品和红肉(以及橄榄油)为主。相比之下，冲绳饮食中的脂肪含量非常低。冲绳岛居民的蛋白质摄入量为中低水平，热量摄入量也同样低。冲绳岛甚至有一句谚语——hara hachi bu，大致意思是"吃饭只吃八分饱"，冲绳岛居民常常和亲朋好友一起慢慢进食。像这样有意识的饮食习惯其实有助于限制一定程度上的热量摄入，这本身与延长寿命和减少疾病有关，与食物组成无关。

"蓝色地带"的概念来源于对不同地区的百岁老人进行直接观察和访谈，随后激发了假设研究和流行病学研究热潮，这些研究主要是观察饮食和生活方式在这五个长寿地带中发挥的作用。举个例子，撒丁岛居民和伊卡里亚岛居民的饮食中包括少量葡萄酒，因为葡萄酒是他们社会结构的日常组成部分。撒丁岛的男性居民在牧羊的时候会花大量时间在山上散步或徒步，伊卡里亚岛居民平时也经常参加体育活动。此外，研究发现，这两个地带的居民不怎么吸烟、热爱社交、午睡规律且抑郁程度较低。

地中海饮食广受关注。七国研究首次发现，传统希腊饮食几乎不会诱发慢性病。虽然部分研究的关注焦点是橄榄油或葡萄酒等单一饮食元素，但其他研究则检验了整体饮食模式。举个例子，1995 年一项关于"地中海饮食评分"的研究共量化了地中海饮食的八种主要饮食成分——单不饱和脂肪酸与饱和脂肪酸，酒精，豆类，谷物、面包和马铃薯，水果，蔬菜，肉类，以及奶制品的比例。在这项横跨希腊三个乡村的小型研究中，得分每增加 1 分，总死亡率就会降低 17％。令人惊讶的是，只有在整体饮食模式中才能观察到该显著效果，单独考虑各个饮食元素时，它们之间没有显示出关联性。

自此之后，数百项观察性研究皆证实了一点：除希腊以外，其他一些国家食用地中海饮食皆会产生有益效果,其中包括澳大利亚、瑞典、丹麦、西班牙和美国等。随机对照试验也验证了该结果,而且最近还鉴定了饮食与基因之间的相互作用,这进一步加深了对地中海饮食有助于健康和长寿的科学理解。其他随机对照试验也证实了特级初榨橄榄油和葡萄酒的独特作用,部分原因在于它们的多酚含量较高。

因为冲绳岛与世隔绝,所以冲绳岛居民的基因与日本人的不同。关于冲绳岛百岁老人的研究项目始于 1975 年并尚在进行中,该项目有助于了解这一人群背后的秘密。据观察,冲绳岛百岁老人的兄弟姐妹也很可能年满 90 岁,鉴于此,研究已确定了与长寿相关的遗传成分。部分来自生物标志的证据表明,冲绳岛百岁老人的氧化应激水平较低,这可能与冲绳饮食中抗

地中海饮食广受关注

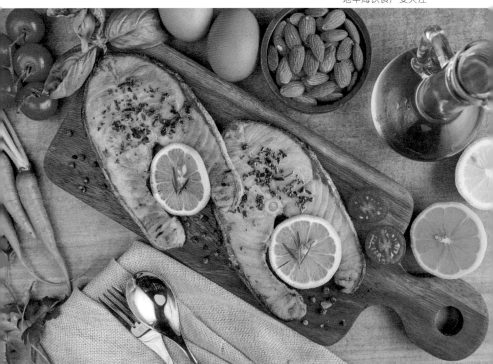

氧化剂含量高有关。该研究结果验证了自由基学说。数据还表明，在生命早期时，10％～15％的热量限制，以及大量摄入红薯、鱼、海藻和姜黄等食物（这类食物可模拟热量限制的生物抗衰老作用）可能与长寿有关。前文提及的 hara hachi bu，这种轻度的热量限制在冲绳岛老人群体中也很流行。当然了，还有许多未知的因素影响着冲绳岛居民的寿命，例如基因与环境之间的相互作用。其他"蓝色地带"也处于同样的境况。

最近关于冲绳岛的研究显示，20 世纪后期当地的饮食结构发生了重大变化：肉类增加，豆类和蔬菜减少。随着全球化的不断深入，冲绳岛的饮食和生活方式发生了巨大的变化。如今的冲绳岛居民（即第二次世界大战后出生的人，其中大多数出生时体重较轻），其死亡率高于生活在日本四岛的人。但如今的冲绳岛可能已不再是"蓝色地带"。

针对居住在尼科亚半岛上的哥斯达黎加人进行的研究较少，他们主要是乔洛特加（Chorotega）印第安人的后裔，也同样受到西班牙殖民者和非洲奴隶的影响。在 20 世纪中后期之前，哥斯达黎加人基本上与世隔绝，处于同一境况的还有撒丁岛、伊卡里亚岛和冲绳岛居民。已有研究确定了哥斯达黎加人的长寿基因和分子生物标志，但仍需对这个独特的群体进行更多的研究。

饮食结构为了解长寿提供了重要信息，但这只是冰山一角，因为整体生活方式的影响大于各因素的总和。体力活动在"蓝色地带"是很重要的，并且居民以步行为主要活动，虽说是高频次低强度活动，但固定每天都会进行（撒丁岛的牧羊人除外）。迁徙在"蓝色地带"也很常见。举个例子，冲绳岛居民通常坐在地板上,迫使自己每天保持活动的状态,从而提高敏捷性和灵活性。他们通过牢固的家庭关系以及稳固的朋友关系来控制压力(如在一个家庭中长辈积极抚养后代,是受人尊敬的家族成员)。冲绳岛居民有自己的社会团体,他们称之为moai,群体成员联系紧密。"蓝色地带"的百岁老人也有精神类实践活动。拥有积极的人生观是至关重要的,就算曾经饱受战争摧残,或者挨过饥荒,也要相信,与其沉湎于过去,不如满怀希望地展望未来。这些百岁老人放松身心、享受生活,尽管困难重重,他们还是充分利用了他们的天赋。此外,"蓝色地带"的百岁老人可清晰表达自己的人生目标。上述的每一种影响因素都有其研究基础,它们与整体健康、幸福感和长寿之间呈正相关,这种关联与植物性食物相结合,可促进长寿。

美国国家地理探险家丹·比特纳(Dan Buettner)指出,"蓝色地带"的百岁老人之所以长寿,有很重要的一部分原因是他们笑口常开。

什么样的可持续实践可以保护人类和地球?

人们在 1986 年提出了"可持续膳食"的概念,并独立开发了营养生态学框架,将健康、环境、经济和社会四个象限结合起来。联合国粮食及农业组织将可持续膳食解释为对环境影响较小且有利于当代和子孙后代食物和营养安全的膳食。具体来说,可持续膳食有助于保护并尊重生物多样性和生态系统、在文化上可接受、可获得、经济上公平且负担得起、营养充足、安全、有益健康,此外还有助于优化自然资源和人力资源。

工业变革是确保当代饮食可持续发展所需的最深刻的变革,并且很可能通过强有力的法规和技术创新来实现,这些法规和技术创新可解决本书讨论的很多问题:减少温室气体排放,结束对化石燃料的依赖,保护森林,保护生物多样性,减少水、土地和空气污染,管理土壤肥力,禁止在集中型动物饲养场使用抗生素和激素(并及时彻底消除工厂化农场),减少包装材料的使用,消除童工和奴隶劳动,保护农场和工厂工人,杜绝食物浪费。要想解决这些复杂的公共卫生挑战,以及整个粮食系统中威胁人类和地球的其他挑战,则需要不止一种解决方案。

尽管如此,每位食客在购买食材及享用每顿饭时,都发挥着一定作用。例如,2016 年,人们针对在英国、美国、德国、意大利、西班牙、澳大利亚、挪威、新西兰等国开展的 23 项研究进行了系统综述,结果表明,素食和纯素饮食在一系列措施中最具可持续性,随着肉类(尤其是红肉)摄入的增加,其影响会减少。在大多数情况下,肉类消费增加了人均土地需求,使得可养活的人口减少,但在土地适合牧牛而不适合种植作物的地方,适量的肉类和乳制品被纳入了可持续膳食行列。一些研究还发现,超加工食品属于资源密集型产品,因此不可被纳入可持续膳食行列。相反,热量较低的饮食更具可持续性,可减少资源消耗。2012 年,欧盟委员会的一份报告发现,如果所有欧洲人都遵循低碳饮食,特别是减少肉类消费,那么温室气体排放量将减少 30%。更令人震惊的是,欧盟委员会和世界自然基金会发现,仅将肉类消费量降低到健康水平,就可以基本实现所有减排目标。以植物性食物为基础的低碳饮食通常也能节省开支,因为植物蛋白通常比动物蛋白便宜,而且对健康、体重和寿命也有好处。

围绕饮食在气候变化中的具体作用达成的明确科学共识，导致许多组织将可持续膳食指南纳入其饮食建议中。联合国粮食及农业组织、世界自然基金会、世界资源研究所、联合国、欧盟委员会、英国"吃得更好"（Eating Better）联盟、自然资源保护协会（Natural Resources Defense Council, NRDC）和一些国家，已经开始在膳食指南中强调食物选择应注重生态意识。举个例子，英国将"吃好"（Eatwell）膳食平衡盘改为了"活好"（LiveWell）膳食平衡盘，随后瑞典、法国和西班牙纷纷效仿。虽然美国科学咨询委员会已达成共识，但美国在《2015—2020年美国居民膳食指南》中并未强调动物性食物消费对环境的影响，这可能反映了牛肉和乳制品行业对美国营养政策的影响。

世界资源研究所预测，倘若大幅减少牛肉和动物蛋白高消费人群（大多数为美国人和欧洲人）的牛肉和动物蛋白摄入量，将节约3.1亿～6.4亿公顷土地，最多可超过印度国土面积的两倍，且超过了自20世纪60年代以来将土地转变为农业用途的总占地面积。其报告称，2016年，与土地利用变化相关的温室气体排放量达到了惊人的1680亿吨二氧化碳当量，比2009年全年总排放量高出三倍多。该报告结论是，若全世界范围内富裕人口都减少动物性食物消费量，这不仅能释放大量土地，还可能保证地球在2050年养活100亿人，且农业发展不需要再向森林扩张。这个结论虽然简单，但极具说服力。

对此，世界资源研究所关于可持续膳食的三个循证指南为：减少热量的过量摄入；通过减少动物性食物消费量，来减少蛋白质的过量摄入；减少肉类摄入，特别是牛肉摄入。（请注意,第一条指南不是鼓励热量限制本身,而是强调目前太多人摄入了过多的热量,其中每卡热量都需要消耗大量的土地和水等资源,还会产生温室气体和其他废物副产品。)食客也可以采取其他措施来减少环境足迹,并进一步推进联合国粮食及农业组织对可持续膳食的设想,如尽可能饮用自来水、减少食物浪费、限制过度包装食品的消费等。同样重要的一点在于,若你想了解自己的食物是如何生产的,那么你需要考虑环境因素,以及你的选择如何影响农场工人、社区和本书讨论的众多重要概念。

饮食习惯有可能改变吗?

味觉的概念源于生物学和遗传学,但饮食偏好从一定程度上来说其实是由母亲吃的东西决定的,母亲吃下的东西首先是通过子宫内的胎盘和羊水传输,然后是通过母乳传输。这种先天和后天的影响在婴儿期和幼儿期尤为明显,清楚地表明你吃什么会影响你喜欢什么。在成年期改变味觉偏好是比较困难的,但对于味觉和饮食偏好是如何形成的,生物科学界和社会科学界作出了科学阐释,并认为改变饮食习惯是可行的。

因此,训练你的味蕾选择更健康食物的关键在于试吃。反复接触、不断试吃是必不可少的一环。研究表明,人们需要6到15次不同的体验,才会有更多的愉悦感,从而加大摄入量。品闻食物对任何年龄段的人都是必要的,不要仅停留于观察或好奇阶段。年龄较大的儿童和成人也需要联合型学习(又称条件反射)。面对各种各样的场景和佳肴,充满鼓励和支持的社会环境有助于创造极佳的味觉体验。随着时间的推移,在有益的场景下反复试吃会改变大脑中的神经通路,随后可通过思维和行动使神经通路被进一步强化。若想学会享受低糖低盐的饮食,也可以采取类似的方式,即逐渐减少食物中的糖或盐的含量,一次减少一点,给你的味觉一些时间来适应。

儿童主要受食物、生物学和早期学习的享乐效应所驱动。而与儿童不同的是,成人饮食受成本、便利性和健康性等因素的影响,此外还受社会文化的影响。虽然营养知识能改变部分人,但它不足以唤起或维持长期的饮食转变。特别是对于大多数阅读本书的食客来说,他们生活的地区食物富饶,每一个角落都充斥着味蕾诱惑。谁不想再来一片滚烫的奶酪比萨呢?换句话说,要想轻松选择健康饮食,改变你的味觉只是一部分,改变环境暗示才是关键。

退一步思考下你目前的饮食模式,这是开始健康饮食的良好入手点。你可以先问自己以下问题:你的最终饮食目标和健康目标是什么?为什么定下了这些目标?你现在的饮食是什么样的?是什么驱使着你的日常饮食行为?此外,目标和动机也同样重要。倘若你已经做了一些饮食调查,或是已经开始自我反省,你可能会发现大量经研究证实的健康饮食策略,这些策略不仅可以帮助你营造一个更健康的家庭饮食环境,还可以帮助你寻求社会支持。其他策略对于部分人来说也有帮助,例如静心饮食(将注意力集中在与饮食或饮食环境相关的身体感受与情感感受上)。

就如同改变其他行为一样,要想改变饮食习惯,你必须真正渴望成功,这其中耐心和毅力是至关重要的。最重要的还是温斯顿·丘吉尔(Winston Churchill)的那句话,"永不放弃!"

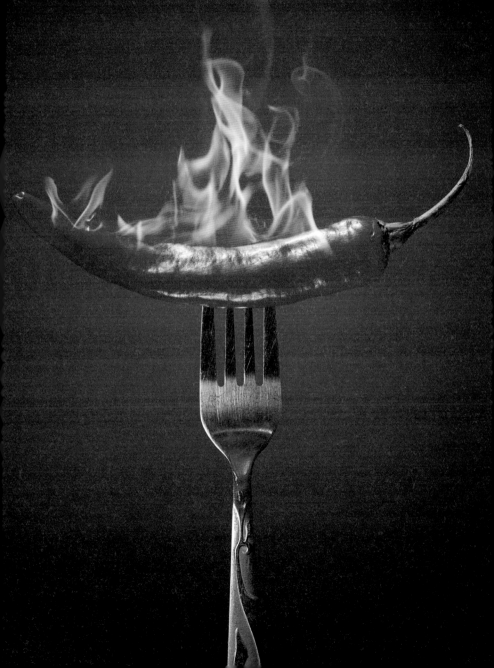

18　食物和营养的未来

在 2050 年及以后，我们将如何可持续地养活 100 亿人口？

当前的估算表明，到 2050 年，世界人口预计将接近 100 亿，届时大约需要增加 50％的食物、饲料和生物燃料来养活增加的 1/3 人口。对此，联合国粮食及农业组织持"谨慎乐观"态度，认为全球有足够的资源满足该需求。撒哈拉以南非洲和拉丁美洲则需要更多的耕地来维持生计，预计将通过提高产量和增加种植密度的方式完成 90％的需求量。在南亚和近东或北非的部分国家，可利用土地已经或即将达到上限。就算灌溉技术完善了，种植效率提高了，用水需求相对放缓了，但总体用水需求仍增加了 11％。由于水资源短缺日益严重，该问题将尤为突出，而且气候变化很可能使问题进一步恶化。

联合国粮食及农业组织预计，增加的食物需求的 90％将通过增加产量的方式获得，其中只有 10％产自新增土地。其他关键策略包括增加就业机会、改善农场工人的工作条件、投资农业和农村发展等。但这些策略并不取决于增加资源供应，而取决于如何更好地利用现有资源。举个例子，减少全球粮食浪费将显著地降低生产更多粮食的需求。其实，许多组织已经开始将食物垃圾的来源地区与食物需求地区联系起来。此外，联合国粮食及农业组织还提到，若将目前所有用于饲养牲畜（占比 40％）的农作物转而用于人类消费，并将可耕种草原有效用于饲养牲畜，那么我们就不需要额外的粮食来养活 100 亿人口。

由于上述及许多其他原因，科学界已达成一致共识，即到

2050 年，世界将完全有能力像今天一样养活所有人（尽管环境灾难不可避免）。我们所面临的更大挑战是，环境能否可持续地满足这些需求，以实现联合国粮食及农业组织的愿景，即创造一个没有饥饿和营养不良的世界，在这个世界上，粮食生产和农业发展将以一种经济高效、环境友好的方式来提高所有人口的生活水平，特别是最贫困人口的生活水平。联合国粮食及农业组织发布了《变革我们的世界：2030 年可持续发展议程》。该议程设想了一个更公平、更和平、无人落后的世界，涵盖 17 个可持续发展目标，分别为：无贫困，零饥饿，良好健康与福祉，优质教育，性别平等，清洁饮水和卫生设施，经济适用的清洁能源，体面工作和经济增长，产业、创新和基础设施，减少不平等，可持续城市和社区，负责任消费和生产，气候行动，水下生物，陆地生物，和平、正义与强大机构，促进目标实现的伙伴关系。

实现可持续发展的道路不只一条，世界各地正在采用各式各样的农业措施，这些措施包括实施有害生物综合治理以及发展保护性农业，即培育多元化农场（混合养殖），这些农场与自然生态系统包括乔木和灌木（农林业）等一起工作，并利用有益于健康氮循环的覆盖作物保护土壤。联合国粮食及农业组织将农业生态学解释为应用生态学概念和原理来调控植物、动物、人类和环境之间的相互作用，以确保粮食安全和营养的学科，该学科正在冉冉兴起。农业生态学运用传统和地方智慧来构建强大的农业体系，它还纳入了粮食主权和食物权、人类价值观和社会价值观，以及文化和饮食传统。

农业格局是不断变化的，因此无论采用何种制度，农民都将掌握更专业的作物种植知识。机器人技术（例如集体执行任务的"群体机器人")已逐渐广为应用,将减少人力劳动的总量,同时极大地提高未来农场的效率和可持续性。此外,替代能源(如风能、太阳能、核能等)将逐渐取代以碳为基础的化石燃料,并且毫无疑问,在 22 世纪及以后,人们将采用更新的能源生产方式。关键是建立碳中和的养殖系统,目前已经有一些小型陆地养殖场成功地做到了这一点。

食品加工和包装也将变得更加环保和智能。举个例子,活性包装目前可利用气体、微生物和其他化学物质,最大限度地延长保质期、提高质量和确保安全性(比如袋装沙拉),其材料、制作方法和用途将在未来几年内大大扩展。智能化包装可直接与食客通信,例如传感器可以检测污染并预防食源性疾病。目前纳米技术正被用于生产可生物降解包装,这种包装可减少浪费,降低对环境和野生生物的危害,同时也可以应用于其他方面。

在我们追求以健康安全、顺应可持续发展趋势的方式为人类提供食物的过程中,未来的农业和食物系统变革能给予我们的帮助似乎与当今世界没什么不同。将获得足够的食物视为一项基本人权是至关重要的。此外,如何解决可获得性问题,以及造成营养差距的潜在社会经济问题也同样至关重要。若不想再将食物视为武器,那么减少冲突、停止战争是关键,有助于解决营养不良和饥荒难题。若中低收入国家没有得到充足资助,就算有足够的粮食供应,到 2030 年,仍将有超过 6 亿人患营养不良。因此,无论是 2050 年、2100 年还是更久以后,又无论有多少粮食储备,在彻底消除贫困和真正实现和平之前,满足全世界的营养需求都无法实现。

高科技和大数据如何改变农业？

纵观历史，科学与技术的发展为农民提供了很大帮助。现如今，农民可以通过应用程序和平台来获取信息，并与同行建立联系，从而实现"大数据"的收集和信息共享。此外，精准农业（precision agriculture，PA）可采用卫星导航、定位以及传感器等技术，减少农业（和水产养殖）投入，并降低环境污染和浪费，从而实现"事半功倍"的效果。

精准农业通常应用于蔬菜作物生产，但有了机器人辅助，部分示范农场已将其应用于畜牧业中。比如给奶牛挤奶的机器人会收集有关奶牛的运动情况、产奶量、温度、健康状况以及其他约 120 项数据变量，从而为奶牛管理提供信息（专家预测，到 2025 年，欧洲西北部一半的奶牛场将使用机器人挤奶）。精准农业还将逐渐应用于跟踪作业，以观察从农场到餐桌的农作物和动物，提高食物链的可追溯性，从而更好地检测食品安全问题，并更快地解决食品安全威胁。到 2050 年，更多的气候智能型农业技术将实现生产互联，通过采后技术进行生产，并借助物联网和机器学习等技术，来实现数据收集和共享的可持续性。

现如今，拖拉机和其他农具已经变得越来越复杂，它们利用机器人技术来执行各种任务。尽管用于监测土质和葡萄生长情况的机器人 Wall-Ye 和前几代机器人很相似，但它看起来更像一个无头机器人，它有一个结实的双轮装置，可以穿过葡萄园，还可以用来修剪葡萄藤，两个长长的延伸部分类似人类的手臂(但 Wall-Ye 才不会为你倒酒)。在另一项应用中,机器人沃森(Watson)利用美国国家航空航天局的卫星图像,从大数据云图中获取天气、卫星和传感器数据来协助生产葡萄酒,使得生产葡萄酒的用水量降低了 25%。此外,农业无人机现在也可以升至 120 米的空中。它采用先进的传感器和成像技术,以人眼在地面无法看到的方式监测农作物,并告知精准农业的需求。自动飞行微型机器人[又名蜜蜂机器人(RoboBee)]是又一个惊人的智造产物,它与复杂控制系统相集成,会潜水和游泳,还懂得如何在二次飞行前跳出水面。其潜在应用包括作物授粉,由于野生蜂和蜜蜂种群数量逐渐减少(后者已显示出缓慢反弹的迹象),这一应用需求正日益增长。

粮食生产会转移到城市吗?

城市中的粮食生产已不是新概念。近年来,屋顶花园、温室种植等现象已经成为城市景观的重要组成部分。垂直农业便是新型例子,旨在将城市农业提升到一个新水平。垂直农业与陆地农业在理念和实践上有着相似之处。垂直农业多为室内种植,通常使用化肥和杀虫剂将自然环境转化为生产力,并采用气培技术(让植物在空气中生根,有益于根茎类蔬菜生长)、水培技术(让植物在水中生根,有益于叶类蔬菜和浆果类蔬菜生长)或滴灌技术(让植物在蛭石中生根,营养丰富的水直接滴到茎的基部,有利于小麦和玉米生长)进行生产。将种子垂直放置于培养基上,辅以精心控制的气候,使得种子无须土壤或农药即可生长。人工光源(通常是发光二极管)可提供光合作用所需的光照。有一家美国公司还使用了名为"Schleppers"的微型机器人,它可以在人类无法到达的密集植物网络中导航。总而言之,垂直农业的用水量远低于陆地农业,而且不会侵蚀土壤或破坏水道及生态系统。它还为农业工人提供了更安全的环境,给人口激增的城市带来了就业机会。

2011年,美国推出了第一个垂直农场,它采用在月球上种植粮食的技术在封闭空间中种植粮食。整个系统利用大数据、物联网技术、应用程序和其他方法来随时对环境进行严格控制。尽管如此,垂直农业仍无法生产出足以解决粮食不安全和营养需求问题的一系列食物,也不适合种植高大的谷类作物。垂直农业依赖于人工光源和能量收集系统,以维持室内生长环境所需,因此它属于能源密集型产业。垂直农场的开发和管理成本较高,对贫困的农村农民没有帮助,也不能振兴陆地农业(不过这显然也不是它们的意图)。另一个主要问题在于,那些吹捧农产品"本土化"的垂直农业技术人员,认为农产品本土化对气候更友好,但却忽视了造成能源消耗和温室气体排放增多的最主要因素在于生产,而不是运输。不难想象,在未来世界一个摩天大楼般的垂直农场里种植着各种作物,它由风能和其他能源驱动,在水产养殖系统中重复利用生物质,还包含运输、购物和餐饮等设施。也许有一天,垂直农场将取代规模庞大的饲料场,促使饲料场从未来的食物系统中消失。

食品基因工程还会继续吗?

毋庸置疑,总有人反对基因工程,就如同一个世纪过去了,仍然有反对巴氏杀菌的声音一样。虽然在研究、开发、监管和应用新的种子品种时都要保持警惕,但在未来几十年中,使用转基因和其他先进的、未知的生物技术方法种植作物的做法可能会越来越多，无论是为了提高营养价值、提供药物和疫苗、应对环境挑战，还是为了解决其他需求或愿望。

举个例子，乌干达的农民一直渴望用转基因种子来防治香蕉青枯病，这种病摧毁了许多农场，其情况类似于 20 世纪 90 年代末袭击夏威夷番木瓜产业的致命环斑病毒。然而，与其他一些非洲国家一样，乌干达曾经也禁止使用生物技术，主要原因是存在有关该技术的错误信息和神话传言。虽然用传统方法治疗香蕉青枯病是可行的，但对乌干达的贫穷农民来说，高昂的费用令人望而却步。不过，乌干达最终于 2017 年 12 月批准了转基因技术的使用，为培育一种抗青枯病、含有维生素 A（30％的乌干达人缺乏维生素 A）的"黄金香蕉"铺平了道路。这种黄色水果可能会帮助贫困的农民，并为食用者提供可以拯救生命的维生素。

尽管如此，在过去 30 年里，关于转基因生物的激烈争论一直存在。即使夏威夷转基因番木瓜取得了成功，争论仍旧相当激烈。也许到 2050 年，转基因技术会成为全球可持续农业发展的手段之一，但目前还尚无定论。

未来的人们还会饲养动物以获取食材吗？

在《星际迷航》（*Star Trek*）系列科幻小说中，吉恩·罗登贝瑞（Gene Roddenberry）提出了食用动物的伦理道德问题，但他并非提出此观点的第一人。1930 年，温斯顿·丘吉尔提到，我们不应为了吃鸡胸肉或鸡翅而饲养整只鸡，而应该在合适的培养基中分别培养这些组织。化学家皮埃尔·欧仁·马塞兰·贝特洛(Pierre Eugène Marcellin Berthelot)也在 1894 年声称,到 2000 年,人类将食用实验室生产的肉,而不再是动物肉,这是基于他当时的激进信念,即任何有机物(碳基)都可以合成而得出的。历史上许多人都认为,植物的力量胜过动物,其中包括阿尔伯特·爱因斯坦,他曾说过一句至理名言:"没有什么比素食更有益于人类健康,没有什么比素食更有益于延长寿命。"

几十年后,动物在某种程度上仍将是人类饮食的一部分,特别是在它们成为对当地生计至关重要的生态健康系统的一部分的情况下。其中,昆虫也将继续发挥一定的作用。但是,随着肉类替代品变得更美味、更广为接受,动物肉及其制品的

肉食和素食的争议延续至今

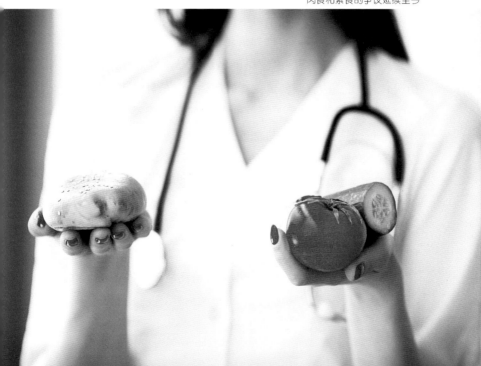

消费量可能将在几个世纪后逐渐减少。部分原因可能是,环保意识的觉醒和围绕食物选择的哲学倾向的改变导致需求量下降,或者灾难性事件导致供应减少。

当今有两项技术旨在通过完全避开农场来创造肉类替代品。第一项技术使用植物蛋白来制造类似肉类的食物,为非肉食者提供更多的蛋白质选择(试想现在已经有几十年历史的素食汉堡)。市场上的产品以植物蛋白(通常是豌豆)为原料,并使用更好的配方来创造丰富的质地和口感。一些产品使用了甜菜根汁,其内部湿润并呈现粉红色,煮熟后会产生类似于血色的效果。其他产品则使用非血红素铁着色。血红素铁只存在于动物体内,使肉呈现红色。

第二项技术是在实验室里制作动物性食物。20多年前,美国国家航空航天局就提出了不使用动物来制作肉类食物的想法,以满足前往火星的宇航员的营养需求。实验室里制作的动物性食物有多种叫法,例如清洁肉、培养肉、培育肉、体外肉和无鳍鱼等。这一细胞农业培养过程的基本理念与传统农业相同,即用更少的资源创造更高的产量。第一种使用培养肉的食物是汉堡,于2013年在荷兰生产,这证明了肉类可以在动物体外生长,无须屠宰并让动物遭受巨大痛苦。同样的方法也被应用于生产鸡、鸭、鱼肉,内脏以及鸡蛋和酸奶等乳制品。不过,培养肉要想显著影响牛肉市场还需要一段时间。迄今为止,人们的努力仅限于在个别实验室里解决这一问题,尤其是注重开发非动物源性培养基。若要大规模生产培养肉,无论何种类型,都需要巨大的生物反应器来培养细胞,试想酿造啤酒时用的不锈钢大桶。这一过程也需要消耗能源,但与饲养动物和食用动物性食物相比,它还是有助于降低环境成本和其他方面的成本的。

随着时间的推移,畜牧业是否会像其他行业一样成为命运的牺牲品?这些行业要么无法满足人类需求,要么被更好的选择所取代,要么对人类健康和社会发展有害,因此最终走向灭亡。(这让我联想到了煤炭行业的命运,马车行业也是如此。)

培养肉或其他肉类替代品要想成功取代肉类尚需相当长的时间,这是因为西方饮食中对肉类的偏好很强,而世界各国对味觉感观上的要求更是不断升级。然而调查发现,比利时和荷兰约 75% 的消费者和美国 65% 的消费者表示,愿意尝试培养肉。这一趋势可能将随着下一代食客的成长而继续发展,他们可能将不再那么害怕科技,也会更愿意尝试新的食物。

"个性化营养"是假噱头还是真未来?

尽管各个物种的营养需求相似(事实上,不同智人物种的相似度为 99.9%),但人类的营养需求具有遗传变异性。总体而言,令人振奋的基因研究进展,尤其是饮食与基因关系的研究进展,激发了人们对个性化营养的极大兴趣,这有望实现根据个人的基因组信息量身定制个性化的饮食建议。举个例子,部分研究支持用以解决肥胖问题的个性化营养方法,这是因为许多基因的变体在饮食和营养代谢中发挥着一定作用,从而有助于减轻体重。

2006 年美国政府问责局(Government Accountability Office,GAO)提交了一份报告,指责四家公司在个性化项目真正能提供什么方面误导了消费者。到 2017 年,已有十多家公司提供了此类项目计划,不过仍有几个主要问题影响了这些项目的有效性。目前面临的一个主要挑战是,大多数慢性非传染性疾病皆涉及众多相互作用的基因以及一系列环境影响——饮食只是其中一环。还原论思维常常遗漏复杂系统中的关键要素,这是因为它们无法解释或尚不为人所知。2015 年,针对 524592 名个体和 38 种基因进行的荟萃分析发现,饮食摄入与一系列营养失调问题均无显著关联。这表明,就现阶段的科技水平而言,消费者利用基因组学检测来获取个性化营养计划的做法可能并不会达到预期效果。

针对欧洲成人的 Food4Me 随机对照试验目前正在进行中,该试验提供了关于基因型和表型信息是否会改变饮食摄入量、体重和血压等因素的重要见解。经过大量研究,人们得出结论,了解一个人的基因信息并不会对其行为改变产生有意义的影响。事实上,这一发现与近几十年来的健康行为研究结果一致,这些研究一再表明,仅凭基因信息本身不足以改变行为,尤其是在没有其他信息干预的情况下。

专门为你量身设计的饮食方案听起来十分诱人,但你的个人基因组只是谜团的一小部分。或许最关键的一点在于,即使这一饮食方案非常完善,在相当长的时间内它也不无法消除改变行为的需要。饮食建议始终会与其他因素竞争。因此,即使每个人(负担得起的人)都可以获得个性化的营养计划,仍然需要付出相当大的努力来实施它,它才能与其他塑造日常饮食行为的生活方式因素共同发挥作用。

未来的晚餐会是什么样子的？

智人将朝着适应某种饮食结构的方向进化,该饮食结构富含各种各样、数量繁杂的植物。其中,海藻和微藻(例如螺旋藻)将发挥重要作用,它们通常统称为"藻类"。微藻易于生长,可作为人类食物、动物饲料中的生物质或生物燃料的来源。部分物种还能调节大气中的二氧化碳浓度,有助于对抗气候变化。藻类还能吸收重金属,去除多余的氮和磷酸盐,以帮助清洁废水,现已有藻类池塘运用藻类这一特性,而且其数量和规模将持续增长。尽管目前有许多因素(其中包括提取和净化成本)限制了藻类的发展潜力以及各种藻类产品和其副产品在各行业中的大规模应用,但随着藻类生物质生产工厂以其他方式促进可持续发展,不久后藻类市场可能将呈爆炸式增长。

我们还将继续在自然界中寻找新的食物。事实上,大多数科学家认为,地球上的绝大多数生命尚未被发现,例如一些可食性植物。世界如此之大,有很多我们从未尝试过的美食。很多国家的饮食随着时间的推移正在慢慢演变,不断有国家研制出新的食物,并在全球范围内推广开来。举个例子,许多国家的特色食品(比如比萨、萨尔萨辣酱、中国菜)被引入美国市场,时至今日,在美国及其他地区仍广受欢迎。当前,全世界约有20亿人选择食用昆虫,但并不是将其作为主食。昆虫提供了宝贵的蛋白质和一系列其他的营养物质,其环境成本仅占饲养哺乳动物和其他动物的很小一部分。也许在将来的餐桌上,我们会更频繁地看到昆虫的身影。

人类饮食的其他重大变化可能将不再源于大自然,而是源于科技发展。我们很难想象未来的食物会变成什么样子。有人能预测奶油夹心蛋糕未来的变化吗？或者是提供强化维生素运动饮料的运动酒吧？然而可以肯定的是,生活方式的改变、知识的增长和技术的进步,将催生更多的新奇食品,就像历史上一直发生的那样。

机器将如何改变我们的烹饪和饮食方式？

如同农业一样,烹饪也会在某种程度上持续发展下去,即使在《星际迷航》所描述的 24 世纪中,情况也是如此,尽管大多数食物都来自食物复制器。然而,关于机器在食品生产中应扮演什么角色的争论仍然存在(新鲜的农场食物和家常菜显然是最好的),无论新技术何时问世,这种争论将始终是且永远是社会话语的一部分。

机器人技术尤其会改变我们的饮食方式。21 世纪初,出现了第一批前端没有任何人类参与的机器人餐馆。2006 年中国香港推出的机器人厨房是第一个此类餐馆,这家餐馆里有两个机器人(被巧妙地命名为机器人 1 和机器人 2),它们可以识别语音模式、接受点餐指令、通过红外线将菜单发送给人类厨师,并将食物运输至餐桌上(其搭载的摄像机可以探测到沿途的物体)。随后设计的第三个机器人可以帮忙翻转汉堡和做煎蛋卷。此后,越来越多的机器人餐馆在中国和日本涌现,美国和欧洲也有一些。机器人代替人类做饭终会实现,这只是时间长短问题——至少对于承担得起的家庭来说是这样。英国的机器人公司 Moley Robotics 已推出"世界上第一款全自动集成智能烹饪机器人"(标价高昂),用户只需要先指定所需分量、烹饪偏好、首选配料、热量需求、饮食限制、烹饪方法和特定厨师手艺,接着再购买食材并将食材放入其中即可完成烹饪。

要想食客都买得起这种机器人,还需要相当长的一段时间。在此之前,3D 食品打印机、智能烤箱或数字秤都可能会被应用于你的厨房,并通过物联网技术与你的电脑互联。物联网将监控食物储藏室和冰箱,发出需要补货的信号,并下订单,这对于机构和餐馆来说非常有用。或者你可以点外卖,机器人会把食物送到你家门口(这一点目前已经实现了)。随着时间的推移,物联网将创建一个关于你的饮食偏好和习惯的饮食档案,为你提供饮食建议;它将比当前的应用程序更全面,并会将你的个人健康档案完全整合在一起。

其实,通过物联网技术进行购物、准备食材、完成烹饪和清理的机器数量惊人。有趣的是,在食物过期时会通知食客的机器是最畅销的。但是,由于保质期并不是食品安全的指标,甚至不是食品质量的指标,这种机器实际上会导致食物浪费。因此,"垃圾进,垃圾出"原则适用于任何情况,任何东西是否智能都取决于其提供的数据是否准确。目前已有很多垃圾科学产品误导消费者,特别是在食物和营养方面;如果此类产品缺少理论基础,那么物联网将会放大相关问题的严重性。

食物进化是什么样子的?

从农场到餐桌,营养科学将继续发展,以探究更多的我们所吃的东西之所以重要的原因,并揭示更多促进健康、预防疾病和延长寿命的方法。通过推进以科学为基础的饮食指南和以证据为支撑的饮食建议，个人将更加了解如何做出有利于自己和地球健康的最佳选择。食物环境也会随着时间的推移变得越来越健康，从学校到餐馆，从医院到工作场所，都将提供更多以植物为基础的营养密集型食品。因此，对于消息灵通、有足够动机和财力的人群来说，他们可以选择营养充足、可持续的健康饮食。

就像当今的情况一样。

物联网技术逐渐将量化的自我与量化的食物联系起来，这使得在整个 21 世纪里，实施健康和可持续的饮食计划变得更容易。换言之，新兴技术将把有关你的饮食和生活方式等方面的大数据与你的整体健康状况和幸福感联系起来。不管你感兴趣的方面是什么（例如，减肥、工作效率、运动表现、睡眠质量、情绪改善、延长寿命、预防疾病等），都将有无数台机器量化、关联这些数据。举个例子，你可以轻松地测量自己饮食的所有细节——未来技术将足够智能，可以直接测量你正在吃什么，这可能是通过内部传感器完成的，它与目前的应用程序不同，不需要手动输入主观回忆的食物数据。无论你身在何处，营养信息都可以共享至你的厨房设备，也可以显示在你的智能手机上，以便你做出更明智的选择。这些数据还将成为个人整体健康状况的一部分，你可以测量并监控它们随时间产生的变化（如果你愿意的话）。这仅仅是一个开始，你的设备也可能成为智能家居或智能社区的一部分，通过这些智能家居或智能社区，大数据将为你提供更多机会，并让你过上更健康的生活。

然而，无论物联网变得多么复杂，无论其跨越多少平台抑或提供多少数据,食物的诱惑将永远存在,并永远与我们对健康的需求相抗衡(但愿我们是真的关心健康)。几乎没有任何证据可以证实,未来的人类会比现在的人类对改变营养行为更感兴趣。因此,要想改善健康和疾病,不应致力于改变行为本身,而应对食品生产进行大规模变革,即修改"一切照旧"模式。在这种模式下,食品系统创造了更好的选择,而消费者却没有意识到。

由于营养化的存在,其他与饮食健康相关的重大变化将会出现,这些变化将持续很长时间:这是改变人口健康轨迹的最佳方式之一。在21世纪早期出现了一种代餐产品,这是一种可提供全面营养的代餐奶昔。它也相对便宜,属于素食类,瓶身可降解,对消费者和环境都很友好。它深受不喜欢烹饪,或不考虑营养,但仍想保持健康的人群欢迎。这种代餐奶昔在网上非常流行,仅仅几年之后就得以在实体店里出售。但是,这种代餐奶昔的还原主义做法并不能反映科学现状,即整体饮食效用大于各部分饮食之和:在以植物为基础的营养丰富的饮食中,充满了最低限度加工的食品,这种饮食提供了一系列已知和未知的元素,这些元素有助于促进健康、预防疾病和延年益寿。与大多数西方饮食相比,这种代餐奶昔(或其他类似产品)是一种更具营养且更可持续的选择,尽管它存在一定的局限性。

目前的"一刀切"营养原则很有趣,如代餐奶昔,但大多数人就是不想要这类膳食。此外,未来将着重于个性化营养。但它本身会是一种"灵丹妙药"吗?答案是否定的,因为复杂的疾病不仅仅是由饮食引起的。但是个性化的营养计划是否能更好地保护人们免受心脏病、中风、癌症、阿尔茨海默病、高血压、抑郁症、帕金森病、关节炎和肥胖等慢性病的侵袭？是否有利于减缓衰老？是否可以利用大脑中的特定化学物质来增强心理健康和改善情绪？答案是肯定的。随着时间的流逝，科学将提供非常完善的饮食方案，以管理个体易感性——为倾向于遵循某种饮食模式的个体服务。对其他人来说，大规模的营养强化计划将悄悄地继续供应营养食物，从而在无须改变行为的前提下更好地促进健康。其他的干预措施尚不清楚，但似乎可以肯定的是，《星际迷航》中某些食物复制器的变体，是可以调配完美的个人营养食品，如巧克力冰激凌的。

倘若营养学的最终目标既不在于根除疾病，也不在于帮助人类尽自己所能地实现幸福安康、延年益寿的最佳目标，那它的存在还有什么意义呢？

注释

2　全球食物和营养挑战：人与地球

1. 联合国粮食及农业组织将"饥荒"解释为普遍的粮食短缺，造成 30％以上的 5 岁以下儿童患有急性营养不良，每天每 10000 人中有 2 人或者 2 人以上会因饥荒而死亡。

2. 据美国航空航天局预计，自工业革命以来，人为原因导致大气中的二氧化碳浓度增加了 1/3 以上，主要原因是石油、煤炭和天然气的燃烧，燃烧产生的气体与大气中的氧气结合形成二氧化碳，这是导致长期气候变化的重要驱动力之一。

3. 某项研究对比了来自 188 个国家的不同作物的锌的生物利用度与需求量，量化了在正常二氧化碳浓度水平和 2050 年二氧化碳浓度升高的情况下的缺锌风险，研究发现，到 2050 年，二氧化碳浓度升高或将导致额外的 1.38 亿人面临缺锌风险，这些人口主要分布在非洲、南亚和印度。

4. 罗佩克（Ropelk）写道，"对巨型蓝鳍金枪鱼的大量捕杀象征着当今全球渔业的一切错误示范：新型捕鱼技术的杀伤力大幅增加，国际公司从贸易中牟取暴利的隐蔽网络渠道，渔业管理和执法的疏忽，消费者对他们选择购买的鱼的命运漠不关心。"

3　自古至今，变革、发现和发明是如何塑造我们的饮食结构的？

1. 最近一项人类学研究表明，相较于食用肉类或树叶的灵长类动物，食用果实的 140 种非人类灵长类动物的大脑体积更大。这表明饮食是推动大脑发育的关键因素，而非社会组织（"社会脑"假说）。目前尚不清楚这种影响是由于果实富含营养物质和植物化学物，还是由于果实不易采摘，但两者可能都很重要。正如布雷特·斯蒂卡（Bret Stitka）所写，"找到、采摘和剥开一颗悬挂着的百香果，比简单地撕下树叶耗费的脑力更多。"

2. 从旧石器时代开始，在食物制备和消费过程中同时使用工具和热能的能力随着生命的进化变得越来越重要，这导致了更强壮的骨骼、更小的牙齿和更大的头骨等人体测量学上的变化（脑容量扩大了 3 倍）。除了烹饪之外，还有许多因素可以促进大脑的发育，包括海鲜中的 ω-3 脂肪酸。毫无疑问，开发工具的过程本身也很关键，正如我们的灵长类祖先所证明的那样，发明小玩意可能是脑容量变大的原因或结果（或两者兼备）。

3. 还有其他许多例子表明，觅食者在前农业时代已经开始定居生活，其中许多人还从事手工艺制作，例如距今 11000 年前位于现代土耳其的狩猎采集者已经建立了定居点。换言之，农业并不总是先于人类定居，这两者也并不总是携手并进；发达文明的发展既不需要农业，也不需要城邦。其他研究表明，早期农耕活动中动物的存在是社会不平等的基础，特别是在新石器时代的定居点：拥有动物的人能够耕种更多的土地，种植和储存更多的食物，并积累更多的财富。土地和动物代代相传，造成劳动者和所有者之间出现了更大的社会经济鸿沟。最后，谷物是城邦后期发展的基础，它被用作货币形式，也方便征税（后来通过文字进行编纂和量化）。

4. 在战争期间，法国政府需要出资为拿破仑的军队提供一种安全的食物运输方法——罐头生产便应运而生了。法国商人尼古拉斯·阿珀特（Nicholas Appert）发现，在密封容器中加热食物可以保证食物的安全，并因此于 1795 年获得资金奖励。虽然阿珀特最初使用的是玻璃罐，但后来在 1810 年英国开始用金属罐代替，而后金属罐于 1821 年传到美国。

5. 泔水牛奶在 19 世纪的美国纽约很常见，生活在城市酒厂附近的奶牛食用的是威士忌酿造过程中剩余的酒精发酵醪液，奶牛产奶后，人们会将产出的淡蓝色牛奶与石膏、淀粉、鸡蛋和糖蜜混合，使其呈现"毛茛色"，就像当时牛奶的共同产地美国韦斯特切斯特县和奥兰治县生产的牛奶一样。据《纽约时报》报道，有多达 8000 名儿童死于饮用泔水牛奶。

6. 诺曼·博洛格博士是一位植物病理学家和遗传学家，他在 1944 年开发出了抗疾病能力更强的半矮秆小麦品种，其产量明显高于传统品种。引进半矮秆小麦品种的地区，其小麦产量翻了一番以上，主要是美国、墨西哥和拉丁美洲；印度、南亚和东南亚的大米产量也有了相当大幅度的增长。博洛格因为在提高粮食安全和防止饥饿方面的贡献，而获得 1970 年诺贝尔和平奖，至今他仍被认为是"拯救了 10 亿人的生命的人"。然而,这一成果当时并没有惠及全球,直到新千年,将这一农业进步推广到非洲的努力才真正开始。

7. 滴滴涕的主要用途是预防疟疾、斑疹伤寒和其他虫媒疾病,它对这些疾病极为有效。随着滴滴涕在农业和畜牧业以及家庭花园中的使用量激增,其对野生动物和人类健康的不利影响越来越大。滴滴涕后来被认定为"可能的致癌物",因此美国环境保护署于 1972 年颁布了滴滴涕禁令,也就是说,在任何情况下,农业部门都不再准许使用滴滴涕。然而,世界卫生组织和其他机构仍批准在室内环境中使用滴滴涕来控制疟疾。相信如果使用得当,使用滴滴涕来预防这种在非洲许多地区流行的疾病对人类健康的好处要大于潜在的环境危害。

4 · 食物和营养的相关流行语与信息:是事实还是虚构?

1. 血红素铁存在于动物性食物中,提供了人体所需的 95% 的铁元素。比起主要存在于植物性食物中的非血红素铁,血红素铁更容易被人体吸收(生物利用率高)。血红素铁可能会与体内其他饮食成分相互作用(也许发生了协同作用),从而增加患癌风险。例如,一项研究表明,高脂肪肉类可能会增强这种效果。

2. 如同对待其他任何仍在发展中的新技术一样,对基因工程持续保持警惕是至关重要的。令人担忧的一点是,基因工程源于一种还原论哲学,这种哲学可能会在不完全具备相关知识的情况下,在无意中导致负外部性产生。微小的变化,例如基因编辑,可能会造成意想不到的影响,从而破坏整个有机体或更大的(生态)系统。尽管目前有确凿的证据证明转基因植物和鲑鱼的安全性，但随着生物技术被应用于更复杂的生物物种，基因工程的风险可能会增加。

3. 2016 年，某项研究项目针对 2006 年至 2015 年间养殖的 3000 多条苏格兰大西洋鲑鱼进行了研究，结果显示，从 2010 年开始，随着饲料中鱼油使用量的减少，鲑鱼体内的 EPA 和 DHA 浓度也平均下降了一半以上，尽管其 ω-3 脂肪酸含量仍然比挪威的养殖鲑鱼高。这是因为许多苏格兰鲑鱼养殖场仍然在饲料中添加鱼油，而挪威的鲑鱼养殖场则更加依赖更可持续的植物性饲料。将饲料中的鱼油改为家禽油后，澳大利亚养殖鲑鱼的 EPA 和 DHA 含量也有所下降，但仍高于野生鲑鱼。

4. 作者假设，大多数哺乳动物的甜味受体从祖先所处的低糖环境中进化而来，因此无法适应高浓度的甜味剂。富含糖分的饮食（比如现代社会广泛存在的饮食）对这些受体的超常刺激，会导致大脑中产生异常的奖励信号，这有可能超越自我控制机制，从而导致上瘾。

5. 母乳中还包括蛋白质（主要是酪蛋白、α-乳清蛋白、乳铁蛋白、分泌型免疫球蛋白 A、溶菌酶、血清白蛋白等）、脂肪（棕榈酸和油酸）和碳水化合物。每 100 毫升母乳中含 0.9～1.2 克蛋白质、3.2～3.6 克脂肪、6.7～7.8 克碳水化合物。母乳是婴幼儿热量和营养的重要来源，纯母乳喂养的婴儿在其 6 个月大之前基本只吸食母乳，婴儿 6 个月左右时开始食用固体辅食“补充喂养”，在 12～24 个月大时，母乳只能提供幼儿所需营养的三分之一。

6. 如果条件允许，母乳喂养是合乎逻辑的（也是通常的）选择。考古证据表明，人工喂养用婴儿奶瓶的历史可以追溯到青铜器时代。牛奶、其他动物奶、预加工食品、谷物与水或肉汤的混合物也很常见。当时这些替代品不能提供与母乳相当的营养或免疫保护，所以用这些替代品喂养的儿童存活率较低。在工业革命期间，传染病在城市贫民窟肆虐，可以得到母乳喂养的儿童很少，因为母亲在工厂工作比喂养儿童挣得更多。

5 当今的饮食行为和食物环境：为什么人们会按照现有的方式进食？

1. 全球各地的食物偏好各不相同，这激发了大量有关味觉是后天习得还是先天具有的研究。某项小型研究从感官、生理、性格和文化等多个方面对食用和不食用辛辣食物的人进行了比较。结果表明，这两类人在知觉上没有表现出感官差异和生理差异。喜欢吃辣的人从小就开始吃辣，这反映了他们的习得行为。另一项研究对人们感受到的 8 种辣椒素（导致辛辣食物在口腔中产生灼烧感的化学物质）样本产生的灼烧感和痛苦感进行了调查及排序，这 8 种辣椒素样本的热强度不同。这项研究考虑了摄入频率、经验和人格因素等变量，以评估"慢性脱敏假说"是否是辛辣食物消费的驱动力。结果表明，感觉寻求和奖赏敏感性等人格因素是主要的驱动因素，而食用辛辣食物与习得行为相关，食用辛辣食物和不食用辛辣食物的人在客观的热强度体验上并没有什么不同，有些人似乎只是喜欢辣椒素带来的热辣体验。

2. 广告在不断发展，这个概念并不新鲜，减少其对儿童影响的努力也不新鲜。1874 年，英国议会通过立法，保护英格兰最年轻的公民不受街头商贩贩卖的儿童用品的侵害。从那以后的一个半世纪以来，投放广告的形式有了很大的发展，包括电视广告、产品植入、网络广告、公路广告牌、名人代言等形式。

3. 美国《国家学校午餐法案》于 1946 年通过，以"保障全国儿童的健康和福祉，并鼓励国内消费营养丰富的农产品和其他食品"为目标。在实施的第一年，美国国家学校午餐计划在 4.4 万所学校开展，为 600 万名儿童提供了 9.109 亿份午餐。1971 年，这些数据上升为 7.9 万所学校、2450 万名儿童和 30 亿份午餐。后来美国还制定了其他方案来满足学校和相关组织的营养需求，特别是低收入个人的营养需求，包括学校早餐计划、儿童和成人护理食品计划、夏季食品服务计划和特殊牛奶计划等；每个计划都由美国各州管理，若学校和相关组织遵循指导方针（如营养标准），便会得到资金补偿。

4. 还记得老式的美式西部影片里的炊事车吗？在淘金热时期或美国内战期间，这些炊事车（餐车的前身）和车里的厨师为那些向西行进的人提供了必不可少的营养。城市居民也有他们自己的形式各异的手推车，它们是今天街角餐车（想想纽约的热狗餐车）的早期形式，没有烹饪功能，在工业革命时期为工人提供食物。标志性的出售"甜蜜使者"（Good Humor）牌冰激凌的冰激凌餐车诞生于 1920 年，至今仍在美国流行。之后美国出现了更大的墨西哥卷饼餐车和汉堡餐车，但由于不尽如人意的食品卫生状况，这些餐车曾被称为"蟑螂教练"（roach coach）。

8　营养学基础：碳水化合物、脂肪和蛋白质

1. 欧洲食品安全局得出结论，棕榈油在 200 ℃以上高温加工过程中产生的副产物缩水甘油具有致癌性和遗传毒性。其他植物脂肪加工过程中也会产生类似的副产物，不过棕榈油的有害产物最多。好在许多行业出于这个原因并不会在这种温度下加工棕榈油；因此，其他组织，如世界卫生组织和美国食品药品管理局，并没有对缩水甘油和棕榈油提出类似的担忧。

2. 其他可能隐藏棕榈油成分的潜在名称包括植物脂肪、棕榈仁、棕榈仁油、棕榈果油、棕榈酸酯、棕榈油精、甘油基、硬脂酸盐、硬脂酸、油棕、棕榈酸、棕榈硬脂、棕榈酰四肽-3、月桂醇聚醚硫酸酯钠、十二烷基硫酸钠、棕榈仁油酸钠、十二烷基乳酸钠、氢化棕榈油甘油酯、棕榈酸乙酯和棕榈酸异辛酯。难以想象，居然有这么多！

9　打造一个色彩斑斓的餐盘：蔬菜和水果

1. 和其他大多数农产品一样，苹果确实含有农药残留，有些还受到重金属污染。波兰研究人员对 696 份苹果样本中的 182 种农药的综合风险进行了调查，结果发现，根据目前的安全法规，食用苹果引起的慢性和急性农药接触在可接受范围内，不会对儿童或成人构成健康风险。尽管这类研究经常引起媒体的关注，但苹果对健康的益处可能远远超过农药或重金属污染带来的潜在风险。

2. 德国的营养学研究尤其值得注意，其研究方法和研究设计

较为出色。例如,与单个观察性研究相比,随机对照试验和荟萃分析被赋予了更大的权重。此外,与其他研究相比,随机对照试验和荟萃分析的研究范围更广。

10 全谷物、精制谷物和谷物食品

在科学研究中,无效的研究结果并非总是意味着研究要素之间真正缺乏联系。例如,最近一项针对全谷物的随机对照试验发现,受试者的饮食量不符合规定,他们摄入的全谷物量没有达到他们被要求的摄入量。不服从规定会使得研究结果产生偏差,因为试验组和对照组已不再存在差别。这就是为什么营养科学家总是寻找更精确的生物测量指标(这被称为"生物标志")来客观地测量饮食摄入量。然而,许多饮食成分并不存在生物标志,因此生物标志研究是一个活跃的研究领域,使用生物标志可以增强研究结果的准确性。

12 陆生动物和动物性食物

1. 日益严重的水资源短缺问题促使人们更多地关注各种动植物产品的水足迹。农作物的水足迹由三部分构成:绿水(雨水)、蓝水(地表水和地下水)和灰水(受污染的地表水或地下水)。鉴于目前从含水层提取水的速度超过了补充水的速度,在农业中广泛使用蓝水着实令人担忧。

2. 2015 年的一份报告总结称,鼠李糖乳杆菌是 30 年前分离的一种典型菌株,具有很高的黏附率、较强的抗胃酸能力,对病原体(如沙门菌)的抗菌活性也很强。鼠李糖乳杆菌有助于清除引起胃溃疡的幽门螺杆菌。

3. 阿美饶卡纳鸡[Ameraucana,美国品种,与智利阿劳肯鸡（Araucana）是"表亲"]能产下可爱的蓝色蛋。虽然有些阿美饶卡纳鸡确实是蓝色的,但它们也可能是银色、白色或其他颜色:是品种的基因型决定了蛋的颜色,而不是羽毛的颜色。

14 水、咖啡和茶对人类健康与环境的影响

一篇摘自 2016 年《纽约时报》的文章中有很多有价值的信息,让读者能够量化饮用瓶装水对环境的影响。

17 整合一切资源:创造一种有益于你和地球健康的饮食模式

1. 其他研究进一步考虑了与一般消费习惯和成本相比,可持续饮食对消费者的实用性。其中一项研究考察了在英国,食用常见食物是否可以降低温室气体浓度。其结果显示,在相同的食物成本下,一种包含 52 种食物的饮食模式（其中所含肉类较少,但在其他方面与英国常见饮食模式相似）使得温室气体排放量减少了 36%。同样,一项针对法国成人常见饮食模式的研究表明,最可持续的饮食模式是植物性食物占比较高,整体营养质量较高,但总热量、能量密度、成本和温室气体排放量较低的饮食模式。另有一项研究表明,假设美国人平均减少一半的肉类、乳制品、鱼或蛋消费量,那么人均土地利用和农业温室气体排放量会减少近 50%。

2. 在美国,大多数关于可持续饮食的营养学研究都集中在西方饮食上,包括地中海饮食,这反映出科学研究的"欧洲中

心主义"偏见。只有一项研究考虑了日本饮食,称传统饮食的氮足迹比如今的饮食低。然而,缺乏证据并不代表没有证据(这是一条值得记住的科学箴言),我们没有理由认为,其他低肉类和低热量的蓝色地带饮食,以及其他成分相似的饮食都是不可持续的。

3. 考虑到肉类和乳制品摄入量的不断增加,解决发展中国家的饮食问题至关重要。预计到 2050 年,动物性食物消费量将增加 80%,尤其是牛肉消费量将增加 95%,这主要受中低收入国家的推动。从传统饮食向西方饮食的转变将进一步损害饮食发展的可持续性,因为冰箱的增多会带来更多的能源成本,生物多样性的丧失会损害饮食的多样性和自然栖息地。水资源问题尤其令人担忧。例如,在印度,农业用水占淡水使用量的 90%;和其他地区一样,这里的水供应正日益受到挑战。日益加速的城市化和其他进程将进一步加剧供水压力,也将增加温室气体排放量。

4. 对健康食品的口头肯定和父母的示范,对儿童来说都很重要。

18　食物和营养的未来

1. 发展中国家的农作物产量一般低于发达国家。例如,2001年至 2012 年,低收入国家每公顷小麦产量为 1.54 吨,中等收入国家为 2.74 吨,高收入国家为 8.99 吨。据联合国粮食及农业组织称,在撒哈拉以南非洲,部分作物的实际产量和潜在产量之间的差距高达 76%,这不仅反映出没有充分采用更具生产性的技术,还反映出缺乏市场一体化意识和持续存在两性不平等问题,这种不平等普遍存在于小规模家庭农业中。相对来说,中低收入国家受到极端天气灾害危害的程度更大,迫切需要升级更清洁、更智能的方法,以提高效率,同时需要保护稀缺的自然资源,并减少粮食损失和浪费。

2. RoboBee 项目整合了三个主要组成部分:大脑、身体和群体。身体的开发包括构建机器人昆虫,使其能够在紧凑和无缝集成的电源的帮助下独立飞行;大脑的开发涉及智能传感器和电子设备控制,这些传感器和电子设备可模仿蜜蜂的眼睛和触角,还能感知环境并对环境做出动态响应;机器人群体的重点是协调许多独立机器人的行为,使它们形成一个有效的单位。

3. 科幻爱好者可能还记得在《星际迷航:下一代》(1987 年至 1994 年播出)的某一集中,指挥官威廉·T. 赖克(William T. Riker)告诉一位外星访客,美国企业号星际飞船上的肉不是来自屠宰动物,而是通过一种食物复制器获得,这种复制器将物质解构,并将其重组成食物,供太空探险者食用。

4. 2013 年,荷兰用培养肉制作的汉堡由大约 20000 股肌肉组成,这些肌肉来源于细胞培养过程。这种做法并不新颖,已经在医学上使用了好些年,但这是有史以来第一次在食品行业中应用。尽管如此,培养基仍是启动细胞分裂所必需的。一些生产商使用胎牛血清(这是一种廉价的畜牧业副产品)来制备培养基,但这无法解决饲养动物以获取食物等严肃问题。其他生产商则对成年母牛进行无痛活检,以从其身上获取干细胞,并对干细胞进行培养。组织工程师兼医生马克·波斯特(Mark Post)最初使用的是从屠宰场的死牛身上提取的细胞,不过他目前正在开发一种能够在无牛成分的培养基中培养肌肉的技术。

5. 营养需求差异的产生可能是由引起饮食反应的遗传变异（营养遗传学）导致的，或是因为营养物质和植物化学物影响了基因表达（营养基因组学）。无论是从 RNA 表达水平（转录组学），还是从蛋白质（蛋白质组学）或代谢产物表达水平（代谢组学）上，各种各样的"组学"领域如雨后春笋般涌现，以指示在遗传路径上发生效应的位置。在这些水平上，饮食对基因的影响可以单独或一起研究，以进一步阐明健康和疾病的生理过程，理论上可以用"正确的"饮食，即个性化营养来改变人类的遗传易感性。

参考文献

1 当今的食物和营养问题

Coalition of Immokalee Workers. About CIW. http：//www. ciw-online. org /about /. Accessed December 5,2017.

Food and Agriculture Organization of the United Nations. The state of food and agriculture. http：//www. fao. org / publications /sofa /2014 /en /. Published 2014. Accessed February 10,2018.

International Labour Organization. Forced labour, modern slavery and human trafficking. http：//www. ilo. org / global /topics /forced-labour /lang-en /index. htm /. Published 2017. Accessed December 5,2017.

2 全球食物和营养挑战：人与地球

Food and Agriculture Organization of the United Nations. Livestock's long shadow. http：//www. fao. org /docrep / 010 /a0701e /a0701e. pdf. Published 2006. Accessed December 11,2017.

Food and Agriculture Organization of the United Nations. The state of world fisheries and aquaculture：contributing to food security and nutrition for all. http：//www. fao.

org /3 /a-i5555e. pdf. Published 2016. Accessed September 25,2017.

Gunders D. Wasted:how America is losing up to 40 percent of its food from farm to fork to landfill. NRDC Issue Paper. Natural Resources Defense Council. https://www. nrdc. org /sites /default /files /wasted-food-IP. pdf. Published August 2012. Accessed October 12,2017.

Natural Resources Defense Council and Harvard Food Law and Policy Clinic. The dating game:how confusing food date labels lead to food waste in America. http://www. chlpi. org /wp-content /uploads /2013 /12 /dating-game-report. pdf. Published September 2013. Accessed October 12, 2017.

US Environmental Protection Agency. Global greenhouse gas emissions data. http://www3. epa. gov /climatechange / ghgemissions /global. html. Updated April 13, 2017. Accessed September 27,2017.

3 自古至今，变革、发现和发明是如何塑造我们的饮食结构的？

Collyer B. The real roots of early city states may rip up the textbooks. *New Scientist*. October 4,2017. https://www. newscientist. com /article /mg23631462-700-the-real-roots-of-early-city-states-may-rip-up-the-textbooks /. Accessed January 16,2018.

Jabr F. How to really eat like a hunter-gatherer:why the

Paleo diet is half-baked. *Scientific American*. June 3, 2013. https：//www. scientificamerican. com /article /why-paleo-diet-half-baked-how-hunter-gatherer-really-eat /. Accessed June 9,2017.

Lanchester J. The case against civilization：did our hunter-gatherer ancestors have it better? *New Yorker*. September 11, 2017. https：//www. newyorker. com /magazine /2017 / 09 /18 /the-case-against-civilization /amp. Accessed January 16,2017.

4　食物和营养的相关流行语与信息：是事实还是虚构？

Brody JE. Unlocking the secrets of the microbiome. *New York Times*. November 6,2017. https：//www. nytimes. com /2017 /11 /06 /well / live /unlocking-the-secrets-of-the-microbiome. html. Accessed February 19,2018.

Centers for Disease Control and Prevention. Raw milk questions and answers. How many outbreaks are related to raw milk? http：//www. cdc. gov /foodsafety /rawmilk /raw-milk-questions-and-answers. html ♯ related-outbreaks. Updated September 1,2017. Accessed January 17,2018.

European Food Safety Authority. The 2009 European Union report on pesticide residues in food. https：//www. efsa. europa. eu /en /efsajournal /pub /2430. Published April 4,2012. Accessed March 31,2017.

National Academies of Sciences,Engineering,and Medicine. Board on Agriculture and Natural Resources. Genetically engineered crops：experiences and prospects. http：//nas-sites. org /ge-crops /category /report /. Published May 2014. Accessed March 28,2017.

National Institutes of Health, National Human Genome Research Institute. NIH Human Microbiome Project defines normal bacterial makeup of the body. *NIH News*. https：//www. genome. gov /27549144 /2012-release-nih-human-microbiome-project-defines-normal-bacterial-makeup-of-the-body /. Published June 13, 2012. Accessed February 19,2018.

US Department of Agriculture, Economic Research Service；Martinez S, Hand MS, Da Pra M, et al. Economic research report No. ERR-97. Local food systems：concepts, impacts, and issues. Economic research report ERR-97. https：//www. ers. usda. gov /publications /pub-details /? pubid＝46395. Published May 2010. Accessed March 24, 2017.

Yong E. Breast-feeding the microbiome. *New Yorker*. July 22, 2016. http：//www. newyorker. com /tech /elements / breast-feeding-the-microbiome. Accessed June 28,2017.

5　当今的饮食行为和食物环境：为什么人们会按照现有的方式进食？

Butler S. From chuck wagons to pushcarts：the history of the food truck. History. com. http：//www. history. com/ news /hungry-history /from-chuck-wagons-to-pushcarts-thehistory-of-the-food-truck. Published August 8, 2014. Accessed April 11,2017.

Ferdman RA. The slow death of the home-cooked meal. *Washington Post*. March 5, 2015. https：//www. washingtonpost. com/news/wonk/wp/2015/03/05/the-slow-death-of-the-home-cooked-meal/. Accessed April 10,2017.

Food and Agriculture Organization of the United Nations. Street foods around the world. http：//www. fao. org/english/newsroom/highlights/2001/010804-e. htm. Published August 21,2001. Accessed April 11,2017.

Gold J. How America became a food truck nation. *Smithsonian Magazine*. March 2012. http：//www. smithsonianmag. com/travel/how-america-became-a-food-truck-nation-99979799/. Accessed April 11,2017.

Okrent AM, Kumcu A. U. S. households' demand for convenience foods. US Department of Agriculture, Economic Research Service Report ERR-211. https：//www. ers. usda. gov/webdocs/publications/80654/err-211. pdf? v=42668. Published July 2016. Accessed April 10,2017.

Thompson D. Restaurants are the new factories. *Atlantic*. August 9,2017. https：//www. theatlantic. com/business/archive/2017/08/restaurant-jobs-boom/536244/. Accessed February 17,2018.

US Department of Agriculture, Economic Research Service. Food away from home. https：//www. ers. usda. gov/

topics /food-choices-health /food-consumption-demand /food-away-from-home /. Updated February 8, 2018. Accessed April 10, 2017.

US National Library of Medicine. PubMed Health. How does our sense of taste work? https://www. ncbi. nlm. nih. gov /pubmedhealth /PMH0072592 /. Updated August 17, 2016. Accessed May 4, 2017.

6 营养学简史：科学发现与应用

Golden Rice Humanitarian Board. Golden Rice Project. http://www. goldenrice. org. Accessed March 5, 2018.

International Rice Research Institute. http://irri. org. Accessed March 5, 2018.

Newby PK. The future of food: how science, technology, and consumerism shape what we eat. In: Ulm W, ed. *Harvard Vision*. Cambridge, MA: Dipylon Press; 2003: 3-23.

7 微量却强大：维生素、矿物质和植物营养素

National Institutes of Health, Office of Dietary Supplements. Vitamin D. https://ods. od. nih. gov /factsheets / VitaminD-HealthProfessional /. Updated March 2, 2018. Accessed May 13, 2017.

US Department of Agriculture, US Department of Health and Human Services. Scientific report of the 2015 Dietary Guidelines Advisory Committee. https://health. gov / dietaryguidelines /2015-scientific-report /PDFs /Scientific-

Report-of-the-2015-Dietary-Guidelines-Advisory-Committee. pdf. Published February 2015. Accessed June 28,2016.

8 营养学基础：碳水化合物、脂肪和蛋白质

Amnesty International. Palm oil：global brands profiting from child and forced labour. https：//www. amnesty. org /en / latest /news /2016 /11 /palm-oil-global-brands-profiting-from-child-and-forced-labour /. Published November 30, 2016. Accessed February 7,2012.

Oatman M. Stop freaking out about how much protein you're getting. *Mother Jones*. March 25, 2016. https：//www. motherjones. com /environment /2016 /03 /your-protein-obsession-isnt-helping-anyone /. Accessed February 17, 2018.

Ranganathan J, Vennard D, Waite R, et al. Shifting diets for a sustainable food future. World Resources Institute. April 2016. http：//www. wri. org /publication /shifting-diets. Accessed February 9,2017.

Sacks MF, Lichtenstein AH, Wu JHY. Dietary fats and cardiovascular disease：a presidential advisory from the American Heart Association. *Circulation*. June 15, 2017. http：//circ. ahajournals. org /content /early /2017 /06 /15 / CIR. 0000000000000510. Accessed February 6,2017.

World Health Organization. WHO calls on countries to reduce sugars intake among adults and children. http：// www. who. int /mediacentre /news /releases /2015 /sugarguideline /en /. Published March 4, 2015. Accessed May 16, 2017.

Wosen J. How coconut oil got a reputation for being healthy in the first place. *Business Insider*. June 25, 2017. http：// www. businessinsider. com /how-coconut-oil-got-a-reputation-for-being-healthy-in-the-first-place-2017-6. Accessed February 6, 2018.

9　打造一个色彩斑斓的餐盘：蔬菜和水果

American Diabetes Association. Fruits. http：//www. diabetes. org /food-and-fitness /food /what-can-i-eat /making-healthy-food-choices /fruits. html. Updated December 8, 2016. Accessed June 3, 2017.

Edible seaweed. Wikipedia. https：//en. wikipedia. org /wiki / Edible _seaweed. Updated February 25, 2018. Accessed March 23, 2018.

Eveleth R. There are 37. 2 trillion cells in your body. *Smithsonian Magazine*. October 24, 2013. http：//www. smithsonianmag. com /smart-news /there-are-372-trillion-cells-in-your-body-4941473 /. Accessed August 18, 2017.

University of Delaware College of Agriculture & Natural Resources. Using herbs and spices. http：//extension. udel. edu /factsheets /using-herbs-and-spices /. Published 1914. Accessed January 23, 2018.

US Department of Agriculture, US Department of Health and Human Services. Key elements of healthy eating patterns.

In: *Dietary Guidelines for Americans 2015—2020*. Washington, DC: US Department of Agriculture, US Department of Health and Human Services; 2015; chap 1. http: // health. gov /dietaryguidelines /2015 /guidelines / chapter-1 /key-recommendations /. Accessed June 27, 2016.

10　全谷物、精制谷物和谷物食品

Oldways Preservation Trust. Whole grain value: 2 to 3 times more of most nutrients. http: //wholegrainscouncil. org / newsroom / blog /2016 /06 /whole-grain-value-2-to-3-times-more-of-most-nutrients. Published June 1, 2016. Accessed June 13, 2016.

Yong E. Scientists pit sourdough against white bread—with surprising results. *Atlantic*. June 6, 2017. https: //www. theatlantic. com /science /archive /2017 /06 /sourdough-versus-white-bread /529260 /?. Accessed February 20, 2018.

11　植物蛋白的力量：豆类、豆科植物，以及坚果和种子

Calles T. The international year of pulses: what are they and why are they important? http: //www. fao. org /3 /a-bl797e. pdf. Published 2016. Accessed August 14, 2017.

Togias A, Cooper SF, Acebal ML, et al. Addendum guidelines for the prevention of peanut allergy in the United States: report of the National Institute of Allergy and Infectious Diseases-sponsored expert panel. *J Allergy Clin Immunol*

2017;139(1):29-44.

12 陆生动物和动物性食物

American Public Health Association. Opposition to the use of hormone growth promoters in beef and dairy cattle production. http://www. apha. org/policies-and-advocacy/public-health-policy-statements/policy-database/2014/07/09/13/42/opposition-to-the-use-of-hormone-growth-promoters-in-beef-and-dairy-cattle-production. Published November 10,2009. Accessed July 30,2017.

Food and Agriculture Organization of the United Nations. Greenhouse gas emissions from agriculture,forestry,and other land use. http://www. fao. org/resources/infographics/infographics-details/en/c/218650/. Published October 4, 2014. Accessed September 27,2017.

Food and Agriculture Organization of the United Nations. Water pollution from agriculture:a global review. http://www. fao. org/3/a-i7754e. pdf. Published 2017. Accessed October 11,2017.

Haley M. Livestock, dairy and poultry outlook. Economic Research Service. US Department of Agriculture. https://www. ers. usda. gov/webdocs/publications/86849/ldp-m-283. pdf? v=43119. Published January 19,2018. Accessed January 31,2018.

Philpott T. The World Health Organization just told farmers

everywhere to stop feeding antibiotics to healthy animals. *Mother Jones*. November 7, 2017. https：//www. motherjones. com /food /2017 /11 /the-world-health-organization-just-told-farmers-everywhere-to-stop-feeding-antibiotics-to-healthy-animals /. Accessed January 28 ,2018.

US Government Accountability Office. Workplace safety and health：additional data needed to address continued hazards in the meat and poultry industry. http：//www. gao. gov /assets /680 /676796. pdf. Published April 2016. Accessed September 18 ,2017.

World Health Organization. Q &. A on the carcinogenicity of the consumption of red meat and processed meat. http：// www. who. int /features /qa /cancer-red-meat /en /. Published October 2015. Accessed September 29 ,2017.

13　水生生物和水产品

American Heart Association. Fish and omega-3 fatty acids. http：//www. heart. org /HEARTORG /HealthyLiving / HealthyEating /HealthyDietGoals /Fish-and-Omega-3-Fatty-Acids _ UCM _ 303248 _ Article. jsp ♯. V5tx22ZrWo4. Published October 6 ,2016. Accessed October 12 ,2017.

Howard BC. Salmon farming gets leaner and greener. *National Geographic*. March 19, 2014. http：//news. nationalgeographic. com /news /2014 /03 /140319-salmon-farming-sustainable-aquaculture /. Accessed September 29 ,2017.

Institute of Medicine. *Seafood Choices: Balancing Benefits and Risks*. https://www. nap. edu/catalog/11762/seafood-choices-balancing-benefits-and-risks. Washington, DC: National Academies Press; 2007. Accessed September 20, 2017.

Lawrence F. If consumers knew how farmed chickens were raised, they might never eat their meat again. *Guardian*. April 24, 2016. https://www. theguardian. com/environment/2016/apr/24/real-cost-of-roast-chicken-animal-welfare-farms. Accessed January 30, 2018.

Lazar A. Better practices: a market transformed. *World Wildlife Magazine*. Fall 2014. https://www. worldwildlife. org/magazine/issues/fall-2014/articles/better-practices-a-market-transformed.

United Nations Educational, Scientific and Cultural Organization. Managing water under uncertainty and risk: executive summary. The United Nations World Water Development Report 4. Volume 1. http://unesdoc. unesco. org/images/0021/002171/217175E. pdf. Published 2012. Accessed October 12, 2017.

US Food & Drug Administration. Eating fish: what pregnant woman and parents should know. https://www. fda. gov/Food/ResourcesForYou/Consumers/ucm393070. htm. Published August 8, 2017. Accessed October 12, 2017.

Vidal J. Salmon farming in crisis: "we are seeing a chemical arms race in the seas." *Guardian*. April 1, 2017. https://

www. theguardian. com /environment /2017 /apr /01 / is-
farming-salmon-bad-for-the-environment.

14　水、咖啡和茶对人类健康与环境的影响

American Dental Association. Fluoride in water. http: //
www. ada. org /en /public-programs /advocating-for-the-
public /fluoride-and-fluoridation. Accessed May 29, 2017.

Charles D. Coffee for a cause: what do those feel-good labels
deliver? *NPR Morning Edition*. April 24, 2013. http: //
www. npr. org /sections /thesalt /2013 /04 /24 /177757797 /
coffee-for-a-cause-what-do-those-feel-good-labels-deliver.
Accessed July 6, 2017.

Nace T. We're now at a million plastic bottles per minute—
91% of which are not recycled. *Forbes*. July 26, 2017.
https: //www. forbes. com /sites /trevornace /2017 /07 /26 /
million-plastic-bottles-minute-91-not-recycled /# 341c3864292c.
Accessed March 7, 2018.

PubMed Health. Does coffee make you live longer? https: //
www. ncbi. nlm. nih. gov /pubmedhealth /behindtheheadlines /
news /2017-07-12-does-coffee-make-you-live-longer /. Published
July 12, 2017. Accessed February 19, 2018.

Schlossberg T. Bottled water or tap: how much does your
choice matter? *New York Times*. October 20, 2016.
https: //www. nytimes. com /interactive /2016 /science /
bottled-water-or-tap. html. Accessed March 7, 2018.

15　酒精与健康：来干杯吗？

LoConte NK, Brewster AM, Kaur JS, et al. Alcohol and cancer：a statement of the American Society of Clinical Oncology. *J Clin Oncol*. 2018；36（1）：83-93.

16　甜饮料：果汁、含糖饮料、无糖汽水（气泡水）

Byrd-Bredbenner C, Ferruzzi MG, Fulgoni VL 3rd, et al. Satisfying America's fruit gap：summary of an expert roundtable on the role of 100% fruit juice. *J Food Sci*. 2017；82：1523-1534.

Center for Science in the Public Interest. Soda companies turning to low- and middle-income countries to replace sagging U. S. soda sales. https：//cspinet. org /new / 201602091. html. Published February 9, 2016. Accessed March 7,2018.

Watson K,Treanor S. The Mexicans dying for a fizzy drink. *BBC News*. http：//www. bbc. com /news /magazine- 35461270. Published February 2,2016. Accessed March 7, 2018.

17　整合一切资源：创造一种有益于你和地球健康的饮食模式

Best diets overall. *U. S. News & World Report*. http：// health. usnews. com /best-diet /best-diets-overall. Published

2017. Accessed October 20, 2017.

Calerie. https://calerie. duke. edu. Accessed October 20, 2017.

Food and Agriculture Organization of the United Nations. Food-based dietary guidelines. Dietary guidelines and sustainability. http://www. fao. org/nutrition/education/food-dietary-guidelines/ background/sustainable-dietary-guidelines/en/. Accessed November 10, 2017.

Friend T. Silicon Valley's quest to live forever. *New Yorker*. April 3, 2017. https://www. newyorker. com/magazine/2017/04/03/silicon-valleys-quest-to-live-forever. Accessed February 20, 2018.

National Institute of Nutrition. *Dietary Guidelines for Indians: A Manual*. 2nd ed. Hyderabad, India: National Institute of Nutrition; 2011. http://ninindia. org/dietaryguidelinesforninwebsite. pdf. Accessed October 24, 2017.

NHS Choices. The Eatwell Guide. https://www. nhs. uk/Livewell/Goodfood/Pages/the-eatwell-guide. aspx. Updated March 16, 2016. Accessed October 23, 2017.

Rangathan J, Waite R. Sustainable diets: what you need to know in 12 charts. World Resources Institute. http://www. wri. org/blog/2016/04/sustainable-diets-what-you-need-know-12-charts. Published April 20, 2016. Accessed November 18, 2017.

US Department of Health and Human Services, US

Department of Agriculture. *Dietary Guidelines for Americans 2015—2020*. 8th ed. Washington, DC: US Department of Health and Human Services, US Department of Agriculture; 2015. https://health. gov/dietaryguidelines/2015/guidelines/. Accessed October 23, 2017.

World Health Organization. Global strategy on diet, physical activity and health. http://www. who. int/dietphysicalactivity/diet-overview/en/. Accessed October 24,2017.

Worldwatch Institute. Is meat sustainable? http://www. worldwatch. org/node/549. Accessed November 11,2017.

18   食物和营养的未来

Brodwin E. This Cornell scientist saved an $11-million industry—and ignited the GMO wars. *Business Insider*. June 23, 2017. http://www. businessinsider. com/gmo-controversy-beginning-fruit-2017-6. Accessed December 18,2017.

Chen T-P. In China, a robot's place is in the kitchen. *Wall Street Journal*. July 24, 2016. https://www. wsj. com/articles/in-china-a-robots-place-is-in-the-kitchen-1469393604. Accessed December 30,2017.

Davis N,Burgen S,Corbyn Z. Future of food: how we cook. *Guardian*. September 13, 2015. https://www. theguardian. com/technology/2015/sep/13/future-of-foodhow-we-cook. Accessed December 30,2017.

Ekekwe N. How digital technology is changing farming in Africa. *Harvard Business Review*. May 18,2017. https://hbr. org/2017/05/how-digital-technology-is-changing-farming-in-africa/. Accessed December 31,2017.

Estes AC. 13 fascinating farming robots that will feed humans of the future. *Gizmodo*. http://gizmodo. com/13-fascinating-farming-robots-that-will-feed-our-future-1683489468. Published February 3,2015. Accessed December 16. 2017.

European Parliamentary Research Service. Precision agriculture and the future of farming in Europe. December 2016. www. europarl. europa. eu/RegData/etudes/STUD/2016/581892/EPRS_STU(2016)581892_EN. pdf. Accessed December 18,2017.

Fleming A. Could lab-grown fish and meat feed the world—without killing a single animal? *Guardian*. September 20, 2017. https://www. theguardian. com/lifeandstyle/2017/sep/20/lab-grown-meat-fish-feed-the-world-frankenmeat-startups. Accessed December 20,2017.

Food and Agriculture Organization of the United Nations. Sustainable development goals. http://www. fao. org/sustainable-development-goals/en/. Published January 2016. Accessed December 31,2017.

Food and Agriculture Organization of the United Nations. The future of food and agriculture: trends and challenges. http://www. fao. org/3/a-i6583e. pdf. Published 2017.

Accessed December 18,2017.

Frazier I. The vertical farm. *New Yorker*. January 9,2017. https：//www. newyorker. com /magazine /2017 /01 /09 / the-vertical-farm. Accessed December 20,2017.

Gamble J. Soylent is healthier than the average North American diet. *Atlantic*. July 11, 2016. https：//www. theatlantic. com / health /archive /2016 /07 /soylent-is-healthier-than-our-diet /489830 /. Accessed December 31,2017.

Mwesigwa A. Can a GM banana solve Uganda's hunger crisis? *Guardian*. December 12, 2017. https：//www. theguardian. com /global-development /2017 /dec /12 /gm-genetically-modfiied-banana-uganda-hunger-crisis. Accessed December 18,2017.

Patil A. How the Internet of Things can completely redefine your kitchen. *IoT Global Network*. http：//www. iotglobalnetwork. com / iotdir /2017 /06 /08 / how-the-internet-of-things-can-completely-redefine-your-kitchen-6006 /. Published June 8,2017. Accessed December 31,2017.